歯科衛生学シリーズ

人体の構造と機能3
栄養学

一般社団法人
全国歯科衛生士教育協議会　監修

医歯薬出版株式会社

●執　筆（順不同）

服部　浩子　　東京家政大学家政学部准教授
五関　正江　　日本女子大学家政学部教授
野田　聖子　　日本女子大学家政学部
佐藤　憲子　　日本女子大学家政学部教授
梅澤愛理子　　日本女子大学家政学部
太田　正人　　日本女子大学家政学部教授
山下　厚子　　日本女子大学家政学部
久保佐智美　　近畿大学医学部准教授
髙本亜希子　　常磐大学人間科学部
平井　智美　　日本女子大学家政学部
飯田　文子　　日本女子大学家政学部教授
中川　裕子　　実践女子大学生活科学部准教授
松井　貞子　　日本女子大学家政学部准教授
岩本佳代子　　認定栄養ケア・ステーションぱくぱく

●編　集

高阪　利美　　愛知学院大学特任教授
犬飼　順子　　愛知学院大学短期大学部歯科衛生学科教授
石川　裕子　　元千葉県立保健医療大学教授
服部　浩子　　東京家政大学家政学部准教授

This book is originally published in Japanese
under the title of :

Shikaeiseigaku-Shirītzu
Jintaino Kōzō To Kinō 3
Eiyōgaku
(The Science of Dental Hygiene：A Series of Textbooks
−Structure and Function of the Human Body 3−Nutritional Science)

Edited by The Japan Association for Dental
Hygienists Education

© 2025 1st ed.

ISHIYAKU PUBLISHERS, INC.
　7-10, Honkomagome 1 chome, Bunkyo-ku,
　Tokyo 113-8612, Japan

『歯科衛生学シリーズ』の誕生―監修にあたって

　全国歯科衛生士教育協議会が監修を行ってきた歯科衛生士養成のための教科書のタイトルを，2022年度より，従来の『最新歯科衛生士教本』から『歯科衛生学シリーズ』に変更させていただくことになりました．2022年度は新たに改訂された教科書のみですが，2023年度からはすべての教科書のタイトルを『歯科衛生学シリーズ』とさせていただきます．

　その背景には，全国歯科衛生士教育協議会の2021年5月の総会で承認された「歯科衛生学の体系化」という歯科衛生士の教育および業務に関する大きな改革案の公開があります．この報告では，「口腔の健康を通して全身の健康の維持・増進をはかり，生活の質の向上に資するためのもの」を「歯科衛生」と定義し，この「歯科衛生」を理論と実践の両面から探求する学問が【歯科衛生学】であるとしました．【歯科衛生学】は基礎歯科衛生学・臨床歯科衛生学・社会歯科衛生学の3つの分野から構成されるとしています．

　また，これまでの教科書は『歯科衛生士教本』というような職種名がついたものであり，これではその職業の「業務マニュアル」を彷彿させると，看護分野など医療他職種からたびたび指摘されてきた経緯があります．さらに，現行の臨床系の教科書には「○○学」といった「学」の表記がないことから，歯科衛生士の教育には学問は必要ないのではと教育機関の講師の方から提言いただいたこともありました．

　「日本歯科衛生教育学会」など歯科衛生関連学会も設立され，教育年限も3年以上に引き上げられて，【歯科衛生学】の体系化も提案された今，自分自身の知識や経験が整理され，視野の広がりは臨床上の疑問を解くための指針ともなり，自分が実践してきた歯科保健・医療・福祉の正当性を検証することも可能となります．日常の身近な問題を見つけ，科学的思考によって自ら問題を解決する能力を養い，歯科衛生業務を展開していくことが，少子高齢化が続く令和の時代に求められています．

　科学的な根拠に裏付けられた歯科衛生業務のあり方を新しい『歯科衛生学シリーズ』で養い，生活者の健康に寄与できる歯科衛生士として社会に羽ばたいていただきたいと願っております．

2022年2月

一般社団法人　全国歯科衛生士教育協議会理事長

眞木吉信

発刊の辞

　歯科衛生士の教育が始まり70年余の経過を経た歯科衛生士の役割は，急激な高齢化や歯科医療の需要の変化とともに医科歯科連携が求められ，医科疾患の重症化予防，例えば糖尿病や誤嚥性肺炎の予防など，う蝕や歯周病といった歯科疾患予防の範囲にとどまらず，全身の健康を見据えた口腔健康管理へとその範囲が拡大しています．

　日本政府は，経済財政運営と改革の基本方針「骨太の方針」で，口腔の健康は全身の健康にもつながることから，生涯を通じた歯科健診の充実，入院患者や要介護者をはじめとする国民に対する口腔機能管理の推進，歯科口腔保健の充実や地域における医科歯科連携の構築，歯科保健医療の充実に取り組むなど，歯科関連事項を打ち出しており，2022年の現在においても継承されています．特に口腔衛生管理や口腔機能管理については，歯科口腔保健の充実，歯科医療専門職種間，医科歯科，介護・福祉関係機関との連携を推進し，歯科保健医療提供の構築と強化に取り組むことなどが明記され，徹底した予防投資や積極的な未病への介入が全身の健康につながることとして歯科衛生士の活躍が期待されています．

　歯科衛生士は，多くの医療系職種のなかでも予防を専門とする唯一の職種で，口腔疾患発症後はもちろんのこと，未病である健口のうちから介入することができ，予防から治療に至るまで，継続して人の生涯に寄り添うことができます．

　このような社会のニーズに対応するため歯科衛生学教育は，歯・口腔の歯科学に留まらず，保健・医療・福祉の広範囲にわたる知識を学ぶことが必要となってきました．

　歯科衛生学は「口腔の健康を通して全身の健康の維持・増進をはかり，生活の質の向上に資するためのものを『歯科衛生』と定義し，この『歯科衛生』を理論と実践の両面から探求する学問が歯科衛生学である」と定義されます．そこで歯科衛生士の学問は「歯科衛生学」であると明確にするために，これまでの『歯科衛生士教本』，『新歯科衛生士教本』，『最新歯科衛生士教本』としてきた教本のタイトルを一新し，『歯科衛生学シリーズ』とすることになりました．

　歯科衛生士として求められる基本的な資質・能力を備えるため『歯科衛生学シリーズ』は，プロフェッショナルとしての歯科衛生学の知識と技能を身につけ，保健・医療・福祉の協働，歯科衛生の質と安全管理，社会において貢献できる歯科衛生士，科学的研究や生涯にわたり学ぶ姿勢を修得する教科書として発刊されました．これからの新たな歯科衛生学教育のために，本書が広く活用され，歯科衛生学の発展・推進に寄与することを願っています．

本書の発刊にご執筆の労を賜った先生方はじめ，ご尽力いただいた医歯薬出版株式会社の皆様に厚く御礼申し上げ，発刊の辞といたします．

2022 年 2 月

歯科衛生学シリーズ編集委員会

高阪利美**	眞木吉信*	合場千佳子	石川裕子	犬飼順子
遠藤圭子	片岡あい子	佐藤　聡	白鳥たかみ	末瀬一彦
戸原　玄	畠中能子	前田健康	升井一朗	水上美樹
	森崎市治郎	山田小枝子	山根　瞳	吉田直美

(**編集委員長，*副編集委員長，五十音順，2024 年 1 月現在)

執筆の序

　本書は，「歯科衛生学シリーズ」の一環として，歯科衛生学教育コア・カリキュラム（2022年度改訂版）および歯科衛生士国家試験出題基準（令和4年版）に基づき編纂したものである．前身にあたる『人体の構造と機能2 栄養と代謝』で取り上げられていた栄養学の内容を独立させ，より専門的かつわかりやすい教科書として完成させた．

　近年，歯科医学が健康科学の一領域として明確に位置づけられるなか，歯科衛生士にも「ヒトという生命全体の形態や機能を理解すること」が求められている．このような背景のもと，生化学に基づく知識を土台としながら栄養学を学ぶことはきわめて自然な流れであり，歯科衛生士教育において欠かせない要素となっている．本書では，基本的な事項を平易な文章で記載し，新しい知見や難解な用語については側注で丁寧に補足した．また，イラストやコラム（Clinical Point，Coffee Break）を随所に配置し，単なる学習項目の羅列にとどまらず，各章を有機的に関連づけ，「読みごたえのある教科書」となることを目指した．さらに，シリーズ内の他の教科書との連携を図り，教科書間の齟齬を可能な限り排除することで，学生が総合的かつ効率的に学びを深められるよう工夫している．

　歯科衛生士学生が栄養学を学ぶ意義は，口腔健康管理と全身の健康との深い関連性が注目される現在，ますます重要性を増している．栄養学の知識を習得・活用することで，患者の生活習慣と栄養状態を考慮した食生活指導や，患者のライフステージに応じた専門的な支援が可能となり，オーラルフレイルや摂食嚥下障害，さらには全身疾患の予防と改善を通して，健康寿命の延伸やQOL（生活の質）の向上にも寄与できる．本書が栄養学の基礎から応用までを学ぶ一助となり，歯科衛生士としての実践力を高めることを期待している．

　本書の編集にあたり，多くの管理栄養士養成大学教員および歯科衛生士養成機関教員の協力を得ることができた．監修委員会および編集委員会の先生方には，終始温かいご助言を賜った．また，執筆にあたって尽力いただいた著者各位には，粘り強い支えとご協力に深く感謝申し上げる．これら多くの方々のご尽力があってこそ，本書を完成させることができた．そして，本書が歯科衛生士を目指す学生だけでなく，現職の歯科衛生士にとっても「学びの道標」となることを心より願う．

2024年11月

編集委員　服部浩子

歯科衛生学シリーズ

CONTENTS

人体の構造と機能3
栄養学

1章　栄養学と歯科衛生士

❶−栄養の概念 ……………………………… 1
1. 栄養とは ………………………………… 1
2. 栄養学とは ……………………………… 1
   1) 保健における栄養学 …………………… 1
   2) 医療における栄養学 …………………… 2
   COFFEE BREAK 食事療法の進歩と医療制度 …… 2
   3) 食物栄養学から人間栄養学へ ………… 3
3. 栄養素とは ……………………………… 3
   1) 栄養素の種類 …………………………… 3
   2) 栄養素のはたらき ……………………… 3
   3) 三大栄養素がエネルギー源になる流れ … 5

❷−栄養と食生活の意義 ………………… 5
1. 健康づくりと食生活 …………………… 5
2. 食生活と栄養摂取状況の変遷 ………… 6
3. 栄養・食生活の現状と問題点 ………… 7
   1) 朝食の欠食 ……………………………… 7
   2) 成人期におけるやせの問題 …………… 8
   3) 成人期における肥満の問題 …………… 8
   4) 高齢期における低栄養の問題 ………… 8
   5) 食品ロスと環境問題 ………………… 10

❸−歯科衛生士が栄養学を学ぶ意義 …… 10
   COFFEE BREAK 栄養学の歴史 …………… 12

2章　栄養素の種類とはたらき

❶−糖質 ……………………………………… 13
1. 糖質の種類 …………………………… 13
   1) 単糖類 ………………………………… 13
   2) 二糖類 ………………………………… 14
   3) 多糖類 ………………………………… 14
   4) その他 ………………………………… 14
2. 糖質のはたらき ……………………… 14
   1) エネルギー源としての役割 ………… 14
   2) 血糖値の調節 ………………………… 15

3. 糖質とその他の栄養素との関係 ……… 17
   1) 糖質と脂質の関係 …………………… 17
   2) 糖質とタンパク質の関係 …………… 17
   3) 糖質とビタミンの関係 ……………… 17
   CLINICAL POINT 血糖曲線 ………………… 18

❷−脂質 ……………………………………… 18
1. 脂質の種類 …………………………… 18
   1) 単純脂質 ……………………………… 18
   2) 複合脂質 ……………………………… 18
   3) 誘導脂質 ……………………………… 19
2. 脂質のはたらき ……………………… 21
   1) エネルギー源としての役割 ………… 21
   2) 機能的な役割 ………………………… 22
   COFFEE BREAK
   シス型とトランス型の不飽和脂肪酸 ……… 22

❸−タンパク質 …………………………… 23
1. タンパク質の種類 …………………… 23
   1) アミノ酸 ……………………………… 23
   2) ペプチドとタンパク質 ……………… 24
2. タンパク質のはたらき ……………… 24
   1) 体タンパク質としての役割 ………… 24
   2) エネルギー源としての役割 ………… 25
3. 摂取タンパク質の量と質の評価 …… 25
   1) 窒素出納 ……………………………… 25
   2) 生物価と正味タンパク質利用率 …… 26
   3) アミノ酸スコア ……………………… 26
   COFFEE BREAK 必須アミノ酸の桶 ……… 28

❹−ビタミン ……………………………… 28
1. ビタミンの種類 ……………………… 28
   1) 脂溶性ビタミン ……………………… 28
   COFFEE BREAK レチノール活性当量 …… 29
   2) 水溶性ビタミン ……………………… 30
2. ビタミンのはたらき ………………… 31
   1) ホルモン様作用 ……………………… 31
   2) 補酵素 ………………………………… 32

ix

3）抗酸化作用 ························ 32
4）血液凝固作用 ···················· 33
5）造血作用 ························ 33
COFFEE BREAK
ビタミンの発見と名前の由来 ········· 33
⑤−ミネラル ························ 34
1. ミネラルの種類とはたらき ········ 34
1）多量ミネラル ···················· 34
2）微量ミネラル ···················· 36
⑥−食物繊維 ························ 38
1. 食物繊維の種類 ················ 38
2. 食物繊維のはたらき ············ 38
1）不溶性食物繊維 ················ 38
COFFEE BREAK 食物繊維と腸内細菌 ········ 38
2）水溶性食物繊維 ················ 39
3）難消化性でんぷん ·············· 39
4）オリゴ糖 ························ 40
⑦−水 ···························· 40
1. 生体内の水の分布 ·············· 40
2. 水のはたらき ·················· 40
CLINICAL POINT 脱水と浮腫 ········· 41
3. 水の出納 ······················ 42

3章 栄養素の消化・吸収

❶−消化・吸収と栄養 ················ 43
1. 消化 ·························· 43
2. 吸収 ·························· 43
❷−消化の種類 ···················· 43
1. 機械的消化（物理的消化） ········ 43
2. 化学的消化 ···················· 44
3. 生物学的消化 ·················· 44
❸−消化の過程 ···················· 44
1. 口腔 ·························· 45
1）唾液の分泌と成分 ················ 45
2）唾液の作用 ···················· 46
2. 胃 ···························· 46
1）胃液の分泌と成分 ················ 46
2）胃液の作用 ···················· 46
3. 膵臓 ·························· 46
1）膵液の分泌と成分 ················ 46
2）膵液の作用 ···················· 47
4. 肝臓と胆嚢 ···················· 48

1）胆汁の分泌と成分 ················ 48
2）胆汁の作用 ···················· 48
3）胆汁酸の生成と腸肝循環 ·········· 48
5. 小腸 ·························· 49
6. 大腸 ·························· 50
❹−吸収のメカニズム ················ 50
1. 受動輸送 ······················ 50
1）単純拡散 ························ 50
2）促進拡散 ························ 51
2. 能動輸送 ······················ 51
❺−栄養素の体内動態 ················ 51
1. 門脈系（水溶性栄養素） ·········· 51
2. リンパ系（脂溶性栄養素） ········ 51
❻−栄養素別の消化・吸収 ············ 52
1. 糖質 ·························· 52
1）管腔内消化 ···················· 52
2）膜消化 ························ 52
3）吸収 ·························· 52
2. タンパク質 ···················· 52
1）管腔内消化 ···················· 54
2）膜消化 ························ 54
3）吸収 ·························· 54
3. 脂質 ·························· 54
1）管腔内消化 ···················· 54
2）吸収 ·························· 56
4. ビタミン ······················ 58
1）ビタミンの消化 ·················· 58
2）ビタミンの吸収 ·················· 58
3）ビタミンの相対生体利用率 ·········· 58
5. ミネラル ······················ 58
1）カルシウム ···················· 58
2）鉄 ···························· 59
3）マグネシウム ···················· 59
4）リン ·························· 60
5）亜鉛 ·························· 60
6）フッ素 ························ 60

4章 健康と栄養

❶−食生活を取り巻く施策 ············ 61
1. 日本人の食事摂取基準 ············ 61
COFFEE BREAK 国民健康・栄養調査とは ····· 61
2. 食生活指針 ···················· 62

3. 健康増進法と健康日本21（第3次）……… 62
4. 食育基本法と食育推進基本計画………… 62

❷−日本人の食事摂取基準…………………… 64
1. 食事摂取基準の適用対象………………… 64
2. 食事摂取基準の見方……………………… 65
　1）エネルギーの指標…………………… 65
　2）栄養素の指標………………………… 65
　3）年齢区分……………………………… 67
　4）参照体位……………………………… 67
　5）摂取源………………………………… 68
3. 推定エネルギー必要量…………………… 68
　1）エネルギー収支バランスとBMI……… 68
　2）推定エネルギー必要量の求め方……… 68

COFFEE BREAK
基礎代謝量と安静時代謝量，睡眠時代謝量…… 69

CLINICAL POINT メッツ（METs）とは……… 70

❸−食品の安全……………………………… 71
1. 食品の安全とは…………………………… 71
2. 食の安全に関わる法律…………………… 71
　1）食品衛生法…………………………… 71
　2）食品安全基本法……………………… 71
3. 現代における食品の安全の問題………… 72

5章　食事と食品

❶−食事の基本……………………………… 73
1. 栄養バランスのとれた食生活と課題…… 73
2. 主食・主菜・副菜のとらえ方…………… 74
　1）「主食」はエネルギーのもとになるもの
　………………………………………… 74
　2）「主菜」は体をつくるもとになるもの…… 74
　3）「副菜」は体の調子を整えるもとになるもの
　………………………………………… 74

❷−食事バランスガイド…………………… 75
1. 食事バランスガイドとは………………… 75
2. 食事バランスガイドの見方……………… 75
　1）食事の「適量」とは………………… 75
　2）料理例と数え方……………………… 75
　3）その他の要素………………………… 75

❸−食品群の分類と特徴…………………… 76
1. 食品群とその分類………………………… 76
　1）原材料による分類…………………… 77
　2）主要栄養素による分類……………… 78

CLINICAL POINT
日本食品標準成分表とは………………… 78
2. 食品に含まれる栄養素…………………… 80
　1）穀類…………………………………… 80
　2）いも および でんぷん類…………… 81
　3）砂糖 および 甘味類………………… 81
　4）豆類…………………………………… 83
　5）種実類………………………………… 83
　6）野菜類………………………………… 83
　7）果実類………………………………… 83
　8）きのこ類……………………………… 83
　9）藻類…………………………………… 84
　10）魚介類………………………………… 84
　11）肉類…………………………………… 84
　12）卵類…………………………………… 84
　13）乳類…………………………………… 85
　14）油脂類………………………………… 85
　15）菓子類………………………………… 85
　16）嗜好飲料類…………………………… 85
　17）調味料 および 香辛料類…………… 85
　18）調理済み流通食品類………………… 86

❹−食品の機能……………………………… 86
1. 1次機能…………………………………… 86
2. 2次機能…………………………………… 86
　1）食品側の要因………………………… 86
　2）食べる側の要因……………………… 87
3. 3次機能…………………………………… 88

❺−食品の表示……………………………… 88
1. 食品の表示に関わる制度と基準………… 88
　1）食品表示法…………………………… 88
　2）食品表示基準と表示内容…………… 88
2. 食品の機能性や特別の用途の表示……… 91
　1）保健機能食品………………………… 91
　2）特別用途食品………………………… 93

CLINICAL POINT 健康食品とは…………… 93

❻−食品の調理……………………………… 94
1. 調理の役割………………………………… 94
2. 調理の種類（食事内容）………………… 94
3. 食品の物性とその活用…………………… 94
　1）食品の物性とは……………………… 94
　2）食品の物性と口腔内での認知………… 95
　3）食品の物性と摂食嚥下機能………… 96

xi

4) 物性が調整された食品の規格 ・・・・・・・・・・ 96

4. 摂食嚥下機能に合わせた調理の工夫 ・・・・・ 100

1) 咀嚼困難者に対する調理の工夫 ・・・・・・・・ 100

CLINICAL POINT

食品の咀嚼回数と調理の工夫 ・・・・・・・・・・・・・ 100

2) 嚥下困難者に対する調理の工夫 ・・・・・・・・ 101

3) 食形態を考える ・・・・・・・・・・・・・・・・・・・・・ 102

CLINICAL POINT きざみ食 ・・・・・・・・・・・・・・・ 103

6章　ライフステージと栄養

❶ −妊娠期における栄養 ・・・・・・・・・・・・・・・・・・・・・ 105

1. 妊娠期の特徴と栄養摂取の要点 ・・・・・・・・・ 105

1) 母体の生理的変化 ・・・・・・・・・・・・・・・・・・・・ 105

2) 妊娠期の栄養に関わる施策 ・・・・・・・・・・・・ 106

2. 妊娠期の栄養ケアの要点 ・・・・・・・・・・・・・・・ 107

1) 栄養アセスメント ・・・・・・・・・・・・・・・・・・・・ 107

2) 妊娠期の経過に応じた栄養ケア ・・・・・・・ 107

3) 栄養ケアに関わる問題 ・・・・・・・・・・・・・・・・ 108

❷ −授乳期における栄養 ・・・・・・・・・・・・・・・・・・・・・ 110

1. 授乳期の特徴と栄養摂取の要点 ・・・・・・・・・ 110

1) 母乳分泌の機序 ・・・・・・・・・・・・・・・・・・・・・ 110

2) 母乳育児の利点と留意点 ・・・・・・・・・・・・・・ 110

2. 授乳期の栄養ケアの要点 ・・・・・・・・・・・・・・・ 111

1) 栄養アセスメント ・・・・・・・・・・・・・・・・・・・・ 111

2) 栄養ケアに関わる問題 ・・・・・・・・・・・・・・・・ 111

❸ −乳児期における栄養 ・・・・・・・・・・・・・・・・・・・・・ 112

1. 乳児期の特徴と栄養摂取の要点 ・・・・・・・・・ 112

1) 乳児期の身体的・生理的特徴 ・・・・・・・・・ 112

2) 乳汁栄養 ・・・・・・・・・・・・・・・・・・・・・・・・・・・ 113

3) 離乳 ・・・・・・・・・・・・・・・・・・・・・・・・・・・・・・・ 114

2. 乳児期の栄養ケアの要点 ・・・・・・・・・・・・・・・ 117

1) 栄養アセスメント ・・・・・・・・・・・・・・・・・・・・ 117

2) 栄養ケアに関わる問題 ・・・・・・・・・・・・・・・・ 118

❹ −幼児期における栄養 ・・・・・・・・・・・・・・・・・・・・・ 119

1. 幼児期の特徴と栄養摂取の要点 ・・・・・・・・・ 119

1) 幼児期の身体的・生理的特徴 ・・・・・・・・・ 119

2) 幼児期の栄養・食生活 ・・・・・・・・・・・・・・・・ 120

CLINICAL POINT

乳幼児期における親との食器の共有について ・・・ 120

2. 幼児期の栄養ケアの要点 ・・・・・・・・・・・・・・・ 121

1) 栄養アセスメント ・・・・・・・・・・・・・・・・・・・・ 121

2) 栄養ケアに関わる問題 ・・・・・・・・・・・・・・・・ 122

❺ −学童期における栄養 ・・・・・・・・・・・・・・・・・・・・・ 123

1. 学童期の特徴と栄養摂取の要点 ・・・・・・・・・ 123

1) 学童期の身体的・生理的特徴 ・・・・・・・・・ 123

2) 学童期の栄養・食生活 ・・・・・・・・・・・・・・・・ 124

2. 学童期の栄養ケアの要点 ・・・・・・・・・・・・・・・ 125

1) 栄養アセスメント ・・・・・・・・・・・・・・・・・・・・ 125

2) 栄養ケアに関わる問題 ・・・・・・・・・・・・・・・・ 125

3) 学童期の栄養と学校給食 ・・・・・・・・・・・・・・ 125

❻ −思春期における栄養 ・・・・・・・・・・・・・・・・・・・・・ 126

1. 思春期の特徴と栄養摂取の要点 ・・・・・・・・・ 126

1) 思春期の身体的・生理的特徴 ・・・・・・・・・ 126

2) 思春期の栄養・食生活 ・・・・・・・・・・・・・・・・ 126

2. 思春期の栄養ケアの要点 ・・・・・・・・・・・・・・・ 127

1) 栄養アセスメント ・・・・・・・・・・・・・・・・・・・・ 127

2) 栄養ケアに関わる問題 ・・・・・・・・・・・・・・・・ 127

❼ −成人期における栄養 ・・・・・・・・・・・・・・・・・・・・・ 128

1. 成人期の特徴と栄養ケアの要点 ・・・・・・・・・ 128

1) 成人期の栄養に関わる施策 ・・・・・・・・・・・・ 128

2) 栄養アセスメント ・・・・・・・・・・・・・・・・・・・・ 130

2. 成人期の主な疾患と食事療法 ・・・・・・・・・・・ 130

1) やせ (低体重) ・・・・・・・・・・・・・・・・・・・・・・ 130

2) 肥満と肥満症 ・・・・・・・・・・・・・・・・・・・・・・・ 131

3) 糖尿病 ・・・・・・・・・・・・・・・・・・・・・・・・・・・・・ 132

CLINICAL POINT 低GI食とは ・・・・・・・・・・・・ 132

4) 高血圧 ・・・・・・・・・・・・・・・・・・・・・・・・・・・・・ 133

COFFEE BREAK

健康寿命をのばすための食事 ・・・・・・・・・・・・・・ 134

5) 慢性腎臓病 ・・・・・・・・・・・・・・・・・・・・・・・・・ 135

6) 脂質異常症 ・・・・・・・・・・・・・・・・・・・・・・・・・ 135

7) がん (悪性腫瘍) ・・・・・・・・・・・・・・・・・・・・・ 136

❽ −高齢期における栄養 ・・・・・・・・・・・・・・・・・・・・・ 137

1. 高齢期の特徴と栄養摂取の要点 ・・・・・・・・・ 137

1) 高齢期の生理的特徴 ・・・・・・・・・・・・・・・・・・ 137

2) 高齢期の栄養摂取の特徴 ・・・・・・・・・・・・・・ 137

2. 高齢期の栄養ケアの要点 ・・・・・・・・・・・・・・・ 139

1) 栄養アセスメント ・・・・・・・・・・・・・・・・・・・・ 139

2) 食事指導の要点 ・・・・・・・・・・・・・・・・・・・・・ 140

3. 高齢期の主な疾患と栄養ケア ・・・・・・・・・・・ 141

1) 低栄養 ・・・・・・・・・・・・・・・・・・・・・・・・・・・・・ 141

2) フレイル, サルコペニア ・・・・・・・・・・・・・・ 142

3) 摂食嚥下障害 ・・・・・・・・・・・・・・・・・・・・・・・ 143

4) 骨粗鬆症 ・・・・・・・・・・・・・・・・・・・・・・・・・・・ 144

5) 認知症 ･･････････････････････ 145
6) 脱水 ･･･････････････････････ 146
7) 慢性閉塞性肺疾患 ･････････････ 146
8) 褥瘡 ･･･････････････････････ 147
9) ADLの支援 ･･････････････････ 147
CLINICAL POINT スマイルケア食 ･･････ 148

7章　栄養ケア・マネジメント

❶-チームアプローチと栄養ケア・マネジメント
　･･････････････････････････････ 151
1. 栄養ケア・マネジメントとは ･･････ 151
2. なぜ歯科衛生士が栄養ケア・マネジメントを
　学ぶのか ･･････････････････････ 151
CLINICAL POINT
栄養サポートチーム(NST)と歯科衛生士 ･･･ 152

❷-栄養スクリーニング ････････････････ 153
❸-栄養アセスメント ･･････････････････ 154
1. 栄養アセスメントとは ･･･････････ 154
2. 栄養状態の変化とアセスメントの種類 ･･･ 155
3. 栄養アセスメントの方法 ･････････ 155
1) 身体計測 ･････････････････ 156
2) 臨床検査 ･････････････････ 157
3) 臨床診査 ･････････････････ 158
CLINICAL POINT 歯科衛生士が関わる栄養ケア・
マネジメント〜最期に食を通して笑顔を取り戻
した事例 ･･･････････････････････ 159
4) 食事調査 ･････････････････ 160

4. 栄養アセスメントツール ･････････ 162
1) 主観的包括的栄養評価(SGA) ･･･････ 162
2) GLIM基準 ･･･････････････････ 163
❹-栄養ケア計画 ･･････････････････････ 164
1. 栄養補給 ･････････････････････ 164
2. 栄養教育(栄養食事指導) ･････････ 164
3. 多職種による栄養ケア ･･･････････ 166
❺-実施とモニタリング ･･･････････････ 166
1. 栄養ケアの実施 ･･･････････････ 166
2. 栄養ケアのモニタリング ･････････ 166
❻-評価 ･･･････････････････････････ 168
1. ストラクチャー評価 ･･･････････ 168
2. プロセス評価 ･･･････････････ 168
COFFEE BREAK
栄養ケア・マネジメントと人生会議 ･･･････ 168
3. アウトカム評価 ･･･････････････ 169
CLINICAL POINT
医療現場におけるリハビリテーション・栄養
管理・口腔管理の一体的取り組みの推進 ･････ 169

付章1　日本人の食事摂取基準(2025年版)
　････････････････････････････ 171
付章2　アメリカ/カナダの食事摂取基準
　････････････････････････････ 184

索引 ･･････････････････････････････ 185

xiii

執筆分担

1章

- ❶-1. .... 五関正江
- ❶-2. .... 服部浩子
-     -3) .... 五関正江
- ❶-3. .... 五関正江
- ❷-1. .... 五関正江
- ❷-2〜3. .... 久保佐智美
- ❸ .... 太田正人
-    COFFEE BREAK .... 五関正江

2章 .... 佐藤憲子・梅澤愛理子

3章 .... 太田正人・山下厚子

4章

- ❶〜❷ .... 久保佐智美
- ❸ .... 髙本亜希子

5章

- ❶〜❷ .... 服部浩子
- ❸-1. .... 服部浩子
- ❸-2. .... 平井智美
- ❹ .... 飯田文子
- ❺-1. .... 髙本亜希子
- ❺-2. .... 飯田文子
- ❻ .... 中川裕子

6章

- ❶〜❷ .... 五関正江
- ❸〜❻ .... 野田聖子
- ❼ .... 服部浩子
-    -1. -1)-(1) .... 久保佐智美
- ❽ .... 服部浩子

7章 .... 松井貞子・岩本佳代子

1章 栄養学と歯科衛生士

到達目標

❶ 栄養とは何か説明できる.
❷ 栄養学とその意義を説明できる.
❸ 栄養素とは何か説明できる.
❹ 食生活と栄養摂取状況の変遷と現状の問題点を説明できる.
❺ 歯科衛生士が栄養学を学ぶ意義を説明できる.

1 栄養の概念

1. 栄養とは

栄養とは,あらゆる生物が生命の維持や発育などに必要な物質を外界から取り入れて体内で活用し,さまざまな生命活動を営むことである.また,生命活動を営むために外界から取り入れる物質を**栄養素**という.

2. 栄養学とは

栄養学とは,栄養素の種類やはたらきについて学ぶだけではなく,消化・吸収,体内での**代謝**＊や老廃物などの排泄にいたるまで,栄養に関するすべての現象を科学的に探究する学問である.

1) 保健における栄養学
(1) 保健における栄養の重要性

人の健康と食をめぐる問題は,個人レベルで解決できるものではなく,共通の目的をもった職域や地域社会の連携・協働・支援が必要不可欠である.

保健とは,健康を守り保つことである.WHO(世界保健機関)では,健康を「身体的・精神的・社会的に完全に良好な状態であり,単に疾病のない状態や病弱でないことではない」と定義している.また,体とこころの健康を保つための三要素は,①適度な「運動」,②バランスのとれた「栄養・食生活」,③心身の疲労回復と充実した人生を目指す「休養」とされており(厚生労働省),保健における栄養の重要性が示されている.

> **＊代謝**
> 栄養学における「代謝」とは,生体内の化学反応によって,栄養素からエネルギーや体の構成成分などが合成・分解されることをいいます.

*栄養障害の二重負荷
栄養過剰が懸念される人(肥満や生活習慣病,およびその予備群)と,栄養不良が懸念される人(やせ,摂食障害,低栄養など)の両方が,世の中に混在していることをさします.

🔗 Link
日本人の食事摂取基準
p.64

*食事療法
食事療法とは,健康維持や疾患の治療を目的として,食事の内容や摂取方法を調整することです.

(2) 栄養に関わる保健の実践

保健の領域においては,栄養障害の二重負荷*を起こさないように,「日本人の食事摂取基準」を参考にして,個人や集団の栄養状態を評価・判定しながら栄養素の適切な摂取量を決定し,食事の管理や指導をすることが必要である.

栄養に関わる保健活動としては,健康な人がより健康度を高める健康増進(ヘルスプロモーション)と,予防によって生活習慣病などの原因を排除したり,リスクを低減したりすることがあげられる.具体的には,市町村保健センターにおける生活習慣病予防教室や低栄養予防教室,毎年6月に実施されている「歯と口の健康週間」による啓発活動などがある.

2) 医療における栄養学

医療においては現在,栄養と,糖尿病・脂質異常症・肥満に代表される生活習慣病やメタボリックシンドロームなどとの関連が示されている.例えば,過食により糖尿病などを発症した場合には,一定期間以上の食事制限を加える**食事療法***が必要と考えられており,実際に入院後2〜3日で食事コントロールにより症状が改善する症例が多いほか,病院での食事療法は薬物療法の効果を上げること,また食事制限だけでなく,術前・術後においては必要な栄養を補給することの重要性などが周知されている.

また障害者の健康支援においては,その障害や併存疾患の問題への対応だけではなく,障害者の自立やQOLの向上のためにも,生活での食支援や栄養管理を安定させることが大切である.

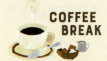

食事療法の進歩と医療制度

わが国における食事療法は,病院給食を起点に,医療の近代化,疾病構造の変化,さらに栄養学的なアプローチから疾患の治療や予防を担う臨床栄養学の進歩によって形成されてきました.1888年(明治21年),順天堂病院の平野千代吉が,西洋式の成人病食を最初に導入しました.しかし当時は病人への食事による療養よりも,低栄養状態にある日本人全体の栄養改善が国家の課題であったため,「臨床栄養」ではなく「公衆栄養」を中心に発展していくことになります.

第2次世界大戦後,GHQの指導のもとに日本の医療改革が行われ,病院に給食施設の設置と栄養士の配置が義務付けられ,入院患者に提供される食事の基準に基づいた給食(基準給食)が施行されました.1992年(平成4年)には診療報酬として特別管理給食加算も新設され,病院食は量の確保から質の改善へと変化していき,医学と栄養学の連携が急速に広まりをみせはじめました.

現在は超高齢社会となり,入院患者や高齢者が高頻度で低栄養になることが明らかになっており,食事療法は治療効果やQOLの向上を目標とすることから,医療費や介護費の削減効果が期待されています.

3) 食物栄養学から人間栄養学へ

日本における栄養学は，食物の生化学的特性や生理学的メカニズムなどの実験研究を中心に「食物栄養学」として発展してきた．そして近年になって，人と食物に関連した総合的な栄養学としての「人間栄養学」が推奨されている．人間栄養学には，栄養学的な観点から人の食行動を研究する「行動栄養学」や，疫学的アプローチによって栄養と健康リスクの関連を評価する「栄養疫学」が含まれており，地理的・文化的・社会的要素など，個人を取り巻く環境も考慮に入れた総合的な内容となっている．

なお，人間栄養学では，人の栄養状態を適正に評価・判定する**栄養アセスメント**が重要である．その評価・判定の結果により，栄養ケア計画を立てて (Plan)，実施し (Do)，評価 (Check)・改善 (Action) するという「PDCAサイクル」を進めることで，科学的根拠に基づいた効果的な**栄養ケア・マネジメント**の実施が可能となる．

> 🔗 **Link**
> 栄養ケア・マネジメント
> p.151

3. 栄養素とは

1) 栄養素の種類

人間がさまざまな生命活動を営むために必要な栄養素として，**糖質・脂質・タンパク質・ビタミン・ミネラル**があり，これらを**五大栄養素**という．さらに，糖質・脂質・タンパク質は特に多くの量(1日あたり数十〜数百g)を摂取する必要があり，**三大栄養素**ともよばれている．

一方，ミネラルの1日の必要摂取量は多くても数gであり，ビタミンは多くても数百mgである．ビタミンやミネラルは，必要摂取量は少ないが，他の栄養素の代謝を助けるなど，生命活動の維持のために重要な生理的役割を有している．これらの栄養素は，いろいろな食品や料理にさまざまな形態や割合で含まれており，それぞれが相互に関わっている．

糖質や脂質，タンパク質，ビタミン，ミネラルは，人間が生きていくために欠くことのできない栄養素であり，これらの栄養素から生命活動に必要なエネルギーや，体の構成成分などが生成される．

2) 栄養素のはたらき

栄養素はそれぞれのはたらきにより，次の3つに分類される (図1-1)．

(1) エネルギー源になる栄養素

エネルギーは運動時だけでなく，安静時や睡眠時であっても，心臓の拍動や呼吸，体温を一定に保つなどの生命活動のために常に消費されている．このエネルギーを産生する栄養素として糖質・脂質・タンパク質が主にあげられ，これらは**エネルギー産生栄養素**とよばれる．

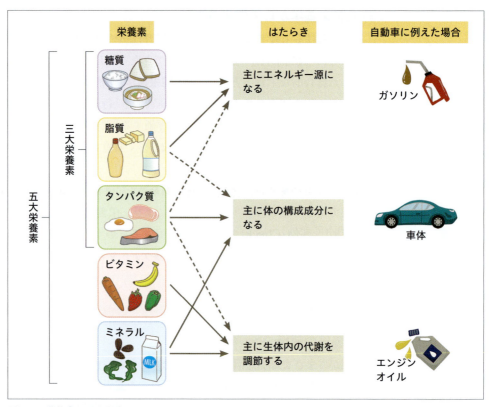

図1-1 栄養素のはたらき
人体における栄養素のはたらきをそれぞれ自動車に例えると，車を動かす燃料となる「ガソリン」は，主にエネルギー源となる栄養素に相当する．車の本体を構成する「車体（ボンネットやエンジンなど）」は主に体の構成成分となる栄養素に相当し，エンジンのはたらきを正常に保つ「エンジンオイル」は主に生体内の代謝を調節する栄養素に相当する．
※実線矢印は主要なはたらき，点線矢印は二次的なはたらきを示す．

（文献1）を参考に作成）

Link
糖質と脂質の代謝
『生化学・口腔生化学』
p.32

　エネルギーの産生とは，主として生体内でATP（アデノシン三リン酸）をつくることである．ATPは「生体のエネルギー通貨」ともよばれており，細胞のさまざまな生命活動に利用されている．ATPは，アデノシンという物質に3つのリン酸基が結合している高エネルギー化合物で，ATPが分解酵素によって加水分解されると，リン酸基がはずれてADP（アデノシン二リン酸）になり，その際にエネルギーが放出される．

　体内における糖質，脂質，タンパク質のそれぞれ1gあたりのエネルギー産生量は，糖質とタンパク質が4kcal*，脂質が9kcalであり，これらの数値を**Atwater**〈アトウォーター〉**のエネルギー換算係数**とよぶ．

＊kcal
エネルギー量の単位として，日本では「calorie（カロリー）」が主に用いられています．1kcal（キロカロリー）とは，水1kgを1気圧のもとで1℃上昇させるのに必要な熱量のことです．

(2) 体の構成成分になる栄養素
　主に体の構成成分（体成分）になる栄養素としては，タンパク質やミネラルがあげられる．タンパク質は，運動時やエネルギー摂取不足時などではエネルギー源としても利用されるが，本来の役割は体の構成成分となることである．

（3）生体内の代謝を調節する栄養素

　主に生体内の代謝（化学反応）を調節する栄養素としては，ビタミンやミネラルがあげられる．

3）三大栄養素がエネルギー源になる流れ

　食物から摂取する栄養素の多くは，糖質・脂質・タンパク質である．いずれも体内で消化・吸収され，血液を介して全身の細胞へ運ばれる．その後，糖質と脂質はほとんどがATPを合成する材料として，細胞内の**ミトコンドリア**にたどり着く．

　タンパク質の多くは，体内で消化（分解）されてアミノ酸となり，大部分は細胞内の**リボソーム**へたどり着き，体タンパク質の合成材料として利用される．また，アミノ酸の一部はミトコンドリアにたどり着き，糖質や脂質と同様にエネルギー源となる．

🔗 Link
体タンパク質
p.24

---

② 栄養と食生活の意義

▎1. 健康づくりと食生活

　エネルギーや栄養素の摂取などの栄養・食生活は，生命の維持や発育などのさまざまな生命活動に関わる大切な営みである．一方で，人間の栄養状態を適正に保ち，さらに健康で幸せな生活を送るためには，生命活動に必要なエネルギーや栄養素を過不足なく摂取することだけでなく，人間の生活の質（QOL：Quality of Life）の向上についても考えることが大切である．

　QOLの向上のためには，身体的にはもちろん，精神的・社会的にも良好な栄養・食生活が望まれる．しかし，栄養と食生活を取り巻く社会環境の変化により，さまざまな問題が生じていることが指摘されている（後述）．良好な栄養と食生活の実現のためには，個人の行動変容とともに，それを支援する環境づくりを含めた総合的な取り組みが求められている．

　また，近年ではがん（悪性新生物），心疾患，脳血管疾患などの生活習慣病の増加が深刻な課題となっており，これらの発症と，栄養・食生活との関わりが示されている．そのため，疾患予防のための望ましいエネルギー・栄養素の摂取を目指し，さらに過剰摂取による健康障害を防ぐことが望まれる．

　これまでのさまざまな栄養学の研究から，栄養素などのはたらきと健康との関係が明らかにされてきており，望ましい栄養・食生活について正しく理解することは，健康の維持・増進や疾患の予防・治療のために役立つと考えられる．

2. 食生活と栄養摂取状況の変遷

戦後，わが国の食生活は大きな変化を遂げた．終戦直後は深刻な食糧不足が続き，多くの国民が飢餓状態にあった．しかし，諸外国からの食糧援助や経済復興が進むにつれて，食生活が改善していった．

高度経済成長期(1950年代後半〜1970年代前半)になると，国民の所得が増加して食生活も豊かになり，一般家庭においても，牛乳・乳製品や肉類など洋食で使われる食材の使用が広がり，食生活の多様化が進んだ．さらに，その後のバブル経済期(1980年代後半〜1990年代初頭)には外食産業が急成長し，日々の生活で食事の準備をする余裕がない人や調理が苦手な人も，手軽に食事をとることができるようになった．

しかし，このような食生活の変化や食環境の発展により，戦後の1946年(昭和21年)以降，動物性のタンパク質や脂質の摂取量が急激に増加した．その一方で，米類の摂取量が著しく減少したことに伴い，炭水化物の摂取量が減少するなど，栄養バランスの乱れが顕著になり，肥満や糖尿病，高血圧，脂質異常症といった生活習慣病のリスクが増加した(図1-2)．

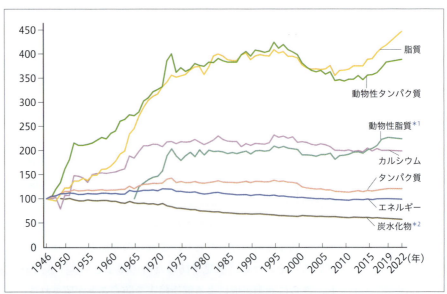

図1-2 国民健康・栄養調査による栄養素等摂取量の推移 (1946年の数値を100としたもの)
脂質の摂取量が1946年に比べて4倍以上増加しているのは，特に動物性脂質の摂取量が増加したためである．一方で炭水化物の摂取量は減少しているため，全体的なエネルギー摂取量は大きく変化していない．また，戦後は肉類，乳類，卵類などの動物性食品を食する機会が増えたことから，タンパク質摂取量に占める動物性タンパク質の割合が増加している．
*1 動物性脂質は1946〜1964年データなし，1965年の数値を100としている．
*2 炭水化物は1946〜1948年データなし，1949年の数値を100としている．
※1946〜1948年は都市部と農村部において行われた結果の平均値，1949年以降は全国の平均値である．
※1963年までは年4回の調査が行われ，1964年以降は年1回調査となる．

(文献8) より作成)

3. 栄養・食生活の現状と問題点

近年わが国では，ライフスタイルの多様化や共働き世帯の増加などにより，家庭での調理時間や労力を節約できる選択肢として，持ち帰りの弁当や惣菜の利用が広がった（図1-3）．

また，過食や運動不足を要因とする生活習慣病患者の増加，低出生体重児の増加，若年女性のやせや，高齢者の低栄養が要因の1つであるフレイルやサルコペニアなど，食生活を取り巻くさまざまな問題を抱えている．そしてこれらの問題は，疾病構造の変化にも影響を及ぼしている．

🔗 Link
フレイルとサルコペニア
p.142

1）朝食の欠食

仕事や学業による忙しさや，夜型生活による生活リズムの乱れ，共働き世帯の増加，さらには体型管理などの理由で朝食を欠食する人が増加している．朝食の欠食は，大人だけではなく子どもでも増えており，1日に必要なエネルギーや栄養素の摂取量不足だけでなく，集中力や学力・体力の低下や，将来的な健康リスクを高める要因となることが懸念される（図1-4）．

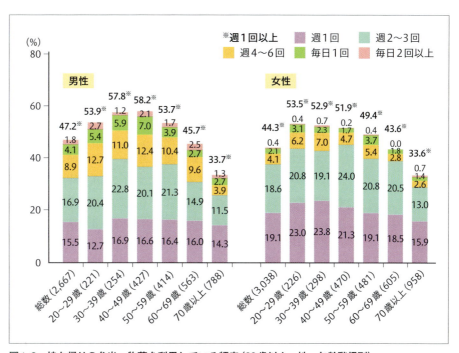

図1-3　持ち帰りの弁当・惣菜を利用している頻度（20歳以上，性・年齢階級別）
持ち帰りの弁当や惣菜を週1回以上利用している割合は，男性47.2％，女性44.3％であり，20～50歳代では約5～6割を占めている．

（令和元年国民健康・栄養調査結果より）

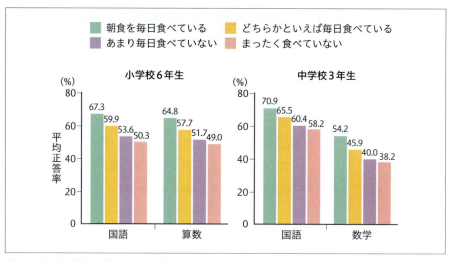

図1-4 朝食の摂取と学力調査の平均正答率との関係
毎日朝食を食べる子どもほど，学力調査の平均正答率が高い傾向にある．

(令和4年度　食育白書より)

2) 成人期におけるやせの問題

　美容や健康意識が高まる一方で，特に若年女性において，SNSやメディアの影響で極端な美の基準が広まり，健康を損ねるほどの体型を維持するために，過度なダイエットをする人も少なくない．2022年（令和4年）の国民健康・栄養調査によると，20歳代女性のやせの者（BMI＜18.5）の割合は19.1%となっており，過度なダイエットなどによる偏った食生活は，栄養不足から貧血や骨密度の低下，月経不順を招く可能性がある．さらに"やせ願望"が深刻化すると，摂食障害を引き起こす場合もある．また，若年女性のやせは低出生体重児の増加にもつながり，生まれてくる子どもの将来的な健康リスクを高める要因になると考えられている．

🔗 **Link**
摂食障害
7章

3) 成人期における肥満の問題

　生活習慣の変化に伴う運動不足や過食，食の簡便化（手間や時間をかけずに手軽に食事を準備し，摂取できるようにすること），外食頻度の増加などの要因から，特に男性において肥満が増加している．2022年（令和4年）の国民健康・栄養調査によると，成人の肥満者（BMI≧25.0）の割合は男性で31.7%，女性で21.0%に達している．特に，男性の30歳代から60歳代の肥満者の割合は，いずれも30%を超えている（図1-5）．肥満は糖尿病などの生活習慣病との関連が深く，特に内臓脂肪型肥満に着目したメタボリックシンドロームが近年社会問題となっている．

🔗 **Link**
メタボリック
シンドローム
p.131

4) 高齢期における低栄養の問題

　中高年では肥満が問題となっているが，高齢者では低栄養が問題となっており（図1-6），フレイルやサルコペニアの一因となっている．フレイルやサルコペニアは高齢者の生活の質（QOL）を低下させる大きな要因である．

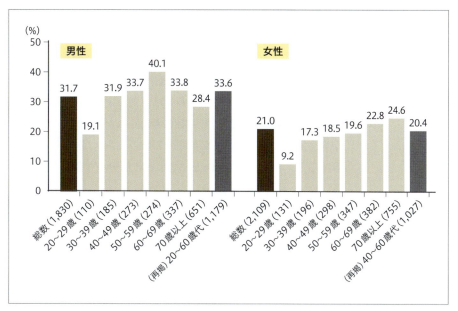

図1-5 肥満者の割合（20歳以上，性・年齢階級別）
成人の肥満者の割合は男性で31.7％，女性で21.0％に達している．男性の30～60歳代ではいずれも30％を超えており，特に50歳代では40.1％となっている．一方で，女性の肥満者は30歳代以降，加齢に伴い増加する傾向にある．
※肥満者とは，BMI≧25の者をさしている．

（令和4年国民健康・栄養調査結果より）

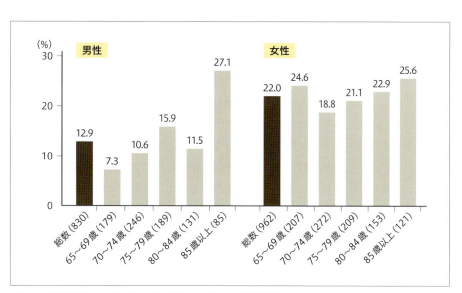

図1-6 低栄養傾向の者の割合（65歳以上，性・年齢階級別）
65歳以上の高齢者の低栄養傾向の者の割合は，男性12.9％，女性22.0％であり，年齢階級別にみると，男女とも85歳以上でその割合が最も高い．
※低栄養傾向の者とは，BMI≦20の者をさしている．

（令和4年国民健康・栄養調査結果より）

5) 食品ロスと環境問題

本来食べられるにも関わらず，食べ残しや，消費期限や賞味期限を過ぎたなどの理由で捨てられている食品（**食品ロス**）が大量に発生しており，世界的に大きな社会問題となっている．わが国では，年間約472万トンの食品が廃棄されていると報告されている．食品ロスの多くは，食品メーカーや外食産業，小売業者などの食品関連事業者から発生していると考えられがちだが，実際は家庭からもほぼ同じ量が発生している（いずれも年間約236万トン）．国民一人あたりの食品ロス量に換算すると，1日約103g（≒おにぎり約1個分のご飯の量），年間にして約38kgとなる．

2015年に国際連合で採択された「持続可能な開発目標（SDGs：Sustainable Development Goals）」のターゲットの1つに，「2030年までに小売・消費レベルにおける世界全体の一人当たりの食品廃棄物を半減させること」が盛り込まれるなど，国際的な食品ロス削減の機運が近年高まっている．わが国においても，食品ロス削減を国民運動として推進するため，2019年（令和元年）に「食品ロスの削減の推進に関する法律」が施行され，国をあげて取り組みが進められている．

③ 歯科衛生士が栄養学を学ぶ意義

近年，栄養の摂取状況や食生活の変化に関連して，小児期における発育不良や成人期における生活習慣病，その他QOLの低下などを招くさまざまな問題が生じていることはすでに述べた．すべてのライフステージにわたってこのような栄養学的問題の発生を防止しつつ，健康で生き生きとした生活を送るうえでは，「自分の歯でおいしく食べる」「楽しく会話する」などの歯と口腔が関わる機能が必要不可欠となる．そして歯科衛生士は，歯と口腔の健康増進と疾患の予防において重要な役割を果たしており，そのなかで「栄養学」を学ぶことにはさまざまな意義がある．

例えば，う蝕や歯周病の発症は日常の食習慣と密接に関係していることから，歯科疾患の予防という観点において，栄養学の知識は必要である．さらに，糖尿病や高血圧といった生活習慣病の発症にも食習慣が深く関わるため，歯科衛生士が「栄養素の種類とはたらき」や「消化・吸収のメカニズム」などの栄養学の基礎知識をもとに適切な食生活指導を行うことで，歯科疾患だけでなく全身疾患の予防にも貢献できる（2〜3章参照）．

また，第4次食育推進基本計画の目標（2021〜2025年度）に「ゆっくりよく噛んで食べる国民を増やす」とあるように，国民の心身の健康の増進と豊かな人間形成にむけた「食育」への歯科の関わりが重視されている．これに関連して，健康的な食生活を送るための食品の分類や機能に関する知識はもちろん，特に摂食嚥下機能を考慮した調理の工夫への理解も欠かせない．さらに，近年では病院に勤務し，栄養サポートチーム（NST）に参画する歯科衛生士も増えている．多職種が関わる患

者に適切な口腔健康管理を実施するためには，歯科衛生士も多職種共通の基礎知識を学ぶ必要があり，栄養学における「栄養ケア・マネジメント」などもそのような基礎知識の1つとなっている（4～5，7章参照）．

そして，口腔機能を適切に使って食べることは，生命を維持するための栄養に寄与するだけでなく，健やかな心身の成長・発育や，脳の活性化や心のくつろぎ，誤嚥性肺炎やオーラルフレイルの予防，豊かな表情や会話といったコミュニケーションによる良好な人間関係など，多面的な意義をもつ．そのため，小児期や高齢期における摂食嚥下機能に注目した支援においても，「ライフステージと栄養」の知識は欠かせない（6章参照，図1-7）．

これらのことから，歯科衛生士が栄養学を学ぶことは，健康増進と疾患予防の専門家として「患者の健康を支援する」という観点において重要である．

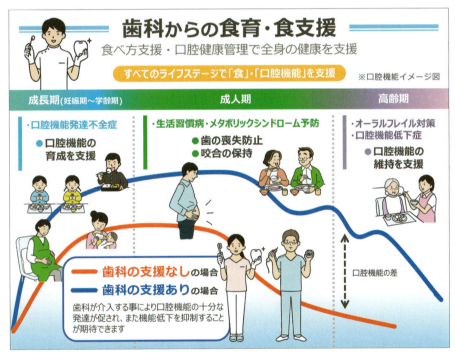

図1-7　歯科からの「食」と「口腔機能」の支援の概要
※図の縦軸は口腔機能のレベルを表している．

（日本歯科医師会ホームページより）

COFFEE BREAK　栄養学の歴史

1785年，フランスのLavoisier（ラボアジエ）は，呼吸が燃焼と同じ現象であることを発見し，栄養学上重要なエネルギー代謝研究の基礎を築きました．その後，アメリカのAtwater（アトウォーター）は，消化吸収率を考慮して，糖質・脂質・タンパク質1gあたりのエネルギー産生量をわかりやすく整数で定めました（1903年）．これらの数値はAtwaterのエネルギー換算係数とよばれ，現在も用いられています（p.4参照）．

日本においては1884年に，海軍軍医であった高木兼寛が，脚気が栄養障害によって起こることを発見し，その後，1911年に鈴木梅太郎が抗脚気成分のオリザニン（粗ビタミンB₁）を米ぬかより発見しました（p.33参照）．そして1920年，佐伯矩が世界に先駆けて医学から栄養学を独立させ，内務省栄養研究所（現在の国立健康・栄養研究所）を設立し，日本の栄養学研究の礎を築きました．

近年になって，Neel（ニール）が「人類は飢餓の時代にエネルギーを節約する遺伝的素因を獲得したが，飽食・運動不足の近年においてはこの体質がかえって不都合となり，肥満や糖尿病などの発症要因になっている」という「倹約（節約）遺伝子仮説」を提唱しました．さらにBarker（バーカー）らにより，胎児が子宮内環境から出生後の環境を予測し，遺伝子発現機構を変化させるという「成人病胎児期発症起源説（FOAD：Fetal Origins of Health and Disease）」が提唱され，その後，「生活習慣病の素因は，受精から2歳頃までの1,000日間に遺伝子と環境の相互の影響によって形成され，出生後の不適切な生活習慣により成人病が発症する」という「ドーハッド（DOHaD：Developmental Origins of Health and Disease）」という概念に拡張されました．

❶の参考文献

1) 医薬基盤・健康・栄養研究所 監修：健康・栄養科学シリーズ 基礎栄養学 第6版. 南江堂, 東京, 2020.
2) 厚生労働省：「日本人の食事摂取基準（2025年版）」策定検討会報告書.
3) 文部科学省：日本食品標準成分表（八訂）増補2023年.
4) 田地陽一 編：栄養科学イラストレイテッド 基礎栄養学 第4版. 羊土社, 東京, 2020.
5) 厚生労働省：令和4年（2022）人口動態統計（確定数）の概況.
https://www.mhlw.go.jp/toukei/saikin/hw/jinkou/kakutei22/
6) 厚生労働省：令和4年国民健康・栄養調査結果の概要.
https://www.mhlw.go.jp/content/10900000/001296359.pdf
7) 厚生労働省：令和元年国民健康・栄養調査結果の概要.
https://www.mhlw.go.jp/content/10900000/000687163.pdf
8) 国立健康・栄養研究所：健康日本21分析評価事業　栄養摂取状況調査（長期時系列データ）.
https://www.nibiohn.go.jp/eiken/kenkounippon21/eiyouchousa/keinen_henka_time.html
9) 農林水産省：令和元年度食育推進施策（食育白書）.
10) 農林水産省, 環境省, 消費者庁：日本の食品ロスの状況（令和4年度推計値）. 2024.
https://www.maff.go.jp/j/press/shokuhin/recycle/attach/pdf/240621-8.pdf
11) 中村丁次 編：楽しくわかる栄養学. 羊土社, 東京, 2020.
12) 渡邉早苗, 寺本房子, 松谷美和子ほか編著：健康と医療福祉のための栄養学. 医歯薬出版, 2018.
13) 日本歯科医師会：社会保険指導者研修会資料　歯科からの食育・食支援.
https://www.jda.or.jp/dentist/program/food.html

2章 栄養素の種類とはたらき

到達目標
❶ 糖質の種類とはたらき，およびその他の栄養素との関係を説明できる.
❷ 脂質の種類とはたらきを説明できる.
❸ タンパク質の種類とはたらきを説明できる.
❹ ビタミンの種類とはたらきを説明できる.
❺ ミネラルの種類とはたらきを説明できる.
❻ 食物繊維の種類とはたらきを説明できる.
❼ 水のはたらきと出納を説明できる.

1 糖質

1. 糖質の種類

Link
糖質の構造と種類
『生化学・口腔生化学』
p.14

　糖質とは，古くは炭素と水の化合物として$C_m(H_2O)_n$の化学式で表される分子，すなわち炭水化物全般のことをさしていたが，現在は炭水化物から食物繊維（難消化性炭水化物，p.38参照）を除いたもので，ヒトの消化酵素で消化される易消化性炭水化物のことをさす．糖質は化学構造として，アルデヒド$\left(\begin{smallmatrix} O \\ \| \\ -C-H \end{smallmatrix}\right)$またはケトン$\left(\begin{smallmatrix} O \\ \| \\ -C- \end{smallmatrix}\right)$の構造と，2個以上のヒドロキシ基(-OH)をもつ.
　糖質は大きく次のように分けられる（**表2-1**）.

1）単糖類
　単糖類は，消化酵素によってそれ以上分解することができない糖である．代表例として，五炭糖（炭素数が5）はリボース，キシロース，六炭糖（炭素数が6）は**グルコース**（ブドウ糖），フルクトース（果糖），ガラクトース，マンノースがあげられる.

表2-1　糖質の種類

単糖類	二糖類	多糖類	その他の糖
五炭糖 　・リボース 　・キシロース 六炭糖 　・グルコース 　・フルクトース 　・ガラクトース 　・マンノース	・スクロース ・マルトース ・ラクトース	でんぷん 　・アミロース 　・アミロペクチン グリコーゲン	デオキシ糖 　・デオキシリボース 糖アルコール 　・キシリトール 　・ソルビトール

13

2) 二糖類

二糖類は，単糖が2個結合（グリコシド結合）した化合物である．二糖類では，グルコースとフルクトースからなる**スクロース**（ショ糖），2つのグルコースからなる**マルトース**（麦芽糖），グルコースとガラクトースからなる**ラクトース**（乳糖）などがある．

3) 多糖類

多糖類には，グルコースが多数結合した植物性の**でんぷん**と，動物性の**グリコーゲン**がある．でんぷんには，グルコースの結合が一直線である**アミロース**と，枝分かれしている**アミロペクチン**がある*．

4) その他

その他の糖としては，単糖からヒドロキシ基が失われたデオキシ糖がある．デオキシ糖のうち，リボース（五炭糖）の2位の炭素に結合したヒドロキシ基（-OH）が還元されて水素原子（-H）に置き換わったデオキシリボースは，デオキシリボ核酸（DNA）の構成成分である．

また，糖のアルデヒド構造 $\left(\begin{smallmatrix} O \\ \| \\ -C-H \end{smallmatrix}\right)$ が還元されてヒドロキシ基（-OH）に置き換わったものを糖アルコールとよび，ソルビトール，キシリトールなどが代表例である．糖アルコールは，単糖よりも甘みは強いが，消化・吸収されにくいという特徴がある．

※単糖が3〜9個程度結合したものをオリゴ糖といいますが，オリゴ糖の多くは難消化性であることから，本章では❻食物繊維で紹介します（p.38参照）．

2. 糖質のはたらき

糖質は，唾液や消化管からの消化液や小腸微絨毛に存在する消化酵素（分解酵素）によって単糖類に分解され，体内に吸収されたのちに利用される．単糖類のうち，特にグルコースはさまざまな経路で代謝され，いろいろな形で利用される．

1) エネルギー源としての役割

(1) エネルギーの産生

糖質（グルコース）はエネルギー産生栄養素の1つであり，体内において最もエネルギー源として使われやすい．脳や神経組織，赤血球などは通常，グルコースしかエネルギー源として利用できない．

グルコースは体内で1gあたり4kcalのエネルギーを産生する．エネルギーの元となる**ATP**は，主に 解糖系 クエン酸回路 電子伝達系 という，グルコースを分解する3つの経路で産生される（**図2-1**，1章参照）．

＊単糖類と二糖類をあわせて「糖類」といいます．

＊でんぷんの構造と食感

お米のもっちりとした食感は，アミロースとアミロペクチンの割合によって決まります．アミロペクチンの枝分かれ構造が水中で互いに絡み合うことで，粘りを生じるためです．一方，直鎖状のアミロースでは粘りがなく，例えばもち米のでんぷんは100％アミロペクチンなのに対し，うるち米にはアミロースが約20％含まれています．

🔗 Link
糖質の消化と吸収
p.52

🔗 Link
エネルギー代謝とアデノシン三リン酸（ATP）
『生化学・口腔生化学』
p.28

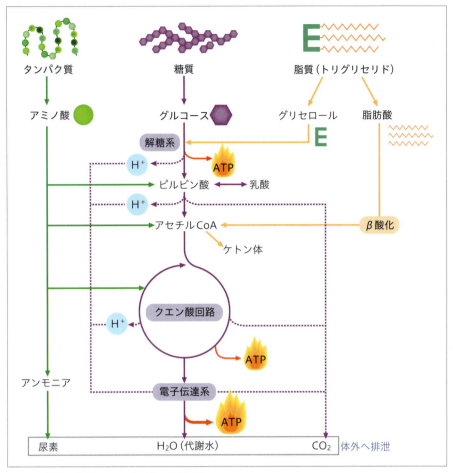

図2-1　糖質・脂質・タンパク質の代謝経路
それぞれが代謝（分解）される過程でATPが産生され，エネルギーが放出される．

(2) エネルギーの貯蔵

　食事によって，脳・神経組織などでエネルギー産生に消費される量より多くの糖質（グルコース）が供給された場合，過剰になったグルコースは，肝臓や筋肉（骨格筋）で**グリコーゲン**として貯蔵される．このエネルギーの貯蔵を促進するホルモンがインスリンである（p.16参照）．

　しかし，肝臓や筋肉が貯蔵できるグリコーゲンの量には限度があり，その限度を超えると，グルコースは脂肪組織において**トリグリセリド（中性脂肪）**に変換されて貯蔵される（図2-2）．

2) 血糖値の調節

　血糖とは，血液中のグルコースのことで，血液中のグルコース濃度を血糖値という．血糖値は高すぎても（高血糖），低すぎても（低血糖），支障をきたすため，通常一定になるように調節されている．

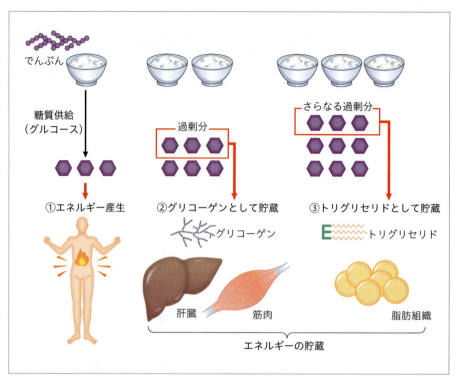

図2-2 エネルギーの貯蔵
過剰な糖質（グルコース）はエネルギー源として肝臓や筋肉で貯蔵されるが，さらに限度を超えて供給されると，脂肪組織においてトリグリセリド（中性脂肪）に変換されて貯蔵される．

(1) 食後

食後，消化管からグルコースが吸収されると，血糖値が上昇する．血糖値が高くなると，膵臓のランゲルハンス島β細胞（B細胞）より**インスリン**が分泌され，脂肪組織や筋肉へのグルコースの取り込みが促進され，血糖値が低下する．各組織に取り込まれたグルコースは，グリコーゲンやトリグリセリドなどエネルギーの貯蔵に適した形態へと変換される（図2-2）．

(2) 空腹時

空腹時（例えば前日の夕食から何も食べていないような12時間程度の絶食時）でも，一般に血糖値は維持される．この理由は，膵臓のランゲルハンス島α細胞（A細胞）から分泌される**グルカゴン**などのホルモン作用により，肝臓のグリコーゲンが分解されて血中にグルコースが供給されるためである．血糖上昇作用のあるホルモンは，グルカゴン以外にアドレナリン，糖質コルチコイド，甲状腺ホルモン，成長ホルモンがある．

ただし先述したように，貯蔵できるグリコーゲン量には限度があるため，だいたい1日の絶食で肝臓のグリコーゲンをほぼ使いきってしまう．そのため，肝臓ではグリコーゲンの分解だけでなく，アミノ酸やグリセロール（グリセリン）などからもグルコースが合成される（後述）．この経路は**糖新生**とよばれ，肝臓のグリコーゲンが枯渇してもグルコースを供給することができる重要な経路である．

🔗 Link
糖の合成（糖新生）
『生化学・口腔生化学』
p.36

3. 糖質とその他の栄養素との関係

1) 糖質と脂質の関係

絶食時には，脂肪組織に貯蔵されているトリグリセリドが**グリセロール**と**脂肪酸**に分解される．グリセロールは肝臓に運ばれ，糖新生によってグルコースになり，エネルギー源として利用される（図2-3）．

一方，脂肪酸は肝臓に運ばれて β酸化 という経路で分解され，エネルギー（ATP）の産生やケトン体*の合成に利用される（図2-1）．

2) 糖質とタンパク質の関係

絶食が続くと，主に筋肉のタンパク質がアミノ酸に分解される．筋肉からアミノ酸のアラニンが肝臓に運ばれ，糖新生によってグルコースが生成され，エネルギー源が供給される（図2-3）．

3) 糖質とビタミンの関係

糖質（グルコース）からエネルギーが産生されるためには， クエン酸回路 をはじめとする経路で多くの代謝酵素が関与する．これらの酵素が働くためには，ビタミンB_1，ビオチン，パントテン酸などの水溶性ビタミンが補酵素として必要である（p.32参照）．

*ケトン体
ケトン体とは，アセト酢酸・アセトン・3-ヒドロキシ酪酸の総称で，絶食時には肝臓以外の臓器（筋肉など）で重要なエネルギー源となり，グルコースは優先的に脳で消費されます．絶食が長期に及ぶと血液中のグルコース濃度は低下し，肝臓でのケトン体の合成が高まり，ケトン体が脳の重要なエネルギー源となります．血液中のケトン体濃度が異常に高まった状態をケトーシスといい，長期間続くと血液のpHが低下します（アシドーシス）．極端なアシドーシスは昏睡を招き，死に至ることもあります．

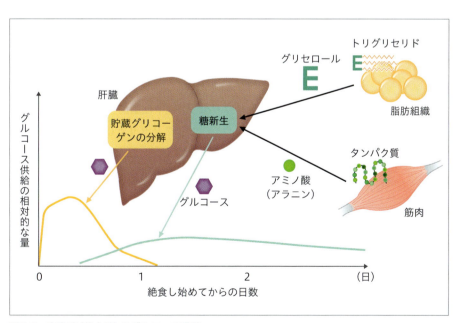

図2-3 空腹時（絶食時）のグルコース供給
空腹時には，まず肝臓の貯蔵グリコーゲンが分解されて，血液中にグルコースが供給される．貯蔵グリコーゲンがなくなると，筋肉からアミノ酸（アラニン）が，脂肪組織からグリセロールが糖新生の材料として肝臓に送られ，これらからグルコースが合成され，血液中に供給される．

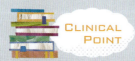

CLINICAL POINT　血糖曲線

　健常者の場合，空腹時において血糖値は約70～110mg/dLの範囲にあり，食後は120～140mg/dL程度まで上昇しますが，インスリンの作用によって約2時間後には元に戻ります．グルコース摂取後の時間経過による血糖値の変動を表したグラフを血糖曲線といい，**図**は早朝空腹時に健常人に一定量のグルコースを摂取させたときの血糖曲線です．このような空腹時（多くは早朝空腹時）におけるグルコース摂取後の血糖曲線のパターンから，臨床的に糖の代謝状態が診断されます．

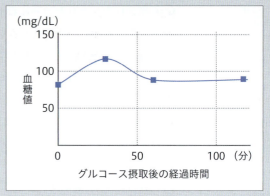

図　早朝空腹時における血糖曲線の例

② 脂質

1. 脂質の種類

Link
脂質の構造と種類
『生化学・口腔生化学』
p.16

　脂質とは，生体成分のうち，水に溶けにくく（疎水性），油や有機溶媒に溶ける（脂溶性）物質のことである．単純脂質，複合脂質，誘導脂質に大別される．

1) 単純脂質

　単純脂質には**トリグリセリド**（**中性脂肪**）がある．食物に含まれる脂質の大部分はトリグリセリドである．トリグリセリドは1分子のグリセロールに3分子の脂肪酸が結合したものである．糖質やタンパク質に比べてエネルギーの産生量が高く，生体にとって重要なエネルギー源である（p.21参照）．

2) 複合脂質

　複合脂質はアルコール（グリセロール）と脂肪酸に加え，リン酸，糖類，窒素化合物などが結合したもので，代表的なものとしてリン脂質，リポタンパク質などがあげられる．

(1) リン脂質

Link
両親媒性
p.56

　リン脂質は，グリセロールに2つの脂肪酸とリン酸が結合したものである．水と油の両方になじむ性質（**両親媒性**）をもち，生体膜（細胞膜など）の主な構成成分である．

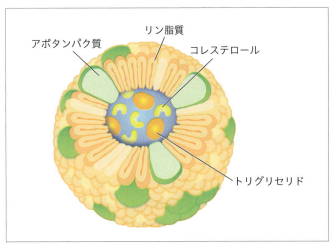

図2-4 リポタンパク質の構造

(2) リポタンパク質

　水に溶けないトリグリセリドやコレステロールなどの脂質分子は，両親媒性のリン脂質やアポタンパク質と複合体を形成して血液中に存在し，その形で運搬される．このような脂質とタンパク質の複合体を**リポタンパク質**という．

　この複合体では，水になじむリン脂質とアポタンパク質が表面に分布し，水に溶けないトリグリセリドやコレステロールが内部に位置する（図2-4）．複合体全体のサイズが大きく，内部の脂質の割合が高く，比重が軽いものから順に，**キロミクロン（カイロミクロン），超低比重リポタンパク質（VLDL：Very Low Density Lipoprotein），低比重リポタンパク質（LDL：Low Density Lipoprotein），高比重リポタンパク質（HDL：High Density Lipoprotein）**に分類される．LDLが過剰で，酸化変性した状態で血管壁に蓄積すると，**動脈硬化**（粥状動脈硬化）へ進展すると考えられている．

Link
動脈硬化
『臨床検査』
p.95-97

3）誘導脂質

　誘導脂質は，単純脂質や複合脂質が加水分解されて生成する脂溶性の化合物である．代表的なものに脂肪酸，コレステロールなどがある．

(1) 脂肪酸

　脂肪酸は，炭素が偶数個の直鎖の化合物であり，末端にカルボキシ基 $\left(\begin{smallmatrix}O\\\parallel\\-C-OH\end{smallmatrix}\right)$ を有する．ほとんどの脂肪酸はグリセロールと結合してトリグリセリドとして存在しているが，結合していない状態で存在している**遊離脂肪酸**も存在する．

　脂肪酸は次のように分類される（表2-2）．

表2-2　脂肪酸の種類

脂肪酸の分類			脂肪酸名	炭素数	二重結合数	含有食品など
飽和脂肪酸			酪酸	4	0	バター，やし油（ココナッツオイル）
			パルミチン酸	16	0	動植物油
			ステアリン酸	18	0	動植物油
不飽和脂肪酸	一価不飽和脂肪酸		オレイン酸	18	1	動植物油
	多価不飽和脂肪酸	n-6系脂肪酸	リノール酸*	18	2	とうもろこし油，大豆油
			アラキドン酸*	20	4	魚油，肝油
		n-3系脂肪酸	α-リノレン酸*	18	3	えごま油，あまに油
			エイコサペンタエン酸（EPA）	20	5	魚油
			ドコサヘキサエン酸（DHA）	22	6	魚油

＊……必須脂肪酸
※エイコサペンタエン酸（EPA）とドコサヘキサエン酸（DHA）は体内でα-リノレン酸から合成される.

❶ 炭素数による分類

炭素数が6程度以下の脂肪酸を**短鎖脂肪酸**，炭素数が8～12程度のものを**中鎖脂肪酸**，14程度以上のものを**長鎖脂肪酸**という.

❷ 飽和脂肪酸と不飽和脂肪酸

分子内に二重結合がない脂肪酸を**飽和脂肪酸**といい，二重結合がある脂肪酸を**不飽和脂肪酸**という.また，二重結合の数が1つのものを**一価不飽和脂肪酸**，2つ以上のものを**多価不飽和脂肪酸**という.飽和脂肪酸が常温で固体であるのに対して，二重結合がある不飽和脂肪酸は融点（固体から液体に変化する温度）が低く，常温で液体で存在する.

不飽和脂肪酸では，最初の二重結合の位置がメチル基末端の炭素（カルボキシ基と反対側の炭素）から数えて3番目にあるものを**n-3系脂肪酸**（n-3系多価不飽和脂肪酸），6番目にあるものを**n-6系脂肪酸**（n-6系多価不飽和脂肪酸）という（図2-5）.

❸ 必須脂肪酸

脂肪酸には体内で合成できないものがあり，これらは食物からの摂取が必須であることから，**必須脂肪酸**（不可欠脂肪酸）とよばれる.一般に，多価不飽和脂肪酸のリノール酸，α-リノレン酸，アラキドン酸が必須脂肪酸とされている.

（2）コレステロール

コレステロールは体内における各組織，特に脳や神経組織などの生体膜（細胞膜）の構成成分であり，胆汁酸やステロイドホルモン（副腎皮質ホルモン，性ホルモン），ビタミンDなどの合成材料でもある.コレステロールは，このように生体内で重要な機能を果たしており，血中コレステロール値が低すぎても問題になる.

血液中のコレステロールの約80％が体内で合成され，食物由来のものは約20％とされる.

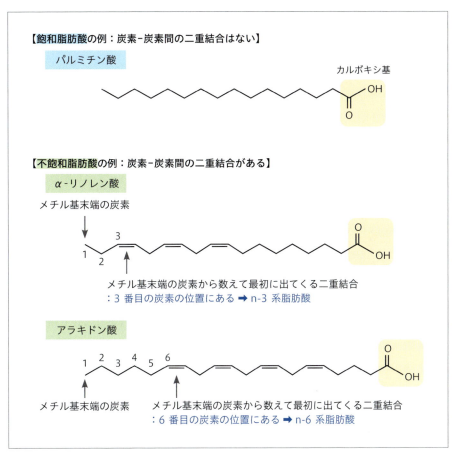

図2-5 飽和脂肪酸と不飽和脂肪酸の構造

2. 脂質のはたらき

1) エネルギー源としての役割

　脂質は1gあたり9kcalのエネルギーを産生するため，糖質やタンパク質に比べてエネルギー効率が良い（糖質・タンパク質は1gあたり4kcal）．特にトリグリセリドは，エネルギーの不足時にはエネルギー源として働き，エネルギー過剰時にはエネルギーを貯蔵する役割がある．

(1) エネルギーの産生

　食物から体内に入ったトリグリセリドの大部分は，小腸から吸収され，リポタンパク質（キロミクロン）としてリンパ管を経由し，血液中に現れる．このリポタンパク質に含まれるトリグリセリドは，種々の組織の毛細血管に存在している分解酵素（リポタンパク質リパーゼ）によって脂肪酸とグリセロールに分解され，脂肪酸は各組織に取り込まれる．筋肉などに取り込まれた脂肪酸の分解（β酸化）によりアセチルCoAが産生され，アセチルCoAがクエン酸回路に入ることでエネルギー（ATP）の産生に利用される（図2-6-①，図2-1）．

空腹時（絶食時）などには，脂肪組織に貯蔵されているトリグリセリドが分解され，生じた脂肪酸がエネルギー産生に利用される（p.17参照）．

(2) エネルギーの貯蔵

食後はインスリンの作用により，肝臓においてグルコースからトリグリセリドの合成が促進される．合成されたトリグリセリドは通常，別経路で肝臓に運ばれたコレステロールとともにリポタンパク質（VLDL）を形成し，血液中に分泌されたのちに，先述したキロミクロンと同様に分解され，生じた脂肪酸が各組織に取り込まれる．

そのうち，主に脂肪組織では取り込まれた脂肪酸からトリグリセリドが合成され，エネルギー源として貯蔵される（図2-6-②）．

2) 機能的な役割

脂質には，細胞内や細胞間のシグナル伝達物質としてのはたらきもある．シグナル伝達物質の代表例としては，ステロイドホルモン，エイコサノイドなどがある．

局所的に働く生理活性物質であるエイコサノイド（プロスタグランジン，ロイコトリエンなど）は，細胞膜のリン脂質に含まれるn-6系脂肪酸（アラキドン酸）から主に合成され，n-3系脂肪酸（エイコサペンタエン酸）からも合成される．

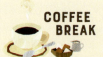

COFFEE BREAK　シス型とトランス型の不飽和脂肪酸

自然界の不飽和脂肪酸の二重結合は，ほとんどがシス型（二重結合の炭素に結合している水素が同じ向きのもの）ですが，油脂などを加工・精製する工程でトランス型の脂肪酸（トランス脂肪酸）が生成されることがあります．このように工業的に生成されるトランス脂肪酸は，ほとんどが炭素数が18，二重結合が1つでエライジン酸とよばれます．

トランス脂肪酸は，二重結合部分での屈曲が生じないため飽和脂肪酸と似た形状となります（図）．そのため，飽和脂肪酸と同様に常温で固体となるほか，体内では似た動態として血中のLDLコレステロール値を上昇させ，冠動脈疾患の発症リスクを上げることが報告されています．

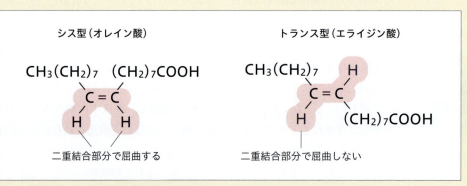

図　シス型とトランス型の不飽和脂肪酸の構造

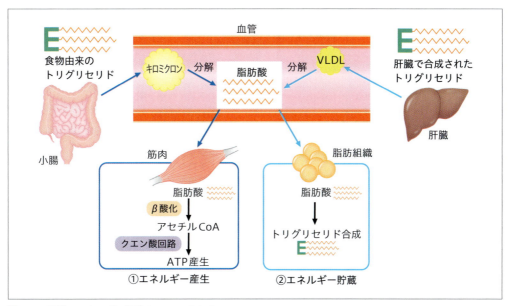

図2-6 脂質のエネルギー源としてのはたらき
脂質のうち，トリグリセリドが分解されて生じる脂肪酸は，運動時やエネルギーの不足時にはエネルギー源として働き，エネルギー過剰時にはエネルギーを貯蔵する役割がある．

③ タンパク質

1. タンパク質の種類

タンパク質は，アミノ酸のアミノ基 $\left(\begin{smallmatrix}H\\-N-H\end{smallmatrix}\right)$ とカルボキシ基 $\left(\begin{smallmatrix}O\\\|\\-C-OH\end{smallmatrix}\right)$ が結合（ペプチド結合）することで生成された高分子化合物である．アミノ酸のみから構成されたタンパク質を**単純タンパク質**，他の構成成分を含むものを**複合タンパク質**という．

> **Link**
> タンパク質の構造と役割
> 『生化学・口腔生化学』
> p.19

1) アミノ酸

アミノ酸は，中心となる炭素原子に水素原子，アミノ基，カルボキシ基，側鎖が結合した形を共通にもち，側鎖の違いがアミノ酸の固有の性質を決める．

(1) 必須アミノ酸（不可欠アミノ酸）

地球上の生命体のタンパク質を構成するアミノ酸は，わずか20種類である．体内で合成することができないため，必ず食物からの摂取が必要なアミノ酸を**必須アミノ酸（不可欠アミノ酸）**といい，9種類ある*．

一方，体内で合成できるため栄養学的には必須ではないが，重要なはたらきをもつアミノ酸を**非必須アミノ酸（可欠アミノ酸）**という（**表2-3**）．

(2) 分岐鎖アミノ酸

分岐鎖アミノ酸（BCAA：Branched-Chain Amino Acid）は，分子内に分岐構造をもつアミノ酸で，ロイシン・イソロイシン・バリンの総称である．いずれも必須

*体内で合成はできても，生理的・遺伝的要因などによって必要量を合成できないアミノ酸があり，これを「条件付き必須アミノ酸」といいます．例えばアルギニンは，乳幼児では体内で十分に合成できないため食物から摂取する必要があり，条件付き必須アミノ酸です．

表2-3 必須アミノ酸と非必須アミノ酸

必須アミノ酸		非必須アミノ酸
ロイシン		アルギニン
イソロイシン	分岐鎖アミノ酸	アラニン
バリン		アスパラギン
ヒスチジン		アスパラギン酸
メチオニン		システイン
フェニルアラニン		グルタミン
トリプトファン		グルタミン酸
リシン		グリシン
トレオニン		チロシン
		プロリン
		セリン

アミノ酸であり，食物から摂取されるタンパク質(食事性タンパク質)中の必須アミノ酸の40〜50%を占める．

分岐鎖アミノ酸は主に筋肉で分解され，多くのエネルギーを産生する．特に運動中は，他のアミノ酸に比べてエネルギー源として利用されやすい．

2) ペプチドとタンパク質

アミノ酸が複数個結合したものを**ペプチド**という．アミノ酸が2つであればジペプチド，3つであればトリペプチドといい，10個程度以下のアミノ酸からなるペプチドをオリゴペプチド，10個程度以上のアミノ酸からなるペプチドをポリペプチドという．

一般に，100個以上(場合によっては50個以上)のアミノ酸からなるポリペプチドをタンパク質という．

2. タンパク質のはたらき

🔗 Link

タンパク質の
消化と吸収
p.52

食物から摂取したタンパク質(**食事性タンパク質**)は，消化酵素によりアミノ酸まで分解されて吸収される．その後，アミノ酸は各種の生理機能を果たすタンパク質(**体タンパク質**)の合成に用いられる．

1) 体タンパク質としての役割

(1) 生体の構造の安定化や運動の制御

タンパク質は生体の主要な構成成分である．例えば，筋肉はアクチンとミオシンとよばれるタンパク質からなっている．コラーゲンもタンパク質であり，結合組織として皮下全体に分布し，腱や靱帯を中心に骨や内臓，血管などにも存在し，ヒトの全タンパク質量の1/3を占める．また，毛髪や爪を構築しているケラチンもタンパク質である．

(2) さまざまな生体反応への関与

タンパク質はさまざまな生体物質の原料であり，その機能は多岐にわたる．例えば，酵素*はタンパク質が主成分であり，生体内のさまざまな代謝反応を触媒*する．生体防御（免疫）にもタンパク質が関わっており，非自己物質を認識して反応する抗体（免疫グロブリン）もその一例である．また，インスリンやグルカゴンなどのホルモンはタンパク質（ペプチド）からなり，ペプチドホルモンとよばれる．

2) エネルギー源としての役割

先述したように，分岐鎖アミノ酸は筋肉で分解され，エネルギー産生に利用される．

食事をとっていても，タンパク質以外のエネルギー産生栄養素である糖質や脂質の摂取量が不足すると，体内のアミノ酸は体タンパク質の合成に利用されずに，エネルギー源として利用されてしまう．したがって，食物から摂取したタンパク質の本来のはたらきである体タンパク質の合成能が発揮されるためには，十分な糖質や脂質の摂取が不可欠である．

また，絶食時には，体タンパク質が分解されてアミノ酸となり，さらにアミノ酸が分解されることで，エネルギー源として利用される（図2-1）．

3. 摂取タンパク質の量と質の評価

体タンパク質は常に分解と合成を行っており，このような営みを代謝回転（または動的平衡）という．摂取したタンパク質由来のアミノ酸も，体タンパク質の分解により生じたアミノ酸も，区別なく一緒に体内に常に保持され，次の新たな体タンパク質を合成するときに利用される．この保持（ストック）されているアミノ酸をアミノ酸プールという．ただし，保持される量は一定であり，体タンパク質合成に必要のない過剰なアミノ酸は，分解・排泄される．

通常，体タンパク質の量は一定なので，タンパク質の摂取量と排泄量はほぼ等しいと考えられる．そこでタンパク質の栄養ではまず，摂取するタンパク質の量が，排泄する量とバランスがとれているかどうかを評価する必要がある．また，摂取するタンパク質の量だけではなく，含まれるアミノ酸の種類や割合（アミノ酸組成）といった"質"の評価も重要である．

1) 窒素出納

窒素出納とは，窒素の摂取量から排泄量を差し引いた量を表し，タンパク質の摂取量の評価に使われる．

ヒトの体内の窒素（N）は，ほとんどがタンパク質由来である．タンパク質には窒素が平均16％含まれるため，タンパク質の重量を6.25（＝100/16）で割った値として，窒素の摂取量を推定することができる．なお，窒素の排泄量とは，糞便や尿，汗への排泄量のことであり，実際に求める際は尿中の窒素量を用いる．

---

*触媒と酵素
自身は変化せずに化学反応を促進させる物質を「触媒」といい，生体内における代謝反応で触媒として働くタンパク質を「酵素」といいます（『生化学・口腔生化学』p.27〜28参照）．

2章 栄養素の種類とはたらき

窒素出納がゼロ，つまり窒素の摂取量と排泄量がほぼ等しい状態を**窒素平衡**という．窒素出納が正（＞0）であれば，体タンパク質の合成と蓄積が亢進している状態であり，成長期や妊娠期，術後回復期，筋力トレーニング（筋肉量の増加）中などでみられる．一方，窒素出納が負（＜0）であれば，タンパク質の摂取不足，あるいは体タンパク質の分解が亢進している状態であり，栄養不良・飢餓，熱傷・外傷，悪性腫瘍などの消耗性疾患，手術直後などでみられる．

2) 生物価と正味タンパク質利用率

(1) 生物価

　生物価とは，食物から体内に吸収されたタンパク質のうち，どのくらい体内に保留（利用）されたかの割合を示したものである．ヒトの体内の窒素はほとんどがタンパク質由来であるため，窒素を測ることで算出できる．

$$\text{生物価} = \frac{\text{体内保留窒素量}}{\text{吸収窒素量}} \times 100 = \frac{\text{吸収窒素量－尿中窒素量}}{\text{摂取窒素量－糞中窒素量}} \times 100$$

(2) 正味タンパク質利用率

　正味タンパク質利用率（％）は，食物から摂取したタンパク質のうち，どのくらい体内に保留（利用）されたかの割合を示したものである．例えば「生物価は高いが，正味タンパク質利用率が低い」場合は，消化吸収率が低いことになる．

$$\text{正味タンパク質利用率} = \frac{\text{体内保留窒素量}}{\text{摂取窒素量}} \times 100 \,\text{生物価} \times \text{消化吸収率}$$

（※消化吸収率＝吸収窒素量／摂取窒素量）

3) アミノ酸スコア

(1) アミノ酸評点パターン

　必須アミノ酸は成長と生体の維持に必要であり，その必要量は年齢や生理的状態，また必須アミノ酸の種類によって異なる．食品のタンパク質1gあたりの必須アミノ酸の必要量の基準値は，**アミノ酸評点パターン**として公開されている（**表2-4**）．

(2) 制限アミノ酸

　制限アミノ酸とは，アミノ酸評点パターンで示される必要量（基準値）に対して，実際に食品に含まれる割合が低い必須アミノ酸のことである．一般的な制限アミノ酸の例としては，穀類ではリシン，野菜類ではロイシンなどがあげられる．

　例えば精白米の場合，リシンはアミノ酸評点パターンの基準値より低いので，リシンが制限アミノ酸となる（**表2-5**）．1つの食品において，基準値に対する割合が最も低い必須アミノ酸を**第一制限アミノ酸**という．

(3) アミノ酸スコア

　アミノ酸スコアとは，アミノ酸評点パターンに対する，実際の食品タンパク質中の第一制限アミノ酸の割合のことである．精白米の場合，第一制限アミノ酸はリシンで，精白米1gに含まれるリシン（41 mg）の割合はアミノ酸評点パターンの基準

表2-4　アミノ酸評点パターン（2007年，FAO/WHO/UNU）
食品中のタンパク質1gあたりの必須アミノ酸の必要量（mg）の基準値が示されている.

必須アミノ酸	0.5歳	1〜2歳	3〜10歳	11〜14歳	15〜18歳	成人
ヒスチジン	20	18	16	16	16	15
イソロイシン	32	31	31	30	30	30
ロイシン	66	63	61	60	60	59
リシン	57	52	48	48	47	45
含硫アミノ酸 （メチオニン＋システイン）	28	26	24	23	23	22
芳香族アミノ酸 （フェニルアラニン＋チロシン）	52	46	41	41	40	38
トレオニン	31	27	25	25	24	23
トリプトファン	8.5	7.4	6.6	6.5	6.3	6
バリン	43	42	40	40	40	39

※FAO（Food and Agriculture Organization of the United Nations）：国際連合食糧農業機関
　WHO（World Health Organization）：世界保健機関
　UNU（United Nations University）：国際連合大学
※システインとチロシンは必須アミノ酸ではないが，それぞれ必須アミノ酸であるメチオニンとフェニルア
　ラニンから体内で合成される.

表2-5　食品のアミノ酸スコアの例（精白米）
制限アミノ酸はリシンで，アミノ酸スコアは91となる.

必須アミノ酸	精白米1gあたり のアミノ酸量 （mg）	アミノ酸評点 パターン （成人，mg）	アミノ酸評点パターン に対する割合（%） （100%未満のみ）
ヒスチジン	30	15	
イソロイシン	46	30	
ロイシン	95	59	
リシン	41　<	45	91
含硫アミノ酸 （メチオニン＋システイン）	56	22	
芳香族アミノ酸 （フェニルアラニン＋チロシン）	110	38	
トレオニン	45	23	
トリプトファン	17	6	
バリン	66	39	

※精白米（水稲めし，うるち米）の日本食品標準成分表2020年版（八訂）の成分値にもとづいて計算.

値（45mg）の91%であるため，精白米のアミノ酸スコアは91となる（表2-5）.

　食品に制限アミノ酸がない場合，その食品のアミノ酸スコアは100となる. 植物性タンパク質はアミノ酸スコアが100未満のものが多いが，動物性タンパク質はほとんどの場合，アミノ酸スコアは100である.

$$アミノ酸スコア = \frac{タンパク質（食品）中の第一制限アミノ酸量}{アミノ酸評点パターンの同アミノ酸量} \times 100$$

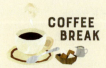

COFFEE BREAK　必須アミノ酸の桶

アミノ酸から合成される体タンパク質の量は，第一制限アミノ酸の量に依存します．摂取タンパク質に特定の必須アミノ酸の不足があると，他の必須アミノ酸が十分量含まれていても，それらは利用されず分解されてしまいます．これは「必須アミノ酸の桶」のイラストで表され，それぞれ以下を示しています（図）．

- 桶の板：必須アミノ酸
- 桶の板の高さ：摂取タンパク質に含まれる必須アミノ酸の量（必要量に対する割合）
- 桶に溜まる水量：合成される体タンパク質の量
- 溢れる水：利用されず分解されるアミノ酸

図の例では，リシン以外の必須アミノ酸が十分量摂取されていても，第一制限アミノ酸であるリシンの量に依存して，合成される体タンパク質の量が決まってしまうことを表しています．溢れている水は，リシン以外の必須アミノ酸が分解されてしまっている様子を示しています．

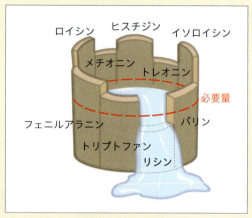

図　必須アミノ酸の桶

4　ビタミン

1. ビタミンの種類

ビタミンは，体内の代謝や生体のはたらきを正常に維持するために必須の微量栄養素である．ビタミンは体内で合成されない，あるいは合成されても必要量を満たさないため，食物から摂取しなければならない．

ビタミンは，油脂に溶ける脂溶性ビタミンと，水に溶ける水溶性ビタミンに大きく分けられる．

1) 脂溶性ビタミン（表2-6）

脂溶性ビタミンは，その名の通り油脂に溶けるため，脂質と一緒に摂取するほうが吸収効率が良い．また，水に溶けないため，血液中ではタンパク質と結合した状態で運ばれる．体内（特に肝臓）に蓄積するため，とりすぎると過剰症が生じる．

(1) ビタミンA

ビタミンAは，レチノールやレチナール，レチノイン酸の総称である*．レチナールは網膜の視細胞のタンパク質であるロドプシンの構成成分であることから，

＊レチノールは体内に最も多く存在するビタミンAで，アルコール（–CH₂OH）の構造を有します．レチナールはアルデヒド（–CHO），レチノイン酸はカルボン酸（–COOH）の構造を有するビタミンAです．

表2-6　脂溶性ビタミン

ビタミン名	生理作用	欠乏症	過剰症	多く含む食品
ビタミンA	光受容（レチナールはロドプシンを構成する），視覚機能の維持 遺伝子の発現制御	夜盲症，眼球乾燥 皮膚・粘膜の変性 免疫異常 エナメル質形成不全	脱毛 皮膚障害 頭蓋内圧亢進 胎児奇形	レバー，卵，牛乳，にんじん
ビタミンD	カルシウム・リンの代謝調節 遺伝子の発現制御	くる病（骨形成不全）， 骨軟化症，骨粗鬆症	食欲不振 腎不全 異所性石灰化 高カルシウム血症	さけ，うなぎ，卵，きのこ
ビタミンE	抗酸化作用（生体膜の安定化）	溶血性貧血（未熟児） 末梢神経障害，筋萎縮	なし	植物油，アーモンド，かぼちゃ
ビタミンK	血液凝固因子の合成 オステオカルシン活性化による骨形成	血液凝固障害（新生児メレナ，頭蓋内出血）	なし	ほうれん草，納豆

ビタミンAの欠乏症の代表例として夜盲症（暗所で物が見えにくくなる症状）がある．また，歯の形成期に欠乏するとエナメル質形成不全を起こすことがある．

(2) ビタミンD

体内には，食物から摂取するビタミンDと，紫外線にあたることによって皮膚で合成されるビタミンDがある．どちらもそのままでは活性はないが，肝臓と腎臓で水酸化されて**活性型ビタミンD**となり，血中カルシウム濃度を調節する．ビタミンDの活性化は，血中カルシウム濃度の低下により分泌される**副甲状腺ホルモン（PTH：Parathyroid Hormone）** の刺激によって起こる．

活性型ビタミンDは小腸粘膜上皮細胞に作用し，腸管からのカルシウムの吸収を促進する．また，活性型ビタミンDはPTHとともに腎臓でのカルシウムの再吸収を促すことで，尿中へのカルシウムの排泄を抑制する．このように，ビタミンDは血中のカルシウム濃度の維持に重要な役割を果たす（p.34参照）．

ビタミンDの長期間の欠乏により，血中カルシウム濃度が維持できなくなると，乳幼児の場合はくる病，成人では骨軟化症や骨粗鬆症を引き起こす*．

＊くる病・骨軟化症・骨粗鬆症
ビタミンDの欠乏によって血中カルシウム濃度が低下すると，骨からカルシウムが血液中に溶け出します．これによって骨の成長障害や変形が乳幼児期に発症するものをくる病，成人期に発症するものを骨軟化症といいます．一方，骨のカルシウムだけでなく，コラーゲンも含めた骨密度全体が低下するのが骨粗鬆症です．

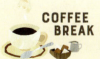

レチノール活性当量

日本人の食事摂取基準では，ビタミンAの推奨量などは「レチノール活性当量（μgRAE：Retinol Activity Equivalents）」という単位で表されます（付章1参照）．レチノールは，動物性食品から摂取するか，野菜などの植物性食品に含まれるカロテノイド（α，β-カロテン，β-クリプトキサンチンなど）という物質から生成されます（カロテノイドはビタミンAの前駆体であり，プロビタミンAともよばれる）．

このため，レチノール活性当量は，動物性食品に含まれるレチノールの量と，植物性食品由来のカロテノイドの量から求められます．

(3) ビタミンE

生体内のビタミンEのほとんどはα-トコフェロールであり，日本人の食事摂取基準では，ビタミンEに関してα-トコフェロールの摂取基準値が設定されている．

ビタミンEは強い抗酸化作用をもつ．ビタミンEの欠乏症の代表例としては，赤血球が破壊される溶血性貧血があげられる．

(4) ビタミンK

ビタミンKは，濃緑色の野菜に含まれるK$_1$（フィロキノン），微生物によって産生されるK$_2$（メナキノン）がある．ビタミンKは，主に血液凝固や骨代謝に関わっている．ビタミンKは腸内細菌によっても合成されるため，成人では通常欠乏症は起こらないが，新生児は腸内細菌叢が発達していないため，ビタミンKが不足することがある（新生児メレナ＊）．

2) 水溶性ビタミン (表2-7)

水溶性ビタミンには，ビタミンB群やビタミンCがある．脂溶性ビタミンと異なり，過剰分は尿中に排泄されてほとんど体内に蓄積されないため，過剰症は起こらないか非常に少ない．

(1) ビタミンB$_1$

ビタミンB$_1$はチアミンともよばれ，熱に不安定である．糖質代謝において重要な補酵素として働く．代表的な欠乏症として，脚気＊やウェルニッケ脳症＊があげられる．

(2) ビタミンB$_2$

ビタミンB$_2$はリボフラビンともよばれ，糖質代謝や脂質代謝に関与する補酵素として働く．代表的な欠乏症として，成長障害や口角炎があげられる．

(3) ビタミンB$_6$

ビタミンB$_6$にはピリドキシン，ピリドキサール，ピリドキサミンがあり，タンパク質（アミノ酸）の代謝に関与する補酵素として働く．欠乏すると口角炎や皮膚炎が生じる．

(4) ビタミンB$_{12}$

ビタミンB$_{12}$は分子内にコバルト（Co）原子を含むことから，コバラミンともよばれる．動物性食品に含まれており，タンパク質と結合して存在している．

ビタミンB$_{12}$は葉酸とともに造血機能に欠かせない栄養素であり，欠乏症として巨赤芽球性貧血があげられる．

(5) 葉酸

葉酸は胎児期において神経管閉鎖障害のリスクを低減するため，妊娠前の女性や妊娠初期の女性は十分に摂取する必要がある．またビタミンB$_{12}$と同様，欠乏すると巨赤芽球性貧血になる．

(6) ナイアシン

ナイアシンは，植物性のニコチン酸と，動物性のニコチンアミドの総称である．

＊新生児メレナ

メレナとは黒色便のことで，新生児の下血（消化管出血）を新生児メレナといいます．多くはビタミンK欠乏による血液凝固因子の減少が原因です．新生児ではまだ腸内細菌叢が十分に形成されていないことと，母乳にはビタミンKが1日必要量の約1/5程度しか含まれていないことから，新生児期はビタミンKが欠乏しやすい状態です．

＊脚気

初期では全身倦怠感や手足のむくみなどの症状があり，進行すると手足のしびれなどの神経症状が現れ，重症化すると心不全を起こし死に至ることもあります．

＊ウェルニッケ脳症

ビタミンB$_1$の不足によって脳幹部に微小な出血が起こり，意識障害，眼球運動障害，ふらつきといったさまざまな症状が急激に出現する疾患です．アルコール依存症患者に多くみられますが，悪性腫瘍や，消化管手術後などビタミンB$_1$不足を生じる病態で発症する場合もあります．

🔗 **Link**
胎児の神経管閉鎖障害
p.109

表2-7　水溶性ビタミン

ビタミン名	生理作用	欠乏症	多く含む食品
ビタミンB$_1$	補酵素として糖質代謝に関与 分岐鎖アミノ酸の代謝	脚気，ウェルニッケ脳症	玄米，豚肉
ビタミンB$_2$	酸化還元酵素，脱水素酵素の補酵素としてエネルギー代謝に関与	成長障害，舌炎，口角炎，脂漏性皮膚炎	レバー，うなぎ，卵，牛乳
ビタミンB$_6$	アミノ酸代謝に関与	舌炎，口角炎，皮膚炎	かつお，バナナ，ブロッコリー
ビタミンB$_{12}$	メチオニン合成，核酸合成	巨赤芽球性貧血（悪性貧血を含む）	しじみ，牡蠣，まさば
葉酸	核酸合成，アミノ酸代謝に関与	巨赤芽球性貧血，神経管閉鎖障害（胎児期）	のり，レバー，納豆，ほうれん草
ナイアシン	500種以上の酵素の補酵素としてエネルギー代謝に関与	ペラグラ	レバー，たらこ，かつお
パントテン酸	糖質，脂肪酸，アミノ酸代謝に関与	めまい，悪心，動悸，	レバー，かつお，鶏肉
ビオチン	カルボキシラーゼの構成成分として糖質，脂質，アミノ酸代謝に関与	まれだが皮膚炎，食欲不振	レバー，落花生，牡蠣
ビタミンC	抗酸化作用，コラーゲンの合成	壊血病	アセロラ，ブロッコリー，ピーマン

糖質代謝酵素の補酵素として働く．欠乏症としてペラグラ（皮膚炎，下痢，精神障害）がある．

（7）パントテン酸

　パントテン酸は糖質，脂質，タンパク質（アミノ酸）の代謝に関わる補酵素として働く．パントテン酸は広く食品に含まれ，腸内細菌からも合成されることから，欠乏症はまれである．

（8）ビオチン

　ビオチンは糖質，脂質，タンパク質（アミノ酸）の代謝に関わる酵素の構成成分として働く．広く食品に含まれ，腸内細菌からも合成されるので欠乏症はあまりみられない．

（9）ビタミンC

　ビタミンCはアスコルビン酸ともよばれ，抗酸化作用やコラーゲンの合成のほか，脂質代謝やアミノ酸代謝などにも関わる．代表的な欠乏症として壊血病*がある．

2.　ビタミンのはたらき

1）ホルモン様作用

（1）ホルモンとは

　ホルモンとは，外部の刺激や生体内の情報に対応し，体内の特定の内分泌器官から合成・分泌され，血液などを介して別の場所の標的細胞の受容体に結合して作用し，その細胞の機能を調節する情報伝達物質である．

＊壊血病
ビタミンCが欠乏すると，コラーゲンの合成が障害され，血管などの組織の結合力が弱まり脆弱（ぜいじゃく）になります．これにより易出血性や，骨・筋の脆弱化の症状が現れるのが壊血病です．

Link
ホルモン
『生化学・口腔生化学』
p.9

2章　栄養素の種類とはたらき

例えば脂溶性ホルモンであるステロイドホルモンは，受容体が標的細胞の核内にあるため，ホルモンと受容体が結合するとその複合体が核内の染色体（DNA）に作用し，遺伝子の発現を調節する．これにより，さまざまな生理作用が起こる．

(2) 脂溶性ビタミンのホルモン様作用

脂溶性ビタミンであるビタミンA（レチノイン酸）やビタミンD（活性型ビタミンD）も，脂溶性ホルモン同様，遺伝子の発現を調節する作用をもつ．特に，活性型ビタミンDは，血流に乗って腎臓から小腸に運ばれ，小腸粘膜上皮細胞内でビタミンD受容体に結合することによって，腸管からのカルシウム吸収を促進する分子の遺伝子発現を活性化する．

このように，これらのビタミンの作用はホルモンの標的細胞における作用と似ているため，ホルモン様作用とよばれている．

2) 補酵素

水溶性ビタミンの多くは，体内のさまざまな代謝において，酵素のはたらきを助ける**補酵素**として働いている．

①ビタミンB_1：ビタミンB_1（チアミン）から合成されるチアミンピロリン酸（TPP）は，糖質代謝においてピルビン酸をアセチルCoAに変換する酵素の補酵素として働く（**図2-1**）．不足するとピルビン酸の酸化が進まず，組織内に乳酸が蓄積する．

②ビタミンB_2：ビタミンB_2（リボフラビン）から合成されるフラビンモノヌクレオチド（FMN）やフラビンアデニンジヌクレオチド（FAD）は，クエン酸回路やβ酸化において，酸化還元酵素の補酵素として働く．

③ビタミンB_6：ビタミンB_6から合成されるピリドキサールリン酸（PLP）は，アミノ基転移酵素の補酵素として，さまざまなアミノ酸代謝に関与している．

④ナイアシン：ナイアシンから合成されるニコチンアミドアデニンジヌクレオチド（NAD）や，ニコチンアミドアデニンジヌクレオチドリン酸（NADP）は，補酵素として多くの酸化還元反応に関与し，さまざまな代謝に広く関わる．

⑤パントテン酸：パントテン酸から合成されるコエンザイムA（CoA）は，糖質，脂質，タンパク質の代謝に広く関わる補酵素である．

⑥ビオチン：カルボキシラーゼという酵素の構成成分として，糖新生や脂肪酸の合成などに関わる．

3) 抗酸化作用

私たちが食事で摂取した栄養素（エネルギー産生栄養素）を代謝し，エネルギー（ATP）を産生する反応では，酸素に電子が受け渡されている．しかし，この酸素への電子の受け渡しが不完全だと，スーパーオキシドアニオンラジカルや過酸化水素，ヒドロキシラジカルなどの**活性酸素種**が生成する．これらの活性酸素種は強い酸化作用をもち，脂質やタンパク質，核酸*などを攻撃し，細胞を傷害する．

このように細胞が傷害されると，生体に悪影響を及ぼし，がんや生活習慣病の発

＊核酸

核酸とは，DNA（デオキシリボ核酸）とRNA（リボ核酸）の総称です．タンパク質は，DNAが保持する遺伝情報に基づいて合成されますが，RNAもタンパク質合成の過程で重要な役割を担います．

症につながる．したがって，生体内に生成する活性酸素種を除去して酸化を防止するはたらきが非常に重要であり，このはたらきを**抗酸化作用**という．

① ビタミンC：ビタミンCは相手の物質に電子を与えることで，その物質を還元することができる．水溶性であるため，細胞や血管内において活性酸素種に電子を受け渡し安定化することで，活性酸素種を除去する．

② ビタミンE：脂溶性のビタミンEは，細胞膜のリン脂質を構成する多価不飽和脂肪酸の酸化を抑制する．

4）血液凝固作用

ビタミンKは，血液凝固因子（プロトロンビンなど）の産生に関わっており，血液凝固を促進する作用がある．

抗凝固薬であるワルファリンは，ビタミンKと構造が類似しており，ビタミンKによる血液凝固因子の活性化を阻害する．そのため，逆にビタミンKを多く含む納豆や青汁などを摂取すると，ワルファリンと拮抗して薬理作用を減弱させてしまうので，注意が必要である．

5）造血作用

ビタミンB_{12}と葉酸は，核酸の合成に必要であり，骨髄における赤血球などの造血細胞の分化・成熟に関与している．そのため，欠乏すると未熟な異常赤血球（巨赤芽球）が増え，巨赤芽球性貧血を引き起こす．

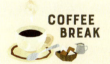

COFFEE BREAK　ビタミンの発見と名前の由来

江戸時代，江戸で玄米に代わって白米食が普及しましたが，白米は玄米に比べてビタミンB_1の含有量が少ないため（5章参照），脚気を罹患する人が増えました．明治時代，海軍でも脚気で亡くなる軍人が多かったため，当時海軍軍医であった高木兼寛が，海軍の食事にタンパク質の多い洋食を取り入れるよう提案したところ，脚気を発症したのは改善食を摂取しなかった乗員だけでした．脚気の原因（ビタミンB_1不足）の解明には至らずとも，脚気に対する有効な予防策を打ち出し，臨床試験の始まりともいえる試みでした．

その後，日本の農芸化学者の鈴木梅太郎が，世界で最初にビタミンを発見しました．鈴木博士は，脚気様症状を示すニワトリに投与すると治癒することが知られていた米ぬかから，はじめて抗脚気成分を抽出し，その物質を「オリザニン」と名付けて発表しました．鈴木博士は，オリザニンは抗脚気成分であるだけでなく，ヒトと動物の生存に不可欠な未知の栄養素であることを強調し，のちのビタミンの概念を明確に打ち立てていました．

しかし，翌年にポーランドの生化学者Funk（フンク）が同じ物質の抽出に成功し，「Vitamine」（"生命に必要な"という意味のVitalと「アミン類」を意味するAmineの造語）と名付けて発表しました．その後，発見された物質にアミンの構造がなかったことから語尾の「e」が除かれ，現在の「Vitamin（ビタミン）」の名称が使われるようになりました．

5 ミネラル

1. ミネラルの種類とはたらき

　ミネラル（無機質）とは，人体を構成する元素のうち，水，糖質，脂質，タンパク質の構成成分である酸素（O），炭素（C），水素（H），窒素（N）以外の元素のことである．人体の全質量のうち，ミネラルは約4％を占めている．

　骨などの組織や酵素の構成成分として働くほか，生体内のさまざまな反応を調節する役割をもっている．

1）多量ミネラル（表2-8）

　1日に必要な摂取量が100mg以上，生体含有量が10g以上のミネラルを，**多量ミネラル**（多量元素）という．

（1）カルシウム（Ca）

　成人*の体内のカルシウムの総量は，体重の1〜2％を占める．多量ミネラルのなかでも最も多く存在し，約99％が骨や歯のヒドロキシアパタイトに，残りの約1％は血液や組織液，軟組織に存在する．

　骨はカルシウムの貯蔵庫といえる．血液中ではイオン化状態（Ca^{2+}），またはタンパク質と結合した状態で存在し，骨形成や血液凝固，筋肉の収縮や白血球の食作用などに関与している．カルシウム欠乏による骨疾患として，ビタミンD欠乏症と同様に，乳幼児ではくる病，成人では骨軟化症や骨粗鬆症がある．

　血液中のカルシウム濃度は一定に調節されており，血中のカルシウム濃度が低下すると，副甲状腺から副甲状腺ホルモン（PTH）が放出されて活性型ビタミンDが増加し，腸管からのカルシウム吸収と，腎臓からのカルシウム再吸収が促進される（p.29参照）．PTHにはさらに，骨の破骨細胞を活性化し，骨から血液中へカルシウムを溶かし出すことで（骨吸収），血中カルシウム濃度を上昇させるはたらきがある（図2-7）．

*本項で成人とは，おおむね20歳から65歳未満を指します．

🔗 Link
血清カルシウムの恒常性とその調節機構
『生化学・口腔生化学』
p.68

表2-8　多量ミネラル

元素名	生体含有量 （概算値，%）	生理作用	多く含む食品
カルシウム（Ca）	1.4	骨・歯形成，血液凝固，細胞内情報伝達	牛乳，チーズ，煮干し，小松菜
リン（P）	1.1	骨・歯形成，細胞膜，核酸の成分	タンパク質の多い食品
カリウム（K）	0.2	静止膜電位，神経・筋信号伝達	海藻，いも，バナナ，ほうれん草
硫黄（S）	0.2	含硫アミノ酸，ビタミンB_1の成分	タンパク質の多い食品
ナトリウム（Na）	0.14	浸透圧の維持，酸塩基平衡の維持	食塩として摂取することがほとんど
塩素（Cl）	0.14	浸透圧の維持，酸塩基平衡の維持	
マグネシウム（Mg）	0.027	骨・歯形成，酵素の賦活作用	海藻，アーモンド，納豆

（生体含有量は文献5）より）

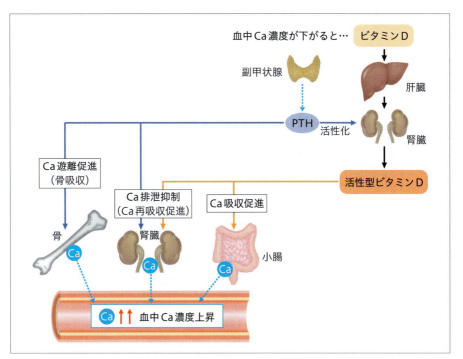

図2-7　血中Ca濃度が下がったときのビタミンDとPTHの作用

　一方，血中カルシウム濃度が上昇すると，甲状腺からカルシトニンというホルモンが分泌され，骨吸収が抑制され，腎臓でのカルシウム再吸収が抑制される．

(2) リン (P)

　体内（成人）のリンの総量は体重の約1.1％を占め，そのうち約85％が骨組織，約14％が軟組織や細胞膜に，約1％が細胞外液に存在する．カルシウムの次に体内に多いミネラルで，多くは骨に分布し，カルシウムとともに骨を形成している．

　リンは多くの食品に含まれており，食品添加物にも含まれていることが多く，摂取不足よりも過剰摂取に注意が必要である．リンの過剰摂取により，カルシウムの吸収阻害が起こる．

(3) カリウム (K)

　体内（成人）のカリウムの総量は体重の約0.2％を占め，そのうち約98％が細胞内液に存在する．野菜類やいも類に多く含まれ，エネルギー代謝や膜輸送などさまざまなはたらきを有し，血圧の低下作用もあるとされている．通常の食生活では，欠乏症や過剰症は起こらない．

(4) 硫黄 (S)

　体内（成人）の硫黄の総量は体重の約0.2％を占め，そのうち含硫アミノ酸（システイン，メチオニン）の構成成分としてタンパク質中に存在する．日本では摂取基準は定められていない．

(5) ナトリウム (Na)

　体内（成人）のナトリウムの総量は体重の約0.14％を占め，主に細胞外液に存在

＊レニン-アンジオテンシン-アルドステロン系

血中ナトリウム濃度が低下すると，腎臓からレニンという酵素が分泌され，肝臓から分泌されるアンジオテンシノゲンをアンジオテンシンというホルモンに変換します．アンジオテンシンはアルドステロンというホルモンの合成・分泌を促進し，アルドステロンは腎臓でのナトリウム再吸収を促します．この機構をレニン-アンジオテンシン-アルドステロン系といいます．

する．血漿の浸透圧の調節などに関わり，体内のナトリウム濃度はレニン-アンジオテンシン-アルドステロン系＊により制御されている．ナトリウムは主に食塩（NaCl）から摂取され，食塩の長期間の過剰摂取は高血圧の原因となる．

(6) 塩素 (Cl)

体内（成人）の塩素の総量は体重の約0.14％を占め，主に細胞外液に存在する．ナトリウムとともに，血漿の浸透圧の調節などに関わる．塩素の摂取量は，食塩の摂取量に影響される．日本では摂取基準は定められていない．

(7) マグネシウム (Mg)

体内（成人）のマグネシウムの総量は体重の約0.027％を占め，そのうち約50〜60％が骨，約27％が筋肉中などに存在する．マグネシウムはカルシウムやリンとともに，骨や歯をつくるために欠かせないミネラルである．また，多くの酵素の補因子＊としてエネルギー代謝，糖質・脂質代謝，タンパク質合成，DNA合成に関与する．通常，マグネシウムが欠乏することはない．

＊補因子

タンパク質である酵素のなかには，活性を発揮するために，金属イオンの結合を必要とするものもあります．このように酵素のはたらきを助ける物質を補因子といいます．補酵素も補因子の1つです．

2) 微量ミネラル (表2-9)

1日に必要な摂取量が100mg未満，生体含有量が10g未満のミネラルを，**微量ミネラル**（微量元素）という．

(1) 鉄 (Fe)

体内（成人）の鉄の総量は約3〜4gで，通常，その約70％は赤血球のヘモグロビンの構成成分として存在している．鉄は酸素の運搬のほか，電子伝達系など生体に重要な酸化還元反応に関与している．このような機能活性をもつ鉄（機能鉄）が不足することのないよう，体内には一定量の鉄が貯蔵されているが（貯蔵鉄），鉄の摂取不足や，出血による鉄の損失があると，貯蔵鉄の割合が著しく減少する．鉄欠乏状態がより悪化すると，鉄欠乏性貧血を発症する．

(2) フッ素 (F)

＊フッ化物

水や食品中をはじめ，天然においてほとんどのフッ素はイオン（F⁻）の形で存在するため「フッ化物（Fluoride）」とよばれます．なおフッ化物は無機化合物で，近年問題になっている有機フッ素化合物（PFAS）とは異なるものです．

フッ化物＊（フッ化物イオン，F⁻）の体内（成人）の総量は約2.6gで，ほとんどが骨や歯に存在する．歯においてフッ化物イオンは，エナメル質のヒドロキシアパタイト結晶の安定化に寄与するとともに，プラーク中の細菌による酸産生を抑制するなど，う蝕予防において必須のミネラルである．体内で合成できないため，食品や飲料からフッ化物を摂取することは重要だが，日本では摂取基準は定められていない．

アメリカでは，摂取の目安量が成人男性で4mg/日，成人女性で3mg/日，耐容上限量が男女とも10mg/日と定められている（付章2参照）．また欧州食品安全機関は，目安量を成人男性で3.4mg/日，成人女性で2.9mg/日としている．

(3) 亜鉛 (Zn)

体内（成人）の亜鉛の総量は約2gで，血液，筋肉，骨などに多く分布する．亜鉛は，多くの酵素や転写因子などの構成成分として，さまざまな生体機能を調節する．亜鉛が欠乏すると，成長障害，免疫機能低下，味覚障害，皮疹，性腺の発育・機能障害などが起こる．

🔗 **Link**

歯の無機成分
フッ化物の応用
『生化学・口腔生化学』
p.62-65
p.107-108

表2-9　微量ミネラル

元素名	生体含有量 （概算値，%）	生理作用	多く含む食品
鉄 (Fe)	$6.0×10^{-3}$	酸素運搬，エネルギー代謝，酸化還元	レバー，あさり，大豆，小松菜
フッ素 (F)	$4.0×10^{-3}$	骨・歯形成	茶葉，魚介類，藻類
亜鉛 (Zn)	$3.0×10^{-3}$	成長，免疫，味覚，抗酸化酵素の活性化，生殖機能	牡蠣，赤肉，チーズ
銅 (Cu)	$1.0×10^{-4}$	鉄代謝，抗酸化酵素の活性化	レバー，牡蠣，えび，ココア
ヨウ素 (I)	$1.9×10^{-5}$	甲状腺ホルモンの構成成分	海藻
マンガン (Mn)	$1.7×10^{-5}$	抗酸化酵素，代謝酵素の活性化	緑茶，ナッツ
セレン (Se)	$1.9×10^{-5}$	抗酸化酵素の活性化	緑茶，マグロ
モリブデン (Mo)	$≦1.3×10^{-5}$	尿酸の生成，造血作用	豆類，穀類
コバルト (Co)	$≦2.0×10^{-6}$	ビタミンB_{12}の構成成分	肉，レバー
クロム (Cr)	$≦9.4×10^{-6}$	（生理的機能については未確定）	あおさ，黒砂糖，干しぶどう

（生体含有量は文献6）より）

（4）銅（Cu）

体内（成人）の銅の総量は約100mgで，骨，筋肉，肝臓などに多く分布する．銅は抗酸化作用，鉄代謝，エネルギー生成などに関わる酵素の構成成分として，重要な役割を担う．銅の摂取不足では，鉄代謝障害を介した貧血を生じる可能性がある．銅代謝異常を病態とした疾患として，ウィルソン病*があげられる．

*ウィルソン病
日常で摂取した銅が正常に排泄されずに体内に蓄積し，肝臓や神経などに重い障害を引き起こす先天性の遺伝子疾患です．

（5）ヨウ素（I）

体内（成人）のヨウ素の総量は約15mgで，70〜80％が甲状腺に存在している．エネルギー代謝やタンパク質合成などを促進する作用をもつ甲状腺ホルモンの主成分で，ヨウ素が欠乏すると，甲状腺腫や甲状腺機能低下症を発症する．ヨウ素の過剰摂取により甲状腺機能亢進症を呈することがあるが，逆に甲状腺機能低下症を発症することもある．

（6）マンガン（Mn）

体内（成人）のマンガンの総量は約10〜20mgで，約25％は骨に，残りは生体内にほぼ一様に分布している．マンガンは抗酸化作用のある酵素などの構成成分として，重要な役割を担う．マンガンが欠乏すると成長障害や骨形成異常などがみられる．

（7）セレン（Se）

体内（成人）のセレンの総量は約13mgで，ほとんどがタンパク質と結合して全身に分布している．代表的な機能は抗酸化作用であり，セレン欠乏によって発症する疾患としては，心筋障害を呈する克山病が知られている．

（8）モリブデン（Mo）

体内（成人）のモリブデンの総量は約9mgで，主に肝臓や腎臓に分布している．モリブデンは，酸化反応や水酸化反応を触媒する酵素などの構成成分として，尿酸の生成や造血作用に関与する．

(9) コバルト (Co)

体内(成人)のコバルトの総量は約2mgで，肝臓や骨をはじめ広く分布している．ビタミンB_{12}の構成成分であり，欠乏症としては巨赤芽球性貧血があげられる(p.30参照)．日本では摂取基準は定められていない．

(10) クロム (Cr)

体内(成人)のクロムの総量は約2mgで，肝臓，脾臓，軟組織，骨などに分布する．薬理量の3価クロムに糖代謝改善作用があると報告されたが，生理的な機能については現在未確定である．

6 食物繊維

1. 食物繊維の種類

食物繊維は，ヒトの消化酵素で消化されない難消化性炭水化物の総称であり，不溶性食物繊維，水溶性食物繊維，難消化性でんぷん，オリゴ糖が含まれる(表2-10)．

2. 食物繊維のはたらき

1) 不溶性食物繊維

不溶性食物繊維を含む食品は噛みごたえがあるため，咀嚼回数が増えて摂食時間が長くなることや，咀嚼の刺激による満腹中枢の刺激，唾液・胃液分泌の促進と

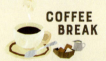

COFFEE BREAK　食物繊維と腸内細菌

食物繊維は消化されずに大腸まで届くため，腸内細菌と深く関連しています．腸内には，宿主にとって良いはたらきをする菌(ビフィズス菌や乳酸菌など)と，発がん性物質や毒素をつくったりする有害な菌(ウェルシュ菌，黄色ブドウ球菌など)と，中間的な菌が存在しています．

腸内細菌叢のバランスを改善することによって，宿主の健康に有益に働くビフィズス菌などの有用菌の生菌，あるいはそれらの生菌を含む食品のことを，**プロバイオティクス**といいます．また，有用菌の増殖を促す食品成分を**プレバイオティクス**といい，水溶性食物繊維，オリゴ糖などがこれに含まれます．

プレバイオティクスは，プロバイオティクス(有用菌)の栄養源となり，菌の発酵作用により分解され，短鎖脂肪酸(酢酸，酪酸，プロピオン酸)が生成されます．短鎖脂肪酸は，大腸内のpHを低下させて有用菌が増殖しやすい環境をつくり出すとともに，大腸の細胞のエネルギー源になるなどの整腸作用を示します．また，免疫細胞の活性調節を行ったりする役割をもちます．

いった利点がある．また，大腸では不溶性食物繊維が水分を吸収して便の量を増やし，便通を促したりする．一般的に不溶性食物繊維は腸内細菌によって発酵されにくいが，一部は発酵され，整腸作用や免疫力向上につながるとされる．

2) 水溶性食物繊維

水溶性食物繊維は粘性があり，食物をゲル化させるため，胃や腸に食物が滞留する時間を延長させることができる．これにより，食後の糖質などの栄養素の吸収がゆるやかになり，急激な血糖上昇を抑えることができる．また，糖質や脂質（コレステロール，胆汁酸）などを吸着し，吸収をゆるやかにしたり，体外への排泄を促進したりすることができる．さらに，水溶性食物繊維は比較的容易に発酵される．

3) 難消化性でんぷん

レジスタントスターチともいわれ，ヒトの消化酵素で分解されないでんぷんのことである．腸内細菌によって発酵されるため，整腸作用があるとされる．身近な例として冷やご飯があげられ，炊飯によって加水・加熱されて構造がほぐれた状態になった（糊化またはα化という）でんぷんが，冷まされることで再び密な構造になり（老化またはβ化という），レジスタントスターチとなる．

表2-10　食物繊維

種類	名称	多く含む食品
不溶性 食物繊維	セルロース	植物性食品（セルロースは植物細胞の細胞壁を構成する成分）
	ヘミセルロース	植物性食品（ヘミセルロースは植物細胞の細胞壁を構成する成分）
	リグニン	植物性食品（野菜の茎，穀類の外皮の成分）
	不溶性ペクチン	未熟な果実
	キチン	カニ・えび（甲羅），キノコ（細胞壁）
水溶性 食物繊維	水溶性ペクチン	果実の皮，いも類，野菜類
	グアーガム	グア豆（増粘剤として用いられている）
	キサンタンガム	でんぷんを発酵させて作られる増粘剤
	アルギン酸ナトリウム	海藻（増粘剤，ゲル化剤として用いられている）
	カラギーナン	紅藻類（ゲル化剤として用いられている）
	グルコマンナン	こんにゃく
	寒天（アガロース）	紅藻類（凝固剤として用いられている）
	β-グルカン	大麦，オーツ麦，キノコ，海藻，酵母
	イヌリン	チコリ，ごぼう，菊芋，玉ねぎ，にんにく
	難消化性デキストリン	とうもろこし（特定保健用食品として用いられている）
難消化性 でんぷん	全粒穀類などに含まれるでんぷんや，調理状態などによって消化されにくい穀類，いも類，豆類などに含まれるでんぷん	
オリゴ糖	フラクトオリゴ糖	ごぼう，玉ねぎ，トマト，バナナ
	ガラクトオリゴ糖	乳製品

4）オリゴ糖

　オリゴ糖は単糖が3～9個程度結合したものであり，代表例としては，グルコースに2～4分子のフルクトースが結合したフラクトオリゴ糖や，グルコースに数分子のガラクトースが結合したガラクトオリゴ糖などがあげられる．甘味がありながら，消化により分解されてグルコースを生成しないため血糖値を上げないことや，1gあたりのエネルギー産生量も糖質の1/2であることから，特定保健用食品などにも使用されている．また，腸内細菌によって発酵されるため，整腸作用があるとされる．

Link
特定保健用食品
p.91

7　水

1. 生体内の水の分布

　ヒトの体内の約60～70％は水分であり，水は生命の維持に必要不可欠である．体内の水の内訳は，細胞内液が約2/3，細胞外液（血漿と組織間液）が約1/3である．
　体水分量は，年齢や体組成によっても変わってくる．一般に，新生児や乳幼児は体水分量が多く，高齢者は少ない．また，脂肪組織は水分含有量が少ないため，体脂肪率が高い人ほど体水分量は少なくなる．

2. 水のはたらき

　生体内の水は，細胞内液として細胞の形態を維持するほか，①血液や組織液として栄養素や老廃物を運搬する役割，②体温調節，③溶媒として生化学反応の場をつくる役割など，さまざまなはたらきがある（図2-8）．
①物質の運搬：人体において，グルコースや電解質（Na^+など），酸素や老廃物は，血液（血漿），組織液，細胞内液といった"水"に溶けた状態で存在する．すなわち人体において，水はこれらの物質の運搬や，血液-組織間での輸送・交換などに重要な役割を果たす．
②体温調節：人体の熱の放散は主に発汗で，水分が気体に変わるときの気化熱として熱が逃げることによって行われる．また，水は熱容量が大きく，大量の熱を吸収したり放出したりしても温度は大きく変化しないことから，水が大半を占める人体も同様に体温が一定に保たれやすい．
③生化学反応の場：水が生体分子の溶媒として，生体内のさまざまな化学反応の場を提供することにより，ヒトの生命活動が成り立っている．

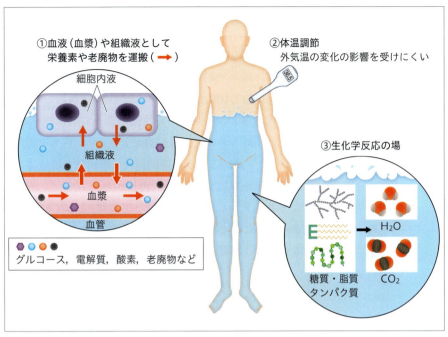

図2-8 生体内での水のはたらき

CLINICAL POINT 脱水と浮腫

　脱水とは，水分や電解質などの体液量が不足した状態のことです．ヒトは体内の水分の1%が失われるとのどの渇きを感じ，2〜5%ほどで脱水症状が現れます．また，体内の水分の約10%を失うと健康障害が起こり，20%を失うと死に至るとされています（表）．

　脱水には種類があり，主に水分が欠乏した高張性脱水（水分欠乏型脱水），水分も塩分も欠乏した等張性脱水，主に塩分が欠乏した低張性脱水（塩分欠乏型脱水）があります．夏場の水分補給で，電解質を含まない水のみの給水を行うと低張性脱水になる危険があるため，水分補給には水やお茶ではなく経口補水液（Na^+，グルコースを含む）が適しています．

　一方，浮腫とは脱水と逆の現象で，組織間隙や間質に水分が増加した状態です．心機能不全などの循環障害や，腎障害，栄養不良などがある場合にみられます．

表　体液損失率と脱水の症状

	軽度	中等度	重度
体液損失率（体重比）	2%以上5%未満	5%以上10%未満	10%以上
主な症状	強い渇き，めまい，食欲減退，尿量，汗の減少，疲労，嗜眠	手足の震え，体温上昇，幻覚，呼吸困難	筋痙攣，失神，舌の膨張，腎機能不全，不眠

3. 水の出納

生体における水の供給と排出のバランスを**水の出納**という．1日あたりの生体への水の供給は，成人で約2,500 mLであり，飲料から約1,100 mL，食物に含まれている水分から約1,100 mL摂取するほか，**代謝水**として約300 mL供給される（図2-9，左）．代謝水とは，生体内で代謝によって生じる水のことで，糖質などの栄養素が代謝（分解）されると，最終的に水と二酸化炭素を排出する（図2-1）．

1日あたりの生体からの水の排出量は，供給量とほぼ等しく，約2,500 mLになる．内訳は，尿から約1,500 mL，糞便から約100 mL，皮膚や呼気（肺）から常時感じることなく失われている水分（**不感蒸泄**）として約900 mL排出している．尿は，飲水の有無に関わらず体内の老廃物を排泄するために避けられない**不可避尿**と，摂取した水分の量に応じて生成される**随意尿**に分けられる（図2-9，右）．

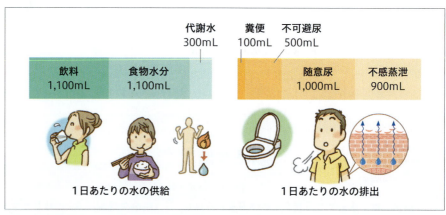

図2-9 水の出納
ヒトの生体における水の出納（供給と排出）は，健常者ではバランスがとれており，成人で1日あたり約2,500 mLで一定である．

参考文献
1) 医薬基盤・健康・栄養研究所 監修：健康・栄養科学シリーズ 基礎栄養学 改訂第6版．南江堂，東京，2020．
2) 飯塚美和子，奥野和子，保屋野美智子 編：基礎栄養学 改訂8版．南山堂，東京，2010．
3) 新しい食生活を考える会 編著：食品解説つき 八訂準拠 ビジュアル食品成分表．大修館書店，東京，2021．
4) 農林水産省：脚気撲滅への挑戦．
https://www.maff.go.jp/j/meiji150/eiyo/02.html
5) J Emsley：The Elements (Oxford Chemistry Guides). Oxford University Press, 1998.
6) 厚生労働省：「日本人の食事摂取基準（2025年版）」策定検討会報告書．

3章 栄養素の消化・吸収

到達目標
❶ 消化・吸収の意義を説明できる.
❷ 消化の種類を説明できる.
❸ 消化の過程を説明できる.
❹ 吸収のメカニズムを説明できる.
❺ 栄養素別の消化・吸収を説明できる.

1 消化・吸収と栄養

1. 消化

＊食物に含まれる主な糖質は多糖類であり，特にでんぷんが重要であることから，本章では多糖類≒でんぷんとして解説します（多糖類については2章参照）.

食物中の栄養素の大半を占める糖質（でんぷん＊）やタンパク質，脂質は，分子量が大きすぎる（高分子）ため，そのままでは体内に吸収されない．これらの栄養素を体内に取り入れて利用できるようにするためには，小さな分子（低分子）に分解して，吸収されやすい形に変える必要がある．この過程を**消化**といい，栄養素を消化する酵素を**消化酵素**という.

2. 吸収

消化の結果，小さな分子となった栄養素が体内に取り入れられる過程を**吸収**という．吸収された栄養素は，血液もしくはリンパ液を介して，肝臓や全身のさまざまな組織に輸送される.

2 消化の種類

消化は，その方法の違いにより機械的消化，化学的消化，生物学的消化に分類される.

1. 機械的消化（物理的消化）

歯や顎による食物の咀嚼運動，胃や小腸の蠕動運動などの機械的（物理的）な作用により，食物を小さな断片に分解する消化様式を**機械的消化**という．機械的消化は，食物を消化液と混和することで化学的消化の促進にも役立つ.

2. 化学的消化

さまざまな消化酵素(分解酵素)や，胃から分泌される塩酸が関わるような化学反応によって，高分子の栄養素を分解して低分子に変化させる消化を**化学的消化**という．

さらに，消化管内に分泌される唾液や胃液，膵液などの消化液に含まれる消化酵素を介して，消化管内で起こる**管腔内消化**と(表3-1)，小腸粘膜上皮細胞の微絨毛の膜表面に組み込まれている消化酵素(膜消化酵素)を介して起こる**膜消化**に分けられる．

表3-1 消化(管腔内消化)に関わる代表的な消化酵素
➡は糖質，➡は脂質，➡はタンパク質の消化(分解)をそれぞれ示している．

分泌部位	消化液	消化酵素	分解する栄養素	分解産物(消化産物)
口腔	唾液	唾液α-アミラーゼ	でんぷん	➡マルトース，デキストリン
胃	胃液	ペプシン	タンパク質	➡ポリペプチド
小腸 (十二指腸)	膵液	膵液α-アミラーゼ	でんぷん デキストリン	➡マルトース
		膵リパーゼ	トリグリセリド	➡モノグリセリド 脂肪酸
		トリプシン キモトリプシン	タンパク質 ポリペプチド	オリゴペプチド ➡ジペプチド，トリペプチドなど
		カルボキシペプチダーゼ	ポリペプチド	➡オリゴペプチドなど (一部アミノ酸)
	胆汁	※消化酵素は含まれていない． ※胆汁酸が脂質を乳化することで膵リパーゼのはたらきを助ける．		

3. 生物学的消化

小腸で消化されなかった食物繊維の一部や，小腸壁から剥離した細胞成分などが，大腸内に常在する腸内細菌叢(大腸菌，乳酸菌，ビフィズス菌など)によって分解されることを**生物学的消化**という．腸内細菌叢によって短鎖脂肪酸と，アンモニアや硫化水素などのような悪臭のあるガスが生成される．

短鎖脂肪酸は大腸の粘膜上皮細胞から吸収され，門脈を経て肝臓に至り，エネルギー源として利用される．

③ 消化の過程

消化の過程は，口腔・咽頭・食道・胃・小腸(十二指腸，空腸，回腸)・大腸(盲腸，結腸，直腸)などの消化管における機械的消化と，唾液・胃液・膵液・胆汁などの消化液の分泌による化学的消化を行う**消化器系**が役割を果たす(図3-1)．

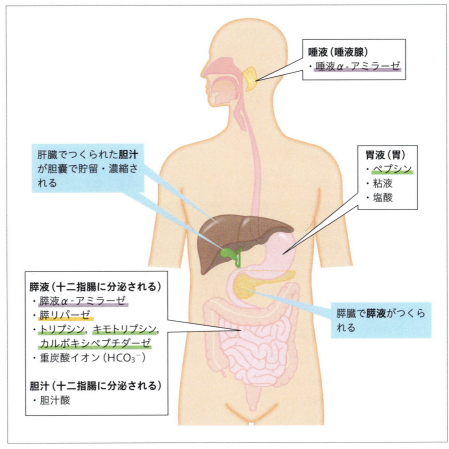

図3-1 消化液と含まれる消化酵素，および消化に関わる成分
紫の下線は糖質の消化酵素，黄色の下線は脂質の消化酵素，緑の下線はタンパク質の消化酵素をそれぞれ表している．

1. 口腔

まず食物が口腔内に入る前に，視覚刺激と嗅覚刺激によって唾液分泌が促進される．次に咀嚼によって食物を細かく噛み砕き，唾液とよく混和することで，食物は唾液と接する表面積が増加し，消化酵素の作用を受けやすくなる．さらに，食物の成分が唾液中に溶出することで，食物の味やにおいを感知しやすくなって食欲が増進されるだけでなく，異物の混入や腐敗の有無を知ることにも役立つ．

Link

唾液腺
唾液の機能
『口腔解剖学・
口腔組織発生学・
口腔生理学』
p.62-63, 266-267
『保健生態学』
p.96-99

1) 唾液の分泌と成分

唾液は，成人で1日あたり約1,000 mL (500〜1,500 mL) 分泌される．唾液の生成と分泌に携わる唾液腺は，大きく大唾液腺と小唾液腺に分けられ，大唾液腺には耳下腺，顎下腺，舌下腺がある．唾液には消化酵素として**唾液α-アミラーゼ**が含まれる．

2）唾液の作用

唾液は口腔内環境において，消化作用をはじめとするさまざまな作用を担っている．消化作用としては，唾液α-アミラーゼがでんぷんなどの多糖類をマルトースのような二糖類まで分解する．しかし，口腔内での食物の滞留時間は短いので，唾液α-アミラーゼはむしろ胃内で消化作用を発揮する時間のほうが長い（p.52参照）.

2. 胃

口腔から食道を通って運ばれた食物の量と質によって，胃の中に食物がとどまる時間の長さは異なり，糖質＜タンパク質＜脂質である．

摂取した食物が胃にとどまると，酸性の胃液が分泌される．次に，食物は胃の蠕動運動によって胃液と混ざり合い，粥状の食塊（び粥）になるまで撹拌される．このとき，胃液中の消化酵素である**ペプシン**によってタンパク質が消化され，その後，十二指腸に送り出される．

1）胃液の分泌と成分

胃液は**塩酸**（**胃酸**）が含まれるため，空腹時のpHは1.0〜2.0の強酸性である．胃液には塩酸のほか，ペプシンの前駆体である**ペプシノーゲン**と，胃粘膜を保護する**粘液**が含まれる．

食事を摂取するとき，視覚や嗅覚などからの刺激によって副交感神経が興奮し，胃液の分泌が促進される．次に食物が胃に運ばれると，胃粘膜から**ガストリン**というホルモンが分泌され，塩酸と消化酵素の分泌が増加する．

> **🔗 Link**
> **胃液分泌の調節**
> 『解剖学・組織発生学・生理学』
> p.99

2）胃液の作用

胃液の成分である粘液はアルカリ性で，強酸性の塩酸から胃粘膜を保護する．また，ガストリンによって分泌が促進される塩酸は，ペプシノーゲンをペプシンに変換（活性化）し，ペプシンはタンパク質をポリペプチドなどに分解する．

3. 膵臓

膵臓で産生される膵液は，三大栄養素すべてに対する消化酵素を含み，十二指腸に分泌されて管腔内消化の主役となる．

1）膵液の分泌と成分

糖質の消化酵素として**膵液α-アミラーゼ**，脂質の消化酵素として**膵リパーゼ**を含む．タンパク質の消化酵素としては，**トリプシン**，**キモトリプシン**，カルボキシペプチダーゼなどを含む．

胃から食塊が十二指腸に送られると，十二指腸の粘膜にある内分泌細胞から，消

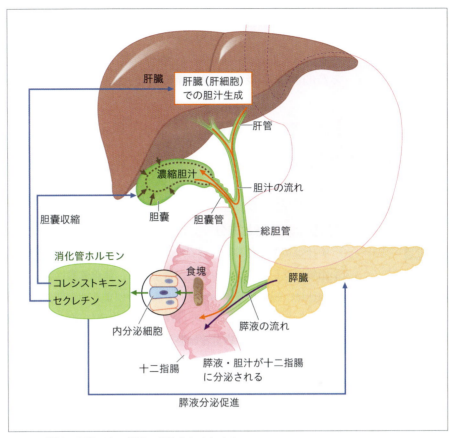

図3-2　膵液・胆汁が十二指腸に分泌されるしくみ

化管ホルモンの**コレシストキニン**や**セクレチン**が分泌され，膵液の分泌が促進される（図3-2）．

2）膵液の作用
(1) 消化作用
❶糖質の消化
膵液α-アミラーゼはでんぷんなどを分解して，二糖類のマルトースなどを生成する．
❷脂質の消化
膵リパーゼは，トリグリセリド（中性脂肪）をモノグリセリド*と脂肪酸に分解する．
❸タンパク質の消化
トリプシンとキモトリプシンは，タンパク質や，胃である程度消化されてできたポリペプチドを，オリゴペプチドやトリペプチド・ジペプチドまで分解する．また，カルボキシペプチダーゼもポリペプチドをオリゴペプチドなどに分解し，一部アミノ酸を生成する．

*モノグリセリド
トリグリセリドから2カ所の脂肪酸が外れたもので，モノアシルグリセロールともいいます．トリグリセリドから3カ所の脂肪酸が外れたものがグリセロール（グリセリン）です（2章参照）．

（2）中和作用

膵液には重炭酸イオン（HCO_3^-）が多量に含まれるため，pH約7.0〜8.0の弱アルカリ性を示す．これにより，胃から運ばれた酸性の食塊を中和し，膵液に含まれる消化酵素が機能するための至適pH（中性，pH 7.0付近）に近づける．

4. 肝臓と胆囊

肝臓は人体で最大の実質臓器であり，肝細胞でつくられる胆汁は，胆囊（たんのう）で貯留・濃縮されたのちに十二指腸へ分泌され，主に脂質の消化に重要な役割を果たす．

1）胆汁の分泌と成分

胆汁は黄褐色の液で，主成分である**胆汁酸**のほか，ビリルビン（胆汁色素），リン脂質，コレステロールなどが含まれる．**消化酵素は含まれない**．

胆汁は，視覚や嗅覚，味覚などの刺激による副交感神経の興奮から反射的に胆囊が収縮して分泌されるほか，胃から十二指腸に運ばれてきた酸性の食塊の刺激によって，十二指腸の内分泌細胞から分泌された**セクレチン**が肝細胞における胆汁の生成と分泌を促す場合と，同じく内分泌細胞から分泌された**コレシストキニン**が胆囊を収縮させることで胆汁の分泌を促進する場合がある（**図3-2**）．

胆汁分泌は，不要となったコレステロールやビリルビンの排出経路でもある．

Link

胆汁
『解剖学・組織発生学・生理学』
p.101

2）胆汁の作用

胆汁中の胆汁酸は強力な**界面活性（両親媒性）**があり，食物中の脂質（トリグリセリド）のかたまりを小さくすることで（**乳化**），膵リパーゼの作用を助け，脂質の消化に間接的に働く．

さらに胆汁酸は，膵リパーゼによる脂質の分解後に生じた脂肪酸（長鎖脂肪酸）やモノグリセリドも乳化し，その後の吸収を促進させる（**p.54参照**）．

3）胆汁酸の生成と腸肝循環

胆汁酸は，肝細胞でコレステロールから生成される．はじめに生成されるコール酸とケノデオキシコール酸を一次胆汁酸といい，一次胆汁酸が腸管内に入ると腸内細菌の作用を受けて，それぞれデオキシコール酸とリトコール酸に代謝される．これを二次胆汁酸という．

一度分泌されて役割を終えた胆汁酸の大部分は，小腸粘膜から再吸収され，門脈を通じて肝臓に戻り，再び胆汁として分泌される．これを**腸肝循環**という．

5. 小腸

> Link
> **小腸**
> 『解剖学・組織発生学・生理学』
> p.91

小腸は胃の幽門から大腸までの約6mの長さの管で，栄養素の消化と吸収を行う．小腸の粘膜には輪状ヒダと腸絨毛が密生し，腸絨毛の上にさらに微絨毛が密生している．これにより小腸粘膜の表面積を著しく増大させることができ，物質の膜消化と吸収に最適な構造となっている（図3-3）．小腸の運動には，食塊を大腸に向けて移送する蠕動運動があり，機械的消化が行われる．

小腸は腸間膜をもたない**十二指腸**，腸間膜をもつ空腸と回腸に分けられる．それぞれの部位で，栄養素の消化と吸収の機構が異なる．

①十二指腸：幽門から空腸までの約25cmの部分で，膵臓でつくられた膵液と，肝臓でつくられた胆汁が分泌され，小腸における管腔内消化の主体を担う．
②空腸：吸収の主体となる部位で，輪状ヒダにより食塊は腸内をらせん状に移動していく．
③回腸：ビタミンB_{12}や胆汁酸が吸収される．

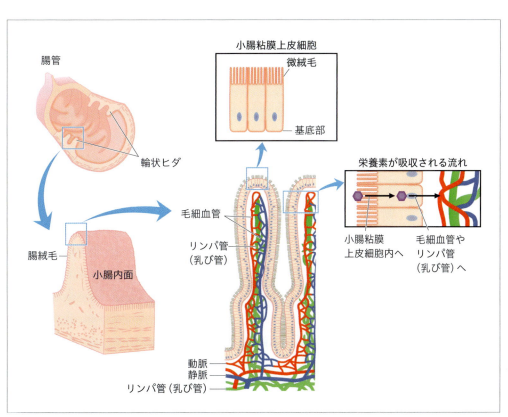

図3-3 栄養素が吸収される小腸壁の構造
管腔内消化で分解された栄養素は，小腸粘膜上皮細胞の微絨毛から吸収されて，毛細血管やリンパ管（乳び管）に輸送され，体内で利用される．

6. 大腸

大腸では，粥状の食塊を1〜2時間，同じ部位に停滞させる間に，水と電解質の吸収が行われる．結腸では，腸内細菌叢の発酵による未消化物の分解も進みつつ，便が形成されていく．横行結腸以下の蠕動が起こるのは24時間に1〜2回くらいだが，食事によって食物が胃に入ると，胃-大腸反射により横行結腸からS状結腸にかけて急激な蠕動が起こり，便が一気に直腸に運ばれる．

Link
大腸の機能
『解剖学・組織発生学・生理学』
p.104

4 吸収のメカニズム

口から体内に入って管腔内消化を受けた栄養素の吸収のほとんどは，小腸で行われる．栄養素は小腸粘膜上皮細胞の中に入った後，血管やリンパ管（乳び管*）に移行して，体内に吸収される（図3-3）．

栄養素が小腸粘膜上皮細胞に入る際や，小腸粘膜上皮細胞から出て血管やリンパ管に移行する際には，微絨毛や基底部の細胞膜を通過する必要がある．特に栄養素が微絨毛の膜を通過するには，**受動輸送**と**能動輸送**の形式がある（表3-2）．

*乳び管
血液やリンパ液に乳化した脂質が高濃度に含まれ，乳白色に濁っている状態を「乳び」といいます．小腸にあるリンパ管は，中を通るリンパ液に脂質が多く含まれることから「乳び管」ともよばれます．

1. 受動輸送

受動輸送は，栄養素の輸送（細胞膜の通過）にエネルギーを必要としない吸収形態で，**単純拡散**と**促進拡散**がある．

Link
物質の輸送
『解剖学・組織発生学・生理学』
p.18-19

1) 単純拡散

単純拡散では，栄養素が細胞内外の濃度勾配に従って移動するので，細胞内外で栄養素の濃度差が大きいほど吸収が促進される（濃度の高いほうから低いほうへ移動する）．脂肪酸や脂溶性ビタミンなどの脂溶性物質が，単純拡散によって細胞膜を通過する．

表3-2 小腸粘膜上皮細胞の微絨毛における栄養素の輸送形式

	受動輸送		能動輸送
	単純拡散	促進拡散	
エネルギー	必要としない		必要
濃度勾配	濃度の高いほうから低いほうへ移動		濃度の低いほうから高いほうへ移動
輸送体	必要としない	必要	必要
輸送される栄養素	脂肪酸 脂溶性ビタミン	フルクトース	グルコース ガラクトース アミノ酸

2) 促進拡散

促進拡散では，単純拡散で細胞膜を通過できないような分子量の大きい栄養素（例：フルクトースなど）が，**輸送体**（トランスポーター）という特殊なタンパク質を利用して，濃度勾配に従って移動する．栄養素の輸送に輸送体を利用することから，単純拡散よりも栄養素が速やかに細胞膜を通過する．

2．能動輸送

能動輸送とは，栄養素が細胞内外の濃度勾配に逆らって輸送されることである．能動輸送では，細胞膜に存在する特異的輸送体が栄養素と結合し，エネルギーを使って，濃度の低いほうから高いほうへ細胞内外を移動させる．能動輸送によって小腸粘膜上皮細胞内に取り込まれる栄養素として，グルコースやガラクトース，アミノ酸などがある．

5 栄養素の体内動態

栄養素は水への溶解性の違いにより，**水溶性栄養素**（糖質，アミノ酸，ミネラル，水溶性ビタミン，短鎖脂肪酸・中鎖脂肪酸*など）と，**脂溶性栄養素**（トリグリセリド，コレステロール，リン脂質，長鎖脂肪酸，脂溶性ビタミンなど）に分けられる．水溶性栄養素と脂溶性栄養素とでは，吸収経路が異なる．

1．門脈系（水溶性栄養素）

水溶性栄養素は，小腸粘膜上皮細胞の中に取り込まれ，腸絨毛内の毛細血管に入り，門脈を経て肝臓に運ばれる．

2．リンパ系（脂溶性栄養素）

脂溶性栄養素は水に溶けないため，胆汁（胆汁酸）とともにミセル（p.54参照）を形成することで，小腸粘膜上皮細胞に取り込まれる．吸収された脂溶性栄養素は，リポタンパク質の一種であるキロミクロンとして腸絨毛内のリンパ管（乳び管）に入り，胸管とよばれるリンパ管を経て血液中（左鎖骨下静脈）に移行し，全身に運ばれる．

---

*短鎖脂肪酸と中鎖脂肪酸は脂質ですが，長鎖脂肪酸と比べると水に溶けやすい性質を持っています（p.56参照）．しかし，食物中の脂質の多くは長鎖脂肪酸を含むトリグリセリドであるため，本項で特に付記などがなければ脂肪酸は長鎖脂肪酸をさします．

6 栄養素別の消化・吸収

1. 糖質

食物中の糖質は，ラクトースやスクロースのような二糖類や，でんぷんのような多糖類として含まれている．これらは管腔内消化と膜消化の2ステップの消化機構において，消化酵素により単糖類にまで分解されてから吸収される（図3-4）．

1) 管腔内消化

糖質の化学的消化（消化酵素による消化）は口腔から始まる．唾液中に含まれる唾液α-アミラーゼは，でんぷんなどの多糖類のグリコシド結合を切断して，低分子化したデキストリンや，二糖類のマルトースなどに分解する．口腔での食物の滞留時間は短く，でんぷんと唾液α-アミラーゼの混合物はそのまま胃に移送される．唾液α-アミラーゼはpH 4以下で失活するため，胃液中の塩酸と完全に混合されるまでの間，でんぷんの部分的な消化が進行する．

小腸（十二指腸）に運ばれた食塊に含まれるでんぷんやデキストリンは，さらに膵液中の膵液α-アミラーゼのはたらきで，マルトースなどに分解される．

2) 膜消化

小腸に移送されてきたマルトースなどの二糖類は，小腸粘膜上皮細胞の微絨毛の膜の表面に存在するマルターゼなどの二糖類消化酵素によって，グルコースなどの単糖類にまで分解される．

3) 吸収

膜消化によって生じた単糖類は，すみやかに小腸粘膜上皮細胞内に取り込まれる．グルコースとガラクトースは，共通の輸送体（ナトリウム-グルコース共輸送体1；SGLT1）を介した能動輸送で，フルクトースは輸送体（グルコース輸送体5；GLUT5）を介した促進拡散で，それぞれ微絨毛の膜を通過する．

これらの単糖類は，小腸粘膜上皮細胞内での濃度が上昇すると，細胞の基底膜（基底部の細胞膜）の輸送体（グルコース輸送体2；GLUT2）を介した促進拡散によって細胞外（間質）へ移行する．その後，単純拡散によって毛細血管に入り，門脈から肝臓へ送られる．

2. タンパク質

タンパク質はアミノ酸，ジペプチド，トリペプチドにまで分解されてから吸収される．糖質と同様，管腔内消化と膜消化の2ステップの消化機構で分解される（図3-5）．

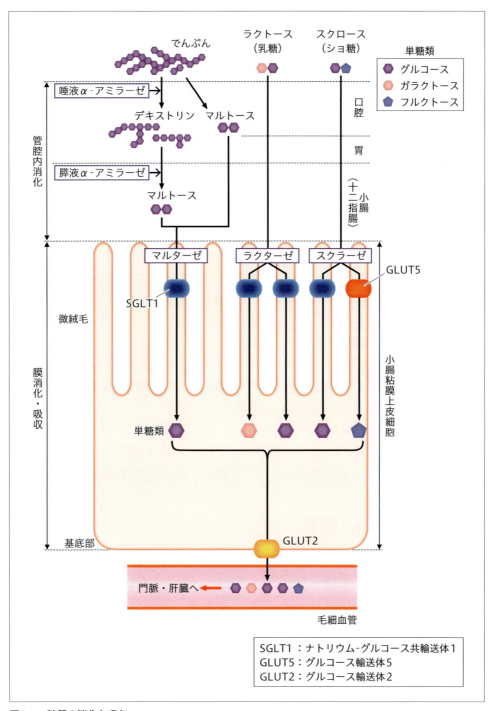

図3-4 糖質の消化と吸収
食物中のでんぷんは，口腔内で唾液α-アミラーゼによってデキストリンやマルトース（二糖類）などに分解され，分解されなかったでんぷんやデキストリンは小腸（十二指腸）でさらに膵液α-アミラーゼによってマルトースなどに分解される．これらの二糖類は，食物中に含まれていた二糖類と一緒に，微絨毛における膜消化によって単糖類まで分解され，輸送体を介して小腸粘膜上皮細胞内に吸収される．単糖類はその後，細胞の基底部を通過して細胞外へ移行し，毛細血管から門脈を経て肝臓へ運ばれる．

1) 管腔内消化

タンパク質の消化は胃で始まる．食物中のタンパク質は立体的に構造が安定しているため，ペプチド結合を切断する消化酵素が，タンパク質分子中のペプチド鎖に到達しにくい．そこで，胃液中の塩酸（強酸性）がタンパク質の立体構造を変え，ペプチド鎖を露出させる．その後，胃液中の消化酵素であるペプシンが，タンパク質をポリペプチドに分解する．

胃で生じたポリペプチドは，小腸（十二指腸）において膵液に含まれるトリプシンやキモトリプシン，カルボキシペプチダーゼなどによって，より短いオリゴペプチドやトリペプチド，ジペプチドにまで分解される．

2) 膜消化

小腸粘膜上皮細胞の微絨毛の膜の表面には，アミノペプチダーゼやジペプチダーゼといった消化酵素が存在し，管腔内消化で生じたオリゴペプチドなどは，トリペプチドやジペプチド，アミノ酸に分解される．

3) 吸収

膜消化によって生じたアミノ酸，トリペプチド，ジペプチドは，すべて能動輸送により，輸送体を介して小腸粘膜上皮細胞内に吸収される．トリペプチドとジペプチドは，小腸粘膜上皮細胞内でペプチダーゼという消化酵素によって分解され，アミノ酸となる（細胞内消化）．こうして生じたアミノ酸は，小腸粘膜上皮細胞の基底膜にあるアミノ酸輸送体を経て，細胞外（間質）へ移行する．その後，単純拡散によって毛細血管に入り，門脈から肝臓に運ばれる．

3. 脂質

脂質（主に長鎖脂肪酸からなるトリグリセリド）は，管腔内消化で脂肪酸とモノグリセリドに分解され，胆汁酸などによる乳化を受けて小腸から吸収される．

1) 管腔内消化

食物中に含まれる脂質は体温で温められて可溶化され，胃での激しい蠕動運動により胃液と混合され，粥状の食塊（び粥）になる．胃における食塊内で，脂質は直径0.1〜0.3mmの脂肪滴（油滴）として存在する．

食塊中の脂質（トリグリセリド）が十二指腸に運ばれると，膵液中の消化酵素である膵リパーゼによって，モノグリセリドと2つの脂肪酸に分解される．このとき，脂肪滴は胆汁中の胆汁酸とリン脂質の作用で**乳化**されて，直径30〜100nmの小さな滴状の**ミセル**になり，水に溶けやすい状態になっている．これにより膵リパーゼとの接触面積が広くなり，消化作用を受けやすくなる（図3-6, 7）．

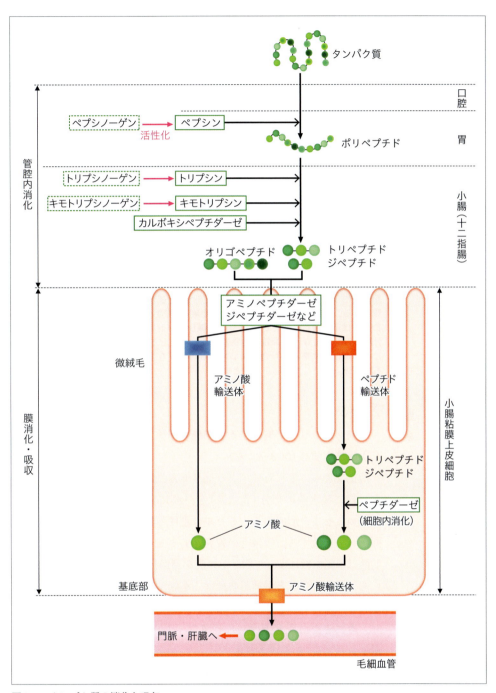

図3-5 タンパク質の消化と吸収
食物中のタンパク質は，胃で胃液中のペプシンや塩酸によってポリペプチドに分解された後，小腸（十二指腸）で膵液中のトリプシンやキモトリプシン，カルボキシペプチダーゼによってオリゴペプチドなどに分解される．その後，膜消化によってアミノ酸やジペプチドなどに分解されてから輸送体を介して小腸粘膜上皮細胞内に吸収され，ジペプチドなどはさらに細胞内でアミノ酸まで分解される（細胞内消化）．アミノ酸はその後，細胞の基底部を通過して細胞外へ移行し，毛細血管から門脈を経て肝臓へ運ばれる．

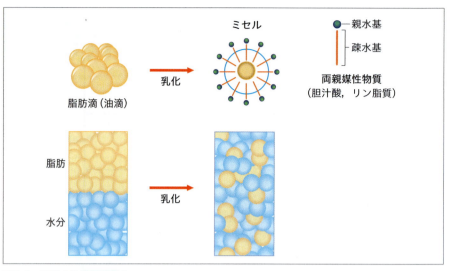

図3-6 脂質の乳化の仕組み
胆汁酸やリン脂質は親水基（水に溶ける部分）と疎水基（油に溶ける部分）の両方をもつ両親媒性物質である．食物から摂取した脂質は消化液（水溶性）に溶けず，脂肪滴（油滴）の状態で存在するが，これでは消化液に接している部分しか膵リパーゼの作用を受けず，分解が進まない．そこで，胆汁酸やリン脂質などの両親媒性物質によってミセルとなり，消化液に溶けやすくなる必要がある．このように，本来混ざり合わない水と油のような液体が，一方の液体が微粒子状になってもう一方の液体に分散した状態を乳化という．

2) 吸収

トリグリセリドを構成する脂肪酸の種類によって，脂質の吸収形態は異なる．

(1) 長鎖脂肪酸（図3-7，左）

消化によって生じたモノグリセリドと長鎖脂肪酸は，ここでも胆汁酸とリン脂質と一緒に親水性の部分（親水基）を外側に向けた，直径30〜100nm以下のさらに小さいミセルを形成する．ミセルは濃度勾配に従い，小腸粘膜上皮細胞の微絨毛に向かって拡散する．微絨毛の膜表面でミセルが壊れると，モノグリセリドと長鎖脂肪酸は単純拡散によって微絨毛の膜を通過し，小腸粘膜上皮細胞内に取り込まれる．

モノグリセリドと長鎖脂肪酸は，小腸粘膜上皮細胞内でトリグリセリドに再合成される．このトリグリセリドにコレステロール，リン脂質，アポタンパク質が加わり，**キロミクロン**とよばれる直径75〜1,000nmほどのサイズの大きな微粒子（リポタンパク質）が形成される．

キロミクロンは，エキソサイトーシス*により細胞外（間質）に放出され，リンパ管（乳び管→胸管）から左鎖骨下静脈を経て血液中に移行し，全身に運ばれる．

(2) 短鎖脂肪酸・中鎖脂肪酸（図3-7，右）

炭素数6程度以下の短鎖脂肪酸と炭素数8〜12程度の中鎖脂肪酸は，長鎖脂肪酸に比べて水に溶けやすい．そのため，トリグリセリドが分解されて生じた短鎖脂肪酸と中鎖脂肪酸はミセルを形成することなく，グリセロール（グリセリン）とともに小腸粘膜上皮細胞に取り込まれ，細胞外（間質）に単純拡散して，単糖類やアミノ酸と同様に門脈から肝臓に運ばれる．

> 🔗 Link
> キロミクロン
> p.19

> *エキソサイトーシス
> 栄養素など分子量の大きな物質を細胞膜の一部に包み込んで小胞を形成し，この小胞を使って細胞内外を輸送する形式を膜動輸送といいます．膜動輸送によって細胞内に物質を取り込むことをエンドサイトーシスといい，細胞外に放出することをエキソサイトーシスといいます．

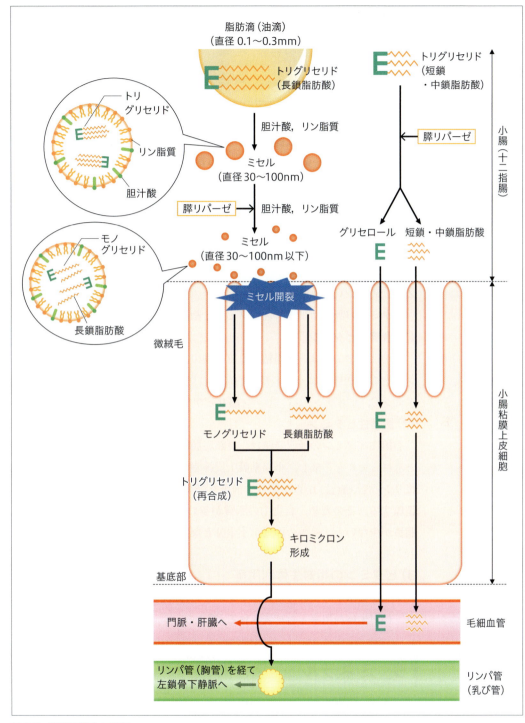

図3-7 脂質の消化と吸収
長鎖脂肪酸からなるトリグリセリドは，胃では大きな脂肪滴として存在するが，小腸（十二指腸）に移送されると胆汁酸やリン脂質によって小さなミセルとなり，膵液中の膵リパーゼによってモノグリセリドと長鎖脂肪酸に分解される．これらはさらに小さいミセルを形成し，微絨毛の膜表面でミセルが開裂すると小腸粘膜上皮細胞内に吸収される．その後，細胞内でトリグリセリドに再合成され，キロミクロンとなってリンパ管（乳び管から胸管）へ移行し，全身に運ばれる．一方，短鎖・中鎖脂肪酸からなるトリグリセリドは，そのまま小腸粘膜上皮細胞に取り込まれ，毛細血管と門脈を経て肝臓へ運ばれる．

このため中鎖脂肪酸や短鎖脂肪酸は，胆汁分泌障害や膵臓機能障害などで脂質の消化・吸収が困難な人の治療食として有効である．

4. ビタミン

1) ビタミンの消化

ビタミンは食物中では補酵素の形でタンパク質に結合しており，そのものは吸収にあたって消化（分解）を必要としないが，ビタミンを含む食物や植物の細胞壁などが胃液中の塩酸などによって溶解あるいは分解されて，結合しているタンパク質や細胞から遊離されて遊離型ビタミンになる必要がある．

食物中のビタミンの消化過程は食品ごとに異なり，一緒に摂取する他の食品によっても影響を受ける．また，ビタミンは食物を調理・加工する過程でも遊離する．

2) ビタミンの吸収

ビタミンの吸収は，水溶性ビタミンと脂溶性ビタミンで経路が異なる．

(1) 水溶性ビタミン

水溶性ビタミンは，小腸粘膜上皮細胞の微絨毛や，側方の細胞膜にある各ビタミン固有の輸送体によって，細胞内に取り込まれる．ビタミンB_1，ビタミンB_2，ビタミンC，ビオチン，パントテン酸などがナトリウムとともに能動輸送される．

(2) 脂溶性ビタミン

脂溶性ビタミンの吸収経路は，長鎖脂肪酸と同じく，胆汁酸や脂質の消化産物とともにミセルを形成し，小腸粘膜上皮細胞内に単純拡散によって取り込まれ，その後リンパ管（胸管）から左鎖骨下静脈を経て血液中に移行し，体内の栄養素として循環する．そのため，食物中の脂質が多いと脂溶性ビタミンの吸収率は良くなり，脂質が少ないとミセルの形成が不十分となって吸収率が悪くなる．

3) ビタミンの相対生体利用率

ヒトが食事から摂取したビタミンをどの程度消化・吸収し，かつ利用しているかは，相対生体利用率として表される（表3-3）．

5. ミネラル

ミネラルの吸収率は，その種類や含まれる食品などによって異なる．ほとんどはイオンの形で小腸から吸収され，門脈を経由して肝臓に運ばれる．

1) カルシウム

カルシウムは，大部分が十二指腸と空腸上部で受動輸送（単純拡散）と能動輸送により取り込まれ，その吸収率は成人で25～30％である．能動輸送によるカルシ

表3-3 食物中に含まれるビタミンの相対生体利用率

ビタミン	相対生体利用率
ビタミンB_1	60%
ビタミンB_2	61%
ビタミンB_6	73%
葉酸	50%
ナイアシン	60%
パントテン酸	70%
ビオチン	80%
ビタミンC	100%

※ビタミンB_{12}および脂溶性ビタミンの相対生体利用率は不明.

(日本人の食事摂取基準(2025年版)より)

Link

血中カルシウム
濃度の調節
p.34

ウムの吸収(小腸粘膜上皮細胞から毛細血管への移行)は,ビタミンDによって調整され,ビタミンDが欠乏すると強く抑制される.

カルシウムの吸収率は食事内容によって影響され,特にリンの過剰摂取はカルシウムの吸収を阻害するため,カルシウム:リンの摂取比率は1:1〜1:2が理想的である.

タンパク質の不足,リンの過剰摂取,食物繊維の過剰摂取,ビタミンDの不足などは,カルシウムの吸収率を低下させる.摂取カルシウム量が少ない場合には,血中カルシウム濃度を一定にするため吸収率は上昇する.

2) 鉄

食物中の鉄には,比較的吸収されやすい形態の**ヘム鉄**と,吸収されにくい**非ヘム鉄**の2種類がある.ヘム鉄は,肉や魚肉,肝臓などに含まれ,その吸収率は23〜28%程度である.非ヘム鉄は,野菜や穀物,鶏卵,乳製品などに含まれ,その吸収率は数%程度であるが,ビタミンCや動物性タンパク質などによって吸収が促進される.吸収を阻害するものとしては,お茶のタンニン,穀物中のフィチン酸,制酸薬,リンなどがある.これらの吸収阻害因子がなく,かつビタミンCなどの吸収促進因子がある場合には,非ヘム鉄の吸収が10倍も上昇する場合もあることが知られている.

人体に貯蔵されている鉄の量が少ない場合には,ヘム鉄,非ヘム鉄のいずれも吸収率が上昇する.

3) マグネシウム

マグネシウムの吸収は,タンパク質,オリゴ糖,でんぷん,ナトリウム,ビタミンD,副甲状腺ホルモン(PTH)によって促進され,大量の脂肪酸やカルシウム,リンの摂取によって抑制される.吸収率を調べた例は少ないが,成人男子では30%程度という報告がある.

4) リン

リンは主に十二指腸と空腸で，60〜70％が吸収される．空腸におけるリンの吸収には，カルシウムやビタミンDが関係しており，ビタミンDはリンの吸収を促進する一方，過剰のカルシウムはリンの吸収を低下させる．

リンの吸収率は，乳幼児とそれ以外の人では異なる．乳幼児は，牛乳のリンの65〜70％程度，母乳のリンの85〜90％を吸収し，それ以外の人では，食物中のリンの50〜70％程度の吸収率を示す．リンの摂取量が少ない場合，その吸収率は90％以上に上昇する．

5) 亜鉛

亜鉛は，胃ではほとんど吸収されず，主に十二指腸と空腸上部で吸収される．亜鉛の吸収率は約33％程度（ただし文献によって20〜70％とさまざま）であり，摂取量によって変動する．

また，亜鉛の吸収は，摂取する食物中の物質によっても影響を受けることが知られており，玄米や小麦などの未精製穀類に多く含まれるフィチン酸や食物繊維，コーヒーやお茶に含まれるシュウ酸やポリフェノール，インスタント食品に使われる食品添加物のEDTAなどによって阻害されるため，これらの成分を多く含む食品の偏食や大量摂取には注意が必要である．

6) フッ素

🔗 **Link**

フッ化物の代謝
『保健生態学』
p.161

水溶性のフッ化物は経口摂取後，胃や小腸から70〜90％程度吸収される．特にフッ化ナトリウムのような溶解度が高いフッ化物は，ほぼ100％吸収される．フッ化物の吸収は，胃腸のpHの上昇，およびカルシウム，マグネシウム，アルミニウムによって抑制される．

吸収されたフッ化物は血液に運ばれて迅速に分布し，硬組織（歯や骨）に取り込まれる．成人より小児のほうが蓄積率は高い傾向にある．なお，軟組織には蓄積しない．

参考文献

1) 貴邑冨久子，根来英雄：シンプル生理学 改訂第8版．南江堂，東京，2021．
2) 堺 章：目でみるからだのメカニズム 第2版．医学書院，東京，2016．
3) 全国歯科衛生士教育協議会 監修：歯科衛生学シリーズ 栄養と代謝．医歯薬出版，2023．
4) 医薬基盤・健康・栄養研究所 監修：健康・栄養科学シリーズ 基礎栄養学 改訂第6版．南江堂，東京，2020．
5) 田地陽一 編：栄養科学イラストレイテッド 基礎栄養学 第3版．羊土社，東京，2016．
6) 福渡 努，柴田克己：遊離型ビタミンに対する食事中のB群ビタミンの相対利用率．日本家政学会誌，59（6）：403〜410，2008．
7) 食品安全委員会 栄養成分関連添加物ワーキンググループ：添加物評価書 25-ヒドロキシコレカルシフェロール．2022．
https://www.fsc.go.jp/iken-bosyu/iken-kekka/kekka.data/pc1_eiyou_25OHD3_040202.pdf
8) 厚生労働省：「日本人の食事摂取基準（2025年版）」策定検討会報告書．
9) 熊本県歯科医師会：Q&A フッ化物洗口 要点．
https://www.kuma8020.com/wp/wp-content/uploads/2021/06/111031_03.pdf

4章 健康と栄養

到達目標
1. 食生活を取り巻く施策を説明できる.
2. 日本人の食事摂取基準と栄養素の指標を説明できる.
3. 推定エネルギー必要量を説明できる.
4. 食品の安全性を説明できる.

1 食生活を取り巻く施策

国は，国民が健康的な食生活を実践することができるよう，**国民健康・栄養調査**を実施し，その結果から食生活に関する現状や動向を把握し，課題を抽出したうえで効果的な対策を実施するために，さまざまな施策を講じている.

1. 日本人の食事摂取基準

日本人の食事摂取基準は，健康増進法に基づき，健康な個人および集団を対象として，国民の健康の保持・増進，生活習慣病の予防のために参照する**エネルギーと栄養素の摂取量の基準**を示したものである．5年ごとに改定され，現在は「日本人の食事摂取基準(2025年版)」が使用されている*.

※詳細は後述(p.64〜)を参照されたい.

＊「日本人の食事摂取基準(2025年版)」は，栄養に関連した身体・代謝機能の低下を回避するという観点から，健康の保持・増進，生活習慣病の発症・重症化予防に加え，高齢者の低栄養やフレイル予防も視野に入れて策定されています.

COFFEE BREAK　国民健康・栄養調査とは

健康増進法に基づいて，国民の健康増進を推進するために年1回実施される調査です．この調査は，国民全体の健康状態を把握し，健康増進に向けた取り組みを進めるための基本的な情報を収集することを目的としています．調査内容は，身体状況調査(身長，体重，腹囲，血圧，血液検査，問診)，栄養摂取状況調査(11月中の日曜日・祝日を除く1日の食事摂取状況など)，生活習慣調査(食生活，身体活動，休養(睡眠)，飲酒，喫煙，歯の健康等に関する生活習慣全般)です.

このような調査を通じて，国民全体の健康状態や生活習慣の状況を把握し，健康政策の具体的な立案や健康増進施策の方向性が決定され，国民がより良い健康状態を得ることができるような取り組みが進められています.

2. 食生活指針

＊中食
コンビニやスーパーなど，家庭外で調理・加工された弁当や惣菜を購入したり，飲食店のデリバリーサービスを利用し，商業的に調理・加工されたものを購入して食べる形態の食事のことです．

　先述したように，わが国の食生活は，外食や中食＊，加工食品の利用が増えるなど，急速な食環境の変化によってさまざまな課題が生じている．このような状況を踏まえて，1985年(昭和60年)に厚生省(現在の厚生労働省)は「健康づくりのための食生活指針」を策定した．その後2000年(平成12年)には，国民の健康の保持・増進，生活の質(QOL)の向上，食料の安定供給の確保を目的として，厚生省・文部省(現在の文部科学省)・農林水産省の3省が合同で新しい食生活指針を策定した．

　さらに2016年(平成28年)には，食育基本法(後述)に基づいた食育基本推進計画が開始され，食生活に関するさまざまな分野で進展や変化が見られたことをうけ，**一部改定された食生活指針**が発表された(図4-1)．

3. 健康増進法と健康日本21(第3次)

　健康増進法は，国民の栄養の改善や健康の増進をはかるための措置を講じ，国民保健の向上をはかることを目的として制定された法律である．健康増進法では，国民の健康の増進の総合的な推進をはかるための基本方針や，都道府県・市町村における健康増進計画の策定のほか，国民健康・栄養調査の実施，食事摂取基準の策定，特別用途食品の表示，特定給食施設における栄養管理などについて規定されている．

　また，健康増進法に基づき，すべての国民が健やかで心豊かに生活できる持続可能な社会の実現を目指した**健康日本21(第3次)**が推進されている．健康日本21(第3次)における「栄養・食生活に関連する目標」では，適正体重を維持している者の増加，野菜摂取量の増加，食塩摂取量の改善などについて目標値が設定されている(表4-1)．

4. 食育基本法と食育推進基本計画

　食育とは，生きるうえでの基本であり，知育・徳育・体育の基礎となるもので，さまざまな経験を通じて「食」に関する知識と「食」を選択する力を習得し，健全な食生活を実現することができる人間を育てることである．2005年(平成17年)に制定された**食育基本法**は，子どもから大人まであらゆる世代を対象とし，豊かな人間性をはぐくみ，生きる力を身につけていくために重要な食育に関する施策を総合的かつ計画的に進め，健康で文化的な国民の生活と豊かで活力ある社会の実現を目的としている．

　食育基本法に基づき，現在は**第4次食育推進基本計画**が策定されている．食育の重要性を共通の理解とし，家庭や学校，地域，食育関連事業者などのさまざまな関係者が主体的に連携・協働して食育を推進するための指針となっている．

1. 食事を楽しみましょう
- 毎日の食事で，健康寿命をのばしましょう．
- おいしい食事を，味わいながらゆっくりよく噛んで食べましょう．
- 家族の団らんや人との交流を大切に，また，食事づくりに参加しましょう．

2. 1日の食事のリズムから，健やかな生活リズムを
- 朝食で，いきいきした1日を始めましょう．
- 夜食や間食はとりすぎないようにしましょう．
- 飲酒はほどほどにしましょう．

3. 適度な運動とバランスのよい食事で，適正体重の維持を
- 普段から体重を量り，食事量に気をつけましょう．
- 普段から意識して身体を動かすようにしましょう．
- 無理な減量はやめましょう．
- 特に若年女性のやせ，高齢者の低栄養にも気をつけましょう．

4. 主食・主菜・副菜を基本に，食事のバランスを
- 多様な食品を組み合わせましょう．
- 調理方法が偏らないようにしましょう．
- 手作りと外食や加工食品・調理食品を上手に組み合わせましょう．

5. ごはんなどの穀類をしっかりと
- 穀類を毎食とって，糖質からのエネルギー摂取を適正に保ちましょう．
- 日本の気候・風土に適している米などの穀類を利用しましょう．

6. 野菜・果物，牛乳・乳製品，豆類，魚なども組み合わせて
- たっぷり野菜と毎日の果物で，ビタミン，ミネラル，食物繊維をとりましょう．
- 牛乳・乳製品，緑黄色野菜，豆類，小魚などで，カルシウムを十分にとりましょう．

7. 食塩は控えめに，脂肪は質と量を考えて
- 食塩の多い食品や料理を控えめにしましょう．食塩摂取量の目標値は，男性で1日8g未満，女性で7g未満とされています．
- 動物，植物，魚由来の脂肪をバランスよくとりましょう．
- 栄養成分表示を見て，食品や外食を選ぶ習慣を身につけましょう．

8. 日本の食文化や地域の産物を活かし，郷土の味の継承を
- 「和食」をはじめとした日本の食文化を大切にして，日々の食生活に活かしましょう．
- 地域の産物や旬の素材を使うとともに，行事食を取り入れながら，自然の恵みや四季の変化を楽しみましょう．
- 食材に関する知識や調理技術を身につけましょう．
- 地域や家庭で受け継がれてきた料理や作法を伝えていきましょう．

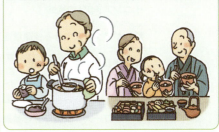

9. 食料資源を大切に，無駄や廃棄の少ない食生活を
- まだ食べられるのに廃棄されている食品ロスを減らしましょう．
- 調理や保存を上手にして，食べ残しのない適量を心がけましょう．
- 賞味期限や消費期限を考えて利用しましょう．

10. 「食」に関する理解を深め，食生活を見直してみましょう
- 子どものころから，食生活を大切にしましょう．
- 家庭や学校，地域で，食品の安全性を含めた「食」に関する知識や理解を深め，望ましい習慣を身につけましょう．
- 家族や仲間と，食生活を考えたり，話し合ったりしてみましょう．
- 自分たちの健康目標をつくり，よりよい食生活を目指しましょう．

図4-1 食生活指針（2016年一部改定） （文献1）より）

表4-1　健康日本21（第3次）における栄養・食生活に関連する目標

目標	指標	現状値	目標値
生活習慣の改善（栄養・食生活）			
適正体重を維持している者の増加（肥満，若年女性のやせ，低栄養傾向の高齢者の減少）	BMI18.5以上25未満（65歳以上はBMI20を超え25未満）の者の割合（年齢調整値）	60.3%（令和元年度）	66%（令和14年度）
バランスの良い食事を摂っている者の増加	主食・主菜・副菜を組み合わせた食事が1日2回以上の日がほぼ毎日の者の割合	なし	50%（令和14年度）
野菜摂取量の増加	野菜摂取量の平均値	281g（令和元年度）	350g（令和14年度）
果物摂取量の改善	果物摂取量の平均値	99g（令和元年度）	200g（令和14年度）
食塩摂取量の改善	食塩摂取量の平均値	10.1g（令和元年度）	7g（令和14年度）
社会とのつながり・こころの健康の維持および向上			
地域等で共食している者の増加	地域等で共食している者の割合	なし	30%（令和14年度）
自然に健康になれる環境づくり			
「健康的で持続可能な食環境づくりのための戦略的イニシアチブ」の推進	「健康的で持続可能な食環境づくりのための戦略的イニシアチブ」に登録されている都道府県数	0都道府県（令和4年度）	47都道府県（令和14年度）
誰もがアクセスできる健康増進のための基盤の整備			
利用者に応じた食事を提供している特定給食施設の増加	管理栄養士・栄養士を配置している施設（病院，介護老人保健施設，介護医療院を除く）の割合	70.8%	75%（令和14年度）
ライフコースアプローチを踏まえた健康づくり			
児童・生徒における肥満傾向児の減少	児童・生徒における肥満傾向児の割合	10歳（小学5年生）10.96%（令和3年度）	第2次成育医療等基本方針に合わせて設定
低栄養傾向の高齢者の減少	BMI20以下の高齢者（65歳以上）の割合	16.8%（令和元年度）	13%（令和14年度）
若年女性のやせの減少	BMI18.5未満の20歳〜30歳代の女性の割合	18.1%（令和元年度）	15%（令和14年度）

（文献2）より）

② 日本人の食事摂取基準

1. 食事摂取基準の適用対象

　日本人の食事摂取基準（以下，食事摂取基準）は，健康な個人や集団を主な対象としている．生活習慣病などの危険因子がある場合や，高齢者でフレイルに関する危険因子がある場合でもおおむね自立した日常生活ができている者，およびこのような者を中心として構成されている集団も対象に含まれる．具体的には，歩行や家事などの身体活動を行い，体格（BMI）が標準から著しく外れていない者とされて

いる.

　また，疾患を有していたり，疾患に対して高リスク状態である個人や集団に対して，治療を目的として食事摂取基準を使用する場合は，必ず食事摂取基準におけるエネルギーや栄養素の摂取についての基本的な考え方を理解したうえで，疾患に関連する治療ガイドラインなどの栄養管理指針も参照する必要がある.

2. 食事摂取基準の見方

1) エネルギーの指標

🔗 **Link**

BMI
p.156

　エネルギーについては，エネルギーの過不足の回避を目的とする指標として，目標とするBMI（体格指数）が設定されている．目標とするBMIの範囲は，成人を対象とした観察疫学研究において総死亡率が最も低かったBMIの範囲や，日本人のBMIの実態に基づいて設定されている（**表4-2**）.

　また，食事摂取基準で示されているエネルギーの指標としては，推定エネルギー必要量もあげられる（**p.68参照**）.

2) 栄養素の指標

　栄養素については，3つの目的（①摂取不足の回避，②過剰摂取による健康障害の回避，③生活習慣病の発症予防）に基づき，次の5つの指標がある.

（1）推定平均必要量

　ある対象集団の50％の者が必要量を満たし，同時に50％の者が必要量を満たさない（＝不足する*）と推定される摂取量を**推定平均必要量**（EAR：Estimated Average Requirement）という.

＊ここでいう「不足」とは，必ずしも欠乏症が生じることを意味するものではなく，栄養素によって定義が異なります.

（2）推奨量

　ある対象集団のほとんどの者（97〜98％）が必要量を満たしている量を**推奨量**（RDA：Recommended Dietary Allowance）という．推奨量は，推定平均必要量が与えられる栄養素に対して設定され，推定平均必要量を用いて算出される.

（3）目安量

　特定の集団において，ある一定の栄養状態を維持するのに十分な量を**目安量**（AI：Adequate Intake）という．実際には，特定の集団において「ほとんどの人が

表4-2　目標とするBMIの範囲（18歳以上）[1,2]

年齢（歳）	目標BMI（kg/m²）
18〜49	18.5〜24.9
50〜64	20.0〜24.9
65〜74[3]	21.5〜24.9
75以上[3]	

（日本人の食事摂取基準（2025年版）より）

[1] 男女共通．あくまでも参考として使用すべきである.
[2] 上限は総死亡率の低減に加え，主な生活習慣病の有病率，医療費，高齢者および労働者の身体機能低下との関連を考慮して定めた.
[3] 男女共通．総死亡率をできるだけ低く抑えるためには下限は 20.0 から21.0付近となるが，その他の考慮すべき健康障害などを勘案して21.5とした.

4章 健康と栄養

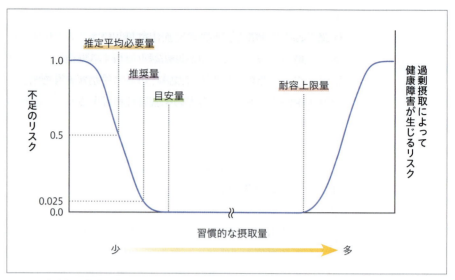

図4-2　食事摂取基準の各指標を理解するための概念図
推定平均必要量では不足するリスクが50％（0.5），推奨量では2〜3％の中間値として2.5％（0.025）であることを示している．
耐容上限量を超える摂取量では，過剰摂取による健康障害の潜在的なリスクが高まることを表している．また，推奨量と耐容上限量の間の摂取量では，摂取不足や過剰摂取によるリスクがほぼゼロに近いことを示している．
目安量はその定義から，理論上，推奨量よりも大きいと考えられる．
※目標量はここで示す図や概念とは異なる性質を持つため，図示することはできない．

(日本人の食事摂取基準（2025年版）より一部改変)

不足状態を示さない量」として設定される．科学的な根拠が不十分で，推定平均必要量と推奨量を算出できない場合に設定される．

(4) 耐容上限量

健康障害をもたらすリスクがないとみなされる，習慣的な摂取量の上限を**耐容上限量**（UL：tolerable Upper intake Level）という．この量を超えて摂取すると，過剰摂取によって潜在的な健康障害のリスクが高まると考えられる．

(5) 目標量

生活習慣病の発症予防を目的として，現在の日本人が当面の目標とすべき摂取量（またはその範囲）を**目標量**（DG：tentative Dietary Goal for preventing life-style related diseases）という．

これらの指標の概念を理解するための図を**図4-2**に示す．この図は，習慣的な摂取量と健康リスク（摂取不足や過剰摂取によって健康障害が生じる確率）の関係を概念的に表現したものである．縦軸は，個人の場合は摂取不足や過剰摂取によって健康障害が発生する確率，集団の場合は摂取不足や過剰摂取によって健康障害を生じる人の割合を示す．
※性別・年齢区分ごとの栄養素の食事摂取基準は付章1を参照されたい．

3) 年齢区分

　乳児に関しては，「出生後6か月未満（0〜5か月）」と「6か月以上1歳未満（6〜11か月）」の2区分とし，成長に合わせてより詳細な区分が必要な場合は，「出生後6か月未満（0〜5か月）」「6か月以上9か月未満（6〜8か月）」「9か月以上1歳未満（9〜11か月）」の3区分とされている．

　さらに，1〜17歳までを小児，18歳以上を成人とし，高齢者に関しては「65〜74歳」「75歳以上」の2区分となっている．

4) 参照体位

　食事摂取基準の策定において参照されている体位（身長・体重）は，性別と年齢区分によって平均的な日本人の体位を想定し，健全な発育や健康の保持・増進，生活習慣病の予防を考えるうえでの参照値として提示されている（表4-3）．

表4-3　参照体位（参照身長，参照体重）[※1]

性別	男性		女性[※2]	
年齢等	参照身長 (cm)	参照体重 (kg)	参照身長 (cm)	参照体重 (kg)
0〜5（月）	61.5	6.3	60.1	5.9
6〜11（月）	71.6	8.8	70.2	8.1
6〜8（月）	69.8	8.4	68.3	7.8
9〜11（月）	73.2	9.1	71.9	8.4
1〜2（歳）	85.8	11.5	84.6	11.0
3〜5（歳）	103.6	16.5	103.2	16.1
6〜7（歳）	119.5	22.2	118.3	21.9
8〜9（歳）	130.4	28.0	130.4	27.4
10〜11（歳）	142.0	35.6	144.0	36.3
12〜14（歳）	160.5	49.0	155.1	47.5
15〜17（歳）	170.1	59.7	157.7	51.9
18〜29（歳）	172.0	63.0	158.0	51.0
30〜49（歳）	171.8	70.0	158.5	53.3
50〜64（歳）	169.7	69.1	156.4	54.0
65〜74（歳）	165.3	64.4	152.2	52.6
75以上（歳）	162.0	61.0	148.3	49.3
18以上（歳）[※3]	（男女計）参照身長：161.0cm，参照体重：58.6kg			

[※1] 0〜17歳は，日本小児内分泌学会・日本成長学会合同標準値委員会による小児の体格評価に用いる身長，体重の標準値をもとに，年齢区分に応じて，当該月齢および年齢区分の中央時点における中央値を引用した．ただし，公表数値が年齢区分と合致しない場合は，同様の方法で算出した値を用いた．18歳以上は，平成30・令和元年国民健康・栄養調査における当該の性および年齢区分における身長・体重の中央値を用いた．
[※2] 妊婦，授乳婦を除く．
[※3] 18歳以上成人，男女合わせた参照身長，参照体重として，平成30・令和元年の2か年分の人口推計を用い，「地域ブロック・性・年齢階級別人口÷地域ブロック・性・年齢階級別 国民健康・栄養調査解析対象者数」で重み付けをして，地域ブロック・性・年齢区分を調整した身長・体重の中央値を算出した．

（日本人の食事摂取基準（2025年版）より）

5) 摂取源

食事摂取基準で示されるエネルギーと栄養素は，私たちが普段食事として摂取する通常の食品に含まれるものを対象としている．ただし，耐容上限量については，通常の食品以外の食品（いわゆる健康食品やサプリメントなど）から摂取する栄養素も含まれている．

また，耐容上限量以外の指標については通常の食品からの摂取を基本とするが，通常の食品からの摂取では必要量を満たすことができないものもある．例えば胎児の神経管閉鎖障害のリスク低減のために，妊娠を計画している女性や妊娠の可能性がある女性，および妊娠初期の女性などに付加する葉酸については，通常の食品だけでは必要な量を摂取することが難しいため，通常の食品以外の食品から摂取する必要がある．

🔗 **Link**

胎児の神経管
閉鎖障害
p.109

3. 推定エネルギー必要量

1) エネルギー収支バランスとBMI

生体は外界からエネルギーを摂取し，そのエネルギーはさまざまな生命活動に使われ，摂取したエネルギーの多くは最終的に熱として体から放出される．

エネルギー摂取量とは，ヒトが食品や飲料から体内に取り込んだエネルギーの総量をさす．一方，エネルギー消費量とは，ヒトが日々の活動や基礎代謝を通じて消費するエネルギーの総量をさす．エネルギー摂取量とエネルギー消費量のバランス（**エネルギー収支バランス**）は，エネルギー摂取量とエネルギー消費量の差で評価する．エネルギー摂取量がエネルギー消費量を上回ると体重が増加し，エネルギー消費量がエネルギー摂取量を上回ると体重が減少するように，短期的なエネルギー収支バランスの結果は，体重の変化や体格に影響する．

健康と生活習慣病予防の観点からは，必要なエネルギー量を過不足なく摂取するだけでなく，望ましい体格を維持するためのエネルギー摂取量が必要である．そのため，食事摂取基準ではエネルギー収支バランスの維持を示す指標として，BMIが採用されている（p.65参照）．

2) 推定エネルギー必要量の求め方

＊推定エネルギー必要量はあくまで食事摂取基準における参照値です．実際のエネルギーの過不足の判定や管理には，その個人や集団の体重変化やBMIを用いることが望ましいとされています．

ある身長・体重と体組成の個人が，長期間に良好な健康状態を維持する身体活動レベルのときに，エネルギー消費量との均衡がとれるエネルギー摂取量を**エネルギー必要量**という．しかし，実際のエネルギー必要量は個人によって異なり，性別や年齢区分によって1つの値で示すことは難しい．そのため，食事摂取基準では参考資料として**推定エネルギー必要量**が示されている＊．成人（妊婦や授乳婦を除く）の場合，推定エネルギー必要量は次の方法で算出されている．

※性別・年齢区分・身体活動レベルごとの推定エネルギー必要量は付章1を参照されたい．

推定エネルギー必要量（kcal/日）
＝体重1kgあたりの基礎代謝基準値（kcal/kg体重/日）×参照体重（kg）
　×身体活動レベル基準値

小児，乳児，妊婦，授乳婦の推定エネルギー必要量は，成長や妊娠継続，授乳に必要なエネルギー量を**付加量**として加えることで求められている．

(1) 基礎代謝基準値

食事摂取基準において，推定エネルギー必要量の算出に用いられる「体重1kgあたりの基礎代謝基準値」とは，過去に日本で実測された基礎代謝量を元に算出された値である（表4-4）．**基礎代謝量**とは，生命維持に最小限必要なエネルギーの量

表4-4　体重1kgあたりの基礎代謝基準値

年齢（歳）	男性 体重1kgあたりの基礎代謝基準値（kcal/kg体重/日）	女性 体重1kgあたりの基礎代謝基準値（kcal/kg体重/日）
1～2	61.0	59.7
3～5	54.8	52.2
6～7	44.3	41.9
8～9	40.8	38.3
10～11	37.4	34.8
12～14	31.0	29.6
15～17	27.0	25.3
18～29	23.7	22.1
30～49	22.5	21.9
50～64	21.8	20.7
65～74	21.6	20.7
75以上	21.5	20.7

（日本人の食事摂取基準（2025年版）より一部改変）

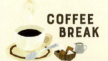

COFFEE BREAK　基礎代謝量と安静時代謝量，睡眠時代謝量

基礎代謝量が生命維持に必要な最小源のエネルギーであるのに対し，安静時代謝量とは，座位や仰臥位で静かに休息している状態のとき（安静時）に消費されるエネルギー量のことです．安静時は，基礎代謝量の測定時（早朝空腹時，覚醒状態）よりも骨格筋の緊張が高く，また測定時に食物の消化・吸収に伴う消費エネルギーの影響を受けるため，基礎代謝量の1.1～1.2倍で表されます．

一方，睡眠時代謝量とは睡眠時に消費されるエネルギー量のことです．睡眠時は覚醒時に比べ骨格筋が弛緩しているため，睡眠時代謝量は安静時代謝量よりも低く，基礎代謝量とほぼ同じとされています．

で，早朝の空腹時に覚醒した状態の安静仰臥位で測定される．この値は直接測定する方法と，性別・年齢・身長・体重などを使った推定式を用いて求める方法がある．

(2) 身体活動レベル基準値

身体活動レベルとは，日常生活における活動の強度の指標である．「低い」「ふつう」「高い」の3つのカテゴリーに分けられており，食事摂取基準においてはカテゴリーごとに「身体活動レベル基準値」が定められている（表4-5）．また，栄養素の食事摂取基準は，身体活動レベル「ふつう」を想定して算出されている．

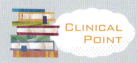

メッツ（METs）とは

従来，エネルギー消費量の算出は非常に煩雑で困難だった．そのため，安静時（安静座位）におけるエネルギー消費量を1としたときに，安静時よりも多くのエネルギーを消費する（骨格筋の収縮を伴う）あらゆる身体活動のエネルギー消費量が何倍であるかを表す，**メッツ（METs）**という単位が使用されるようになった（表）．

『健康づくりのための身体活動・運動ガイド2023』では身体活動を日常生活における家事・労働・通勤・通学などの「生活活動」と，健康・体力の維持・増進を目的として計画的・定期的に実施される「運動」，さらに座位や臥位の状態で行われるエネルギー消費が1.5メッツ以下の「座位行動」の3種類に分類しており，成人では次の目標が推奨されている．

- 強度が3メッツ（歩行またはそれと同等）以上の身体活動を1日60分以上
- 強度が3メッツ（息がはずみ汗をかく程度）以上の運動を週60分以上
- 運動として，筋力トレーニングを週2～3日

表　生活活動と運動のメッツ表

メッツ	生活活動の例	運動の例
2.0	ゆっくりした歩行（散歩または家の中），料理や食材の準備，洗濯	
2.5	植物への水やり，子どもの世話	ヨガ
3.0	普通歩行（平地，67 m/分）	ボウリング，バレーボール
3.5	歩行（平地，75～85 m/分），床磨き，風呂掃除，庭の草むしり，子どもと遊ぶ（歩く/走る，中強度）	自体重を使った軽い筋力トレーニング（軽・中等度），体操（家で，軽・中等度）
4.0	自転車に乗る（≒16 km/時未満，通勤），階段を上る（ゆっくり），高齢者や障がい者の介護（身支度，風呂，ベッドの乗り降り）	卓球，ラジオ体操第1
5.0	かなり速歩（平地，速く＝107 m/分）	かなり速歩（平地，速く＝107 m/分），野球，ソフトボール
5.3		水泳（ゆっくりとした平泳ぎ），アクアビクス
6.0		ゆっくりとしたジョギング，ウェイトトレーニング（高強度），バスケットボール
7.0		ジョギング，サッカー，スケート
7.3		エアロビクス，テニス（シングルス）

（文献6）より一部改変）

表4-5　身体活動レベル（カテゴリー）別の身体活動レベル基準値と，日常生活の例（成人）

身体活動レベル （カテゴリー）	低い	ふつう	高い
身体活動レベル基準値[1]	1.50 （1.40～1.60）	1.75 （1.60～1.90）	2.00 （1.90～2.20）
日常生活の内容[2]	生活の大部分が座位で，静的な活動が中心の場合	座位中心の仕事だが，職場内での移動や立位での作業・接客など，通勤・買い物での歩行，家事，軽いスポーツのいずれかを含む場合	移動や立位の多い仕事への従事者，あるいはスポーツなど余暇における活発な運動習慣をもっている場合

※1　代表値．（　）内はおよその範囲．
※2　参考文献4，5）を参考に，身体活動レベルに及ぼす仕事時間中の労作の影響が大きいことを考慮して作成．

（日本人の食事摂取基準（2025年版）より一部改変）

③ 食品の安全

1. 食品の安全とは

　食品は人の生命や健康の維持・増進に不可欠であり，その安全性の確保は重要である．しかし，現実には食中毒など，食品に起因するさまざまな問題が起きている．また，経済社会の発展に伴い食生活が豊かになる一方で，食品流通の発展・拡大に従い，世界各国から多くの食品が輸入されるようになるなど，食品の安全確保が複雑化している．

　世界保健機関（WHO）では，食品衛生を「栽培（生育），生産，製造から最終的に人に消費されるまでのすべての段階における食品の安全性・完全性・健全性を保障するのに必要なあらゆる手段」と定義しており，わが国でも食品の安全を守るためのさまざまな食品衛生対策が講じられている．

2. 食の安全に関わる法律

1）食品衛生法

　食品衛生法は，「食品の安全性の確保のために公衆衛生の見地から必要な規制その他の措置を講ずることにより，飲食に起因する衛生上の危害の発生を防止し，もって国民の健康の保護をはかること」を目的とし，1947年（昭和22年）に制定・施行されている．

2）食品安全基本法

　2001年（平成13年）の牛海綿状脳症（BSE）問題をはじめ，わが国における食品の安全をめぐる問題の発生を契機として，食品安全行政が見直され，食品の安全性

＊科学的なリスク分析
食品中に含まれる危害要因（ハザード）を摂取することによって人の健康に悪影響を及ぼす可能性がある場合に，その発生を未然に防止し，それによるリスクを最小限に抑えるための科学的手法のことをいいます．

＊食品トレーサビリティ
食品の流通を，原材料の生産段階から最終的に消費される段階までを追跡することで，「追跡可能性」ともいいます．これにより，食中毒などが発生した際に，問題のある食品がどこから来たか，どこに行ったかを調べることができます．

確保を推進することを目的として2003年（平成15年）に**食品安全基本法**が制定された．これに伴い，内閣府に**食品安全委員会**が設置され，食品の安全性を確保する基本的な方策として，科学的なリスク分析＊の手法が導入された．

3. 現代における食品の安全の問題

　食品の利便性・簡便性の付与や，経済性の改善が追求された結果，世界的規模で加工食品の生産が行われるようになっている．一方で，どのような食品を使って，どのような製造工程を経てつくられたのかが不明なことが多く，製造現場の実態や食品の生産・消費がもたらす環境への負荷などが把握しにくくなっている．

　これに伴い，食品表示やトレーサビリティ＊などのリスク管理や，食品の安全・安心の向上に資する取り組みが必要になっている．

参考文献

1) 厚生省，文部省，農林水産省：食生活指針（平成28年6月一部改正）.
2) 厚生労働省：健康日本21（第三次）について〜栄養・食生活関連を中心に〜（令和5年7月19日）.
https://www.mhlw.go.jp/content/10900000/001122156.pdf
3) 厚生労働省：「日本人の食事摂取基準（2025年版）」策定検討会報告書.
4) Ishikawa-Takata K, Tabata I, Sasaki S, et al.：Physical activity level in healthy free-living Japanese estimated by doubly labelled water method and International Physical Activity Questionnaire. Eur J Clin Nutr. 62 (7)：885-891, 2008.
5) Black AE, Coward WA, Cole TJ, et al.：Human energy expenditure in affluent societies：an analysis of 574 doubly-labelled water measurements. Eur J Clin Nutr, 50 (2)：72-92, 1996.
6) 国立健康・栄養研究所：改訂版『身体活動のメッツ（METs）表』（2012年4月11日改訂）.
https://www.nibiohn.go.jp/eiken/programs/2011mets.pdf
7) 植木幸英，阿部尚樹：サクセス管理栄養士・栄養士養成講座 食品衛生学 第7版. 第一出版，東京，2019.
8) 伊藤　武，古賀信幸，金井美惠子 編著：Nブックス 新訂食品衛生学. 建帛社，東京，2020.
9) 医薬基盤・健康・栄養研究所 監修：健康・栄養科学シリーズ 食べ物と健康 食品の安全 改訂第2版. 南江堂，東京，2018.
10) 水品善之，菊﨑泰枝，小西洋太郎 編：栄養科学イラストレイテッド 食品学I 改訂第2版. 羊土社，東京，2021.
11) 内閣府 食品安全委員会：食品の安全性に関する用語集 第7版. 2023.
https://www.fsc.go.jp/yougoshu.data/yougoshu.pdf
12) 農林水産省：トレーサビリティ関係.
https://www.maff.go.jp/j/syouan/seisaku/trace/

5章 食事と食品

到達目標

❶ 食生活と健康との関連を説明できる.
❷ 食事バランスガイドを説明できる.
❸ 食品群の分類と特徴を説明できる.
❹ 食品の機能を説明できる.
❺ 食品の表示と保健機能食品,特別用途食品について説明できる.
❻ 摂食嚥下機能と食品の物性について説明できる.

1 食事の基本

1. 栄養バランスのとれた食生活と課題

🔗 Link

食生活指針
p.62

　健康寿命を延ばし,日常生活の制限なく日々を健康的に過ごすためには,充実した食生活が大切である.農林水産省などが作成した食生活指針では,「主食,主菜,副菜を基本に,食事のバランスを」と謳われている.

　「食育に関する意識調査報告書(令和6年3月)」によると,全体の8割近くが「食育に関心がある」と回答しており,特に若い世代(20〜39歳)においては「今後1年間食育として実践したいこと」として「栄養バランスのとれた食生活」をあげた者の割合が最も高くなっている.現在の食生活については,全体の7割以上が日頃から健全な食生活実践を心がけている一方で,若い世代では,主食・主菜・副菜がそろった食事を1日に2回以上ほぼ毎日食べている者や,朝食をほとんど毎日食べている者の割合が低い.食品や料理を選択する際には「おいしいこと」を重視する者が最も多く,男性や若い世代では「栄養バランスに配慮されていること」よりも「価格が安いこと」や「準備の手間がかからないこと」をあげた者の割合が高かった.これらの結果は,家庭内での食事準備や栄養知識の向上が引き続き求められていることを示している.

　栄養バランスを整えるためには,「ごはん食」のメリットを周知したり,外部サービスも活用した日本型食生活*の実践などの「食事を準備する力」を,段階的に・わかりやすく推進したりすることが重要とされる.また,主食と組み合わせる主菜や副菜などは,家庭での調理のみを前提とするのではなく,中食,冷凍食品,レトルト食品,合わせ調味料などの活用や,外食との組み合わせでもよい.

* **日本型食生活**
主食・主菜・副菜がそろい,適度に牛乳・乳製品や果物も加わった昭和50年代頃の食生活を「日本型食生活」といい,栄養バランスにすぐれているとされています.

73

2. 主食・主菜・副菜のとらえ方

　普段の食事の栄養バランスが整っているかは，1日の食事内容を把握し，食事を主食・主菜・副菜に当てはめて確認するとよい（**食事バランスガイド，後述**）．

　また，栄養バランスを整えるには，朝食・昼食・夕食の3食をとることがポイントである．欠食があると，タンパク質が足りないなどバランスが偏りがちになるため，惣菜を取り入れたり，外食時も主食・主菜・副菜を意識してみることを勧める．

1)「主食」はエネルギーのもとになるもの

　米，もち，パン，うどん，そば，スパゲティなど，主食は糖質を主成分とするエネルギー源となるもので，1日のエネルギー摂取量の約50〜60％は主食由来である．減量を目的として主食の量を減らすことがあるが，減らしすぎると集中力が低下し，活動した後の疲れが溜まりやすくなる可能性もあるため，注意が必要である．逆に，主食をとりすぎると血糖値が上昇し，肥満や糖尿病などの原因となることから，主食の食べすぎにも注意が必要である．

2)「主菜」は体をつくるもとになるもの

　魚，肉，大豆製品，卵など，主菜は主にタンパク質や脂質の供給源で，筋肉や血液など体をつくる材料になるものである．1回の食事でそろえる主菜は1〜2品が望ましく，とりすぎると肥満や脂質異常症などの原因になるため，個人に合った適切な量を把握する．

　主菜のうち，タンパク質が不足すると，筋肉量の減少や貧血などが起こる可能性がある．特に高齢者は，食欲や咀嚼機能の低下により，主菜を十分にとれなくなる傾向がある．タンパク質は体の構成成分になる栄養素として特に重要であるため，主菜は適切な量をしっかりと食べることが推奨されている．

3)「副菜」は体の調子を整えるもとになるもの

　野菜，きのこ，海藻類などを使った副菜は，体の調子を整えるビタミン，ミネラル，食物繊維の供給源である．野菜，きのこ，海藻類は，1回の食事につき2品以上取り入れ，特に野菜は1日350g以上食べることが推奨されている．

　野菜などの食物繊維の多い食品を食べると噛みごたえがあり，満足感を得られやすく，食事のはじめに食べると血糖値の上昇がゆるやかになるといわれている．現在の日本人の食生活では不足しがちなため，副菜が少なくならないように意識して取り入れることが重要である．

② 食事バランスガイド

1. 食事バランスガイドとは

食事バランスガイドとは，1日に「何を」「どれだけ」食べたらよいかを考える際の参考になるよう，食事の望ましい組み合わせとおおよその量をイラストでわかりやすく示したものである（**図5-1**）．食生活指針を具体的に行動に結びつけるものとして，2005年（平成17年）6月に厚生労働省と農林水産省が策定した．

食事バランスガイドは，層状に区切られたコマのイラスト中に料理の目安が記されており，区分ごとに「つ（またはSV）」という単位*を用いる．

> * **食事バランスガイドの単位**
> SVとは，「サービング（食事の提供量）」の略です．各料理区分の「つ（SV）」の量的な基準は，主材料の栄養素量や重量に基づいています．

2. 食事バランスガイドの見方

1) 食事の「適量」とは

1日分の食事の適量（どれだけ食べたらよいか）は，性別，年齢，身体活動レベルによって異なる．コマのイラストには，適量の基本形として2,200±200 kcalを想定した料理例が表現されている．これは，身体活動レベルが「低い」成人男性，もしくは身体活動レベルが「ふつう」以上の成人女性が1日に食べる量の目安になる*．この基本形の場合，コマのイラストにあるように主食は5～7つ（SV），副菜は5～6つ（SV），主菜は3～5つ（SV），牛乳・乳製品は2つ（SV），果物は2つ（SV）となる．

> * 基本形に該当しない人については，各料理区分の単位を適宜調整します（身体活動レベルについては4章参照）．

2) 料理例と数え方

食事バランスガイドの単位は，主食であれば，ご飯小盛り1杯（100g）や食パン1枚で「1つ（SV）」，ご飯中盛り1杯（150g）は「1.5つ（SV）」，麺類は「2つ（SV）」のように，原則として誰にでもわかりやすい量になるように決められている．野菜・いも・海藻・きのこを主材料とする副菜であれば，小鉢1個分が「1つ（SV）」となる．肉・魚・卵・大豆製品の料理である主菜は，卵であれば1個分使った料理が「1つ（SV）」，魚料理は標準的な1人前が「2つ（SV）」，肉料理は1人前が「3つ（SV）」となる．

まずは各料理区分の単位（つ/SV）をおおまかに覚え，1日の食事のバランスを振り返るためのツールとして，日常生活に気軽に取り入れて活用されることを意図している．

3) その他の要素

①**コマの軸**：コマの軸は「水・お茶」を表している．水分は食事のなかで欠かせないものであり，食事や食間などに十分量をとる必要があることが示されている．

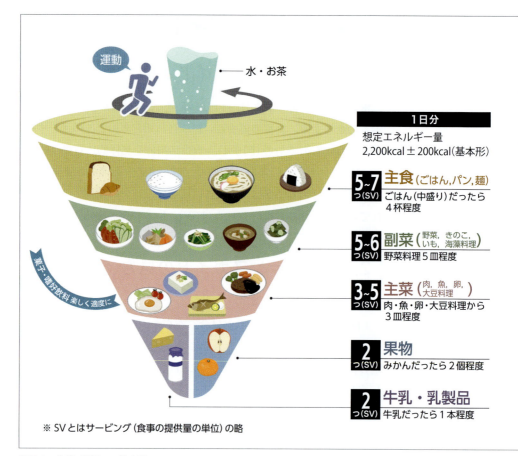

図5-1　食事バランスガイド

②コマのひも：コマの回転に必要なひもは「菓子・嗜好飲料」を表している．菓子・嗜好飲料は食生活のなかで楽しみとしてとらえられ，適度にとる必要があることから，イラスト上ではコマを回すためのひもとして表現され，「楽しく適度に」というメッセージがついている．1日200 kcal程度が目安である．

③運動：栄養バランスだけではなく，「運動」によってコマを回さなければ，コマが倒れてしまうことが示されている．

3 食品群の分類と特徴

1. 食品群とその分類

「日本食品標準成分表（八訂）増補2023年」には，2,538種もの食品が収載されている（表5-1）．これらの食品の分類は，原材料などによる物質的な分類と，主要栄養素や食習慣などによる栄養学・食品学的な分類がある．

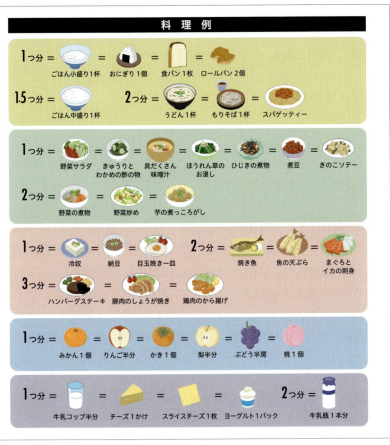

(厚生労働省・農林水産省が決定した「食事バランスガイド」に基づき作成)

表5-1 「日本食品標準成分表(八訂)増補2023年」の収載食品数(食品群別)

食品群	食品数	食品群	食品数
1) 穀類	208	11) 肉類	317
2) いも および でんぷん類	70	12) 卵類	23
3) 砂糖 および 甘味類	31	13) 乳類	59
4) 豆類	113	14) 油脂類	34
5) 種実類	46	15) 菓子類	187
6) 野菜類	413	16) 嗜好飲料類	64
7) 果実類	185	17) 調味料 および 香辛料類	148
8) きのこ類	56	18) 調理済み流通食品類	55
9) 藻類	58		
10) 魚介類	471	合計	2,538

1) 原材料による分類

　食品は，生物が生産するものとそれ以外に分けられる．前者には**動物性食品**と**植物性食品**が含まれ，後者には鉱物性食品が含まれる．

①動物性食品：魚介類，肉類，卵類，乳類など
②植物性食品：穀類，いも類，豆類，種実類，野菜類，果実類，きのこ類，藻類など
③鉱物性食品：食塩，岩塩，海水，にがり，炭酸水素ナトリウム（重曹）など

2）主要栄養素による分類

(1) 三色食品群

栄養素の特徴から，赤・黄・緑の3色に分類したものである（図5-2）．赤群は主に体をつくるもとになる食品，黄群は主にエネルギーのもとになる食品，緑群は主に体の調子を整える食品がそれぞれ該当する．

(2) 四群点数法

栄養学者の香川 綾によって提唱された食品群で，食品中に豊富に含まれる栄養素の特徴によって食品を1〜4群に分類し，さらにエネルギーや各栄養素に過不足が生じないよう，摂取量のルールが設けられている（表5-2）．摂取量の単位はkcal（エネルギー量）であり，食品80kcalを1点，基本点数は1,600kcal/20点として，第1〜3群までを各3点とし，残りの点数（11点）を第4群にあてて計算する．四群点数法に沿って食品を選べば，必要な栄養素が一定量以上摂取できるとされている．

(3) 6つの基礎食品群

1981年（昭和56年）に厚生省（現在の厚生労働省）から示された食品分類で，食品に含まれる栄養素のはたらきの特徴を，三色食品群よりも細かく分けたものである（表5-3）．第1〜2群の食品は三色食品群の「赤」，第3〜4群の食品は三色食品群の「緑」，第5〜6群の食品は三色食品群の「黄」のグループにそれぞれ該当する．6つのすべての食品群から，バランスよく食事に取り入れることが望ましいとされている．

第1〜2群の食品は，良質なタンパク質やカルシウムなどの供給源で，第3〜4群の食品はビタミンやミネラルの供給源である．第5群の食品は糖質性のエネルギー源となり，第6群の食品は脂質性のエネルギー源となる．さらに，第6群の食品は，体内でつくられない必須脂肪酸をとるうえでも役立つ．

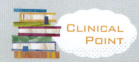

日本食品標準成分表とは

日本食品標準成分表（以下，食品成分表）は，原則として日常的に食べられている食品の成分値をまとめたもので，1950年（昭和25年）に初めて公表されて以降，わが国において食品成分に関する基礎データとして広く活用されています．

食品成分表には，可食部（食品の食べられる部分）100g当たりのエネルギーおよび各栄養素の成分量が示されています．

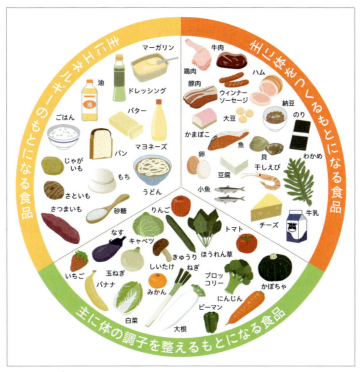

図5-2 三色食品群
● 主に血や肉となり,体をつくるもとになる(赤色)
● 主にエネルギーとなり,体を動かすもとになる(黄色)
● 主に体の調子を整え,病気にかかりにくくなる(緑色)

(文献4)より一部改変)

表5-2 四群点数法
基本点数である1,600 kcal(20点)になる食品の例を以下に示す.
第1群:牛乳(180 mL)+プレーンヨーグルト(65 g)+卵(55 g,1個)=3点
第2群:鶏むね肉(70 g)+アジ(50 g,1枚)+納豆(40 g,1パック)=3点
第3群:玉ねぎ(230 g)+にんじん(120 g)+じゃがいも(110 g,1個)+りんご(130 g,1/2個)=3点
第4群:ご飯(150 g,1杯)+食パン(6枚切り1枚)+乾燥パスタ(80 g)+サラダ油(小さじ3杯強)+砂糖(小さじ3杯強)=11点

第1群	乳・乳製品,卵	骨格をつくるのに不足しがちなカルシウム,ビタミンB_2,タンパク質をバランスよく含む食品
第2群	魚・肉,豆製品	筋肉や血液など体をつくるタンパク質を多く含む食品
第3群	野菜(きのこ・海藻を含む),いも,果物	体の調子を整えるのに必要なビタミンやミネラル,食物繊維を多く含む食品
第4群	穀物,油脂,砂糖など	体を動かすエネルギー源となる食品

表5-3 6つの基礎食品群

食品群	食品の類別	食品の例示	食品の分類
第1群	魚・肉・卵・大豆	魚，貝，いか，たこ，かに，かまぼこ，ちくわなど 牛肉，豚肉，鳥肉，ハム，ソーセージなど 鶏卵，うずら卵など 大豆，豆腐，納豆，生揚げ，がんもどきなど	良質なタンパク質の供給源となり，毎日の食事で主菜となるものである．副次的にとれる栄養素としては脂質，カルシウム，鉄，ビタミンA，ビタミンB_1，ビタミンB_2があり，これらの供給源としても大きな役割を果たす．
第2群	牛乳・乳製品・骨ごと食べられる魚	牛乳，スキムミルク，チーズ，ヨーグルトなど めざし，わかさぎ，しらす干しなど ※わかめ，昆布，のりなど海草を含む	牛乳・乳製品は，比較的多種の栄養成分を含むが，特にカルシウムの供給源として重要である．その他，良質なタンパク質やビタミンB_2の供給源としての役割も大きい．小魚類は，タンパク質やカルシウムを多く含み，また鉄やビタミンB_2の供給源にもなる．
第3群	緑黄色野菜	にんじん，ほうれん草，小松菜，かぼちゃなど	主にカロテンの供給源となる野菜だが，ビタミンCおよびカルシウム，鉄，ビタミンB_2の供給源としても大きな役割を占める．なお，この群に分類される野菜は原則として，その100g中にカロテンとして600μg以上含有されるものとする．
第4群	その他の野菜・果物	大根，白菜，キャベツ，きゅうり，トマトなど みかん，りんご，なし，ぶどう，いちごなど	主にビタミンの供給源として重要である．その他，カルシウム，ビタミンB_1，ビタミンB_2の供給源としての役割も大きく，第3群以外の野菜および果実類が含まれる．
第5群	米・パン・麺・いも	飯，パン，うどん，そば，スパゲティなど さつまいも，じゃがいも，さといもなど ※砂糖，菓子など糖質含量の多い食品を含む	糖質性のエネルギー源となる食品である．大麦や小麦などの穀類とその加工品，および砂糖類，菓子類などが該当する．なお，いも類は，糖質の他にビタミンB_1，ビタミンCなども比較的多く含まれる．
第6群	油脂	てんぷら油，サラダ油，ラード，バター，マーガリンなど ※マヨネーズ，ドレッシングなど多脂性食品を含む	脂質性のエネルギー源となる食品で，大豆油，米油などの植物性油脂，およびバター，ラードなどの動物性油脂，マヨネーズやドレッシングなどの多脂性食品が含まれる．

(文献5)より一部改変)

2. 食品に含まれる栄養素

本項では「日本食品標準成分表(八訂)増補2023年」に収載されている食品の18の食品群について，それぞれに含まれる栄養素の特徴を紹介する．

1) 穀類

穀類は炭水化物，特にでんぷんを豊富に含むため，重要なエネルギー供給源となる．米は炭水化物を約80％，タンパク質を6〜7％含み，穀類のなかではアミノ酸スコアが比較的高い．玄米は精白米に比べて，食物繊維やビタミンB群を豊富に含む．これは，精米により除去される糠層や胚芽に，食物繊維やビタミンが局在している

🔗 Link
アミノ酸スコア
p.26

ためである．

小麦粉は炭水化物が70％前後，タンパク質は8〜13％と米に比較して多い．食物繊維は2〜3％であるが，小麦の外皮や胚芽を除去していない全粒粉には，約10％と多く含まれている．また，全粒粉にはビタミンB群が豊富である．

大麦はβ-グルカンなどの食物繊維が豊富なため，精白米に混ぜて炊飯することで食物繊維を補うことができる．

2) いも および でんぷん類

いも類は炭水化物として主にでんぷんを10〜30％含み，穀類と同様に主食となりうる．水分を60〜80％含み，タンパク質と脂質は少ない．でんぷん類は，穀類やいも類などの貯蔵でんぷんを加工したもので，炭水化物を主成分とし（80〜90％），残りのほとんどが水分である．

じゃがいもは，いも類のなかではビタミンCを多く含み，加熱調理をしても比較的安定している．さつまいもの炭水化物は主にでんぷんであるが，スクロース（ショ糖）などの糖類がじゃがいもよりも多く，食物繊維も豊富である．こんにゃくいもを原料とする板こんにゃくやしらたきに含まれる炭水化物は，ほとんどが食物繊維である．

3) 砂糖 および 甘味類

上白糖，グラニュー糖，黒砂糖などの砂糖の主成分はスクロース（ショ糖）である．黒砂糖は精製度合いが低く，カリウムやカルシウム，鉄などのミネラルを豊富に含む．

甘味類（甘味料）としては近年，う蝕リスクを低減させる非発酵性や，肥満リスクを低減させる低エネルギー性などの機能をもつ多種の**代用甘味料**が利用されている．甘味料は，糖質系甘味料と非糖質系甘味料に大別され，甘味度*は種類により異なる（**表5-4**）．

特に非糖質系甘味料は強い甘味をもつため，ダイエット用食品などの加工食品によく利用されている．一方で，世界保健機関（WHO）は非糖質系甘味料の使用に関するガイドラインを公開し，「非糖質系甘味料の使用は長期的にみると体重管理に効果的ではない」としている．また，国際がん研究機関（IARC）は，アスパルテームが発がん性をもつ可能性を指摘している．アスパルテームの許容一日摂取量*は，一般的に日常摂取する範囲では問題ない量とされているが，安全性をよく理解したうえで適切に使用する必要がある．

加えて，オリゴ糖や糖アルコールなどの低エネルギー性の代用甘味料を多量に摂取すると，一過性の下痢を引き起こすことがあるので注意が必要である．

Link

代用甘味料
『生化学・口腔生化学』
p.105
『歯科予防処置論・歯科保健指導論 第2版』
p.287

＊甘味度
甘味料の甘味の強さの指標で，人が感じるスクロース（ショ糖）の甘味を1としたときの相対値で表されます．

＊許容一日摂取量
許容一日摂取量（ADI：Acceptable Daily Intake）とは，特定の物質について，人が生涯にわたって毎日摂取し続けても，健康への悪影響がないと推定される1日あたりの摂取量を，体重1kgあたりで示したものです．

表5-4 代表的な甘味料の種類と特徴

分類		名称	甘味度	特徴
糖質系甘味料	単糖類二糖類	スクロース（ショ糖）	1	糖質系甘味料の代表．くせがなく，甘味の基準とされる．
		グルコース（ブドウ糖）	0.6〜0.7	自然界に広く存在し，主に果物や野菜に多く含まれる．
		フルクトース（果糖）	1.2〜1.8	温めると甘味が弱まる．果物やはちみつに多く含まれる．
		トレハロース	0.45	後を引かないすっきりした甘味．きのこ類に特に多く含まれる天然の糖類．
		異性化糖	1〜1.2	ブドウ糖と果糖が混合した液糖．低温で甘味が増すため清涼飲料に多く用いられる．
	オリゴ糖	イソマルトオリゴ糖	0.3〜0.6	腸内環境の改善機能があり，保健機能食品に利用されることが多い．自然界では主に野菜や果物に含まれる．
		ガラクトオリゴ糖	0.2〜0.3	
		フラクトオリゴ糖	0.3〜0.6	
	糖アルコール	エリスリトール	0.5〜0.8	清涼感のある甘味．主にきのこや果物に含まれる．
		キシリトール	0.8〜1.2	清涼感のある甘味．主に野菜や果物に含まれる．
		ソルビトール	0.6〜0.7	清涼感のある甘味．主に果物や海藻に含まれる．
		マルチトール	0.8〜0.9	くせがなく，スクロース（ショ糖）の甘味と似ている．主に菓子類などに利用される．
		マンニトール	0.5〜0.7	清涼感のある甘味．海藻や干し柿など，自然界に広く存在．食品添加物として使用基準が設けられている．
		ラクチトール	0.3〜0.4	くせがなく，スクロース（ショ糖）の甘味と似ている．主に菓子類などに利用される．
非糖質系甘味料	化学修飾系	スクラロース	600	スクロース（ショ糖）から合成される．くせがなく，スクロース（ショ糖）の甘味に似ている．
	天然甘味料	グリチルリチン	50〜300	後を引く甘味，特有の苦味．甘草の根に含まれる．
		ステビオサイド（ステビア）	200〜400	清涼感のある甘味．キク科植物のステビアの葉に含まれる．
	合成甘味料	アセスルファムカリウム	180〜200	後引きのない甘味，特有の苦味．
		アスパルテーム	100〜200	2種類のアミノ酸を結合させた化合物で，加熱により分解するため加熱調理に向かない．
		サッカリン	200〜700	強い甘味，高濃度で苦味．
		ネオテーム	7,000〜13,000	アスパルテームから合成される．くせがなく，スクロース（ショ糖）の甘味に似ている．

（文献6〜8）より作成）

4) 豆類

豆類は，タンパク質と脂質が豊富な大豆と，炭水化物が豊富なあずき，いんげんまめ，ひよこまめなどに大別される．

大豆（乾燥）はタンパク質が豊富で（約30％），アミノ酸スコアは100であるため，良質なタンパク質の供給源となる．脂質が他の豆類や穀類と比較して多く（約20％），主に不飽和脂肪酸であるリノール酸，オレイン酸，α-リノレン酸を含む．炭水化物（約30％）のうち，でんぷんは微量で，多くが食物繊維（約20％）やスクロース（ショ糖，約6％）である．ビタミンB群やカルシウムも豊富に含んでおり，特に糸引き納豆は，納豆菌により生成されるビタミンKやビタミンB_2が豊富である．

5) 種実類

種実類は，脂質とタンパク質が豊富なごま，アーモンド，くるみ，落花生などと，炭水化物が豊富で脂質をほとんど含まない栗，銀杏などに大別される．脂質は不飽和脂肪酸の割合が大きく，コレステロールはほとんど含まない．ビタミンE（α-トコフェロール）やビタミンB_1を多く含み，特にアーモンドはビタミンEが豊富である．

6) 野菜類

野菜類の多くは，90％以上が水分である．食物繊維のほか，カルシウムや鉄などのミネラルや，ビタミンA，ビタミンE，ビタミンCや葉酸などのビタミンの重要な供給源となる．

可食部100gあたりにカロテンが600μg以上含まれる野菜を緑黄色野菜という．カロテノイドやフラボノイド，アントシアニンなど，野菜に含まれる色素は抗酸化作用を有するため注目されている．

多くの野菜で，炭水化物のなかでもエネルギー源となるでんぷんや糖類は1～3％，タンパク質は1～3％であり，脂質はほとんど含まない．一方で，れんこんやかぼちゃなどのでんぷんや糖類を多く含む野菜は，エネルギーの過剰摂取になりやすいため注意が必要である．

7) 果実類

果実類は，80～90％の水分を含む．残りのほとんどが炭水化物で，主にフルクトースなどの糖類（10％前後）と食物繊維である．ビタミンCとカリウムが豊富で，重要な供給源となる．

8) きのこ類

きのこ類は90％前後が水分である．含まれる炭水化物（約5％）のほとんどが食物繊維で，ほかにトレハロースやグルコースなどの糖類が少量含まれる．タンパク質は3％前後で，脂質はほとんど含まない．

組成は野菜類と類似するが，きのこ類はビタミンA，ビタミンE，ビタミンCやカルシウムをほとんど含まない．一方，きのこ類は野菜類と比較して，ビタミンD，ビタミンB_1，ビタミンB_2，ナイアシンが豊富で，特にビタミンDの供給源となる．

9) 藻類

藻類の乾燥品は，炭水化物を40～60%含み，そのほとんどが食物繊維である．また，β-カロテンや，ナトリウム，カリウム，カルシウム，マグネシウム，鉄などのミネラルが豊富であるが，特に昆布とひじきはヨウ素を多量に含むため，過剰摂取に注意が必要である．

10) 魚介類

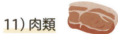

魚介類は，その種類や部位，季節，養殖か天然かなどの条件により成分が大きく異なるが，おおむねタンパク質を15～20%，脂質を0.5～20%含み，炭水化物はほとんど含まない．魚介類のアミノ酸スコアは多くの種類で100であり，良質なタンパク質の供給源となる．脂質は旬の時期に多く，多価不飽和脂肪酸のドコサヘキサエン酸とエイコサペンタエン酸が豊富である．

赤身魚や貝類には鉄が，しらす干しや丸干しの魚，干しえびにはカルシウムが豊富に含まれる．魚の肝臓などの内臓にはレチノール（ビタミンA，2章参照）が多く含まれるため，特に妊娠初期においては過剰摂取に注意が必要である．

🔗 Link
妊娠初期
p.107

11) 肉類

肉類の成分は，品種や部位により異なるが，食肉はタンパク質を10～20%含み，アミノ酸組成のバランスもよく，アミノ酸スコアは100である．

脂質は，牛肉と豚肉の脂身がついた部位は20～50%，脂身のない赤身肉や鶏肉は5～15%と，種類や部位により大きく異なる．脂肪酸は飽和脂肪酸（パルミチン酸，ステアリン酸）と，一価不飽和脂肪酸（オレイン酸）が主である．

食肉の炭水化物は1%未満で，そのほとんどがグリコーゲンである．一方，食肉にはビタミンB群が豊富で，特に豚肉はビタミンB_1の良い供給源となる．肝臓には，鉄などのミネラルやビタミンが豊富に含まれるが，レチノールを多量に含むため，魚介類同様，特に妊娠初期においては過剰摂取に注意が必要である．

12) 卵類

鶏卵（全卵）は，タンパク質を約11%含み，アミノ酸スコアは100で，消化にすぐれるため，タンパク質の重要な供給源となる．

脂質のほとんどが卵黄に含まれ，卵黄の約30%を占める．脂質の約65%が中性脂肪（トリグリセリド），約30%がリン脂質であり，脂肪酸はオレイン酸とパルミチン酸が多い．また，卵黄にはコレステロールが多量に含まれるが，健康な人が一般的な量を摂取する限りでは，健康上に大きな問題は生じないとされている．

13) 乳類

牛乳（普通牛乳）は，タンパク質を3％，脂質を3.5％，炭水化物を4.7％含む．脂質のほとんどは中性脂肪であり，脂肪酸はパルミチン酸，ステアリン酸，オレイン酸が主であるが，酪酸などの短鎖飽和脂肪酸も含む．炭水化物については，ほとんどがラクトース（乳糖）である．

牛乳はビタミンC以外のビタミンとミネラルをまんべんなく含み，特にカルシウムが豊富で，他食品と比較して生体利用率がきわめてすぐれている．また，カルシウムとリンが約1.2：1の比率で含まれており，歯と骨の形成や維持に適した摂取比率である1：1に近い比率で摂取できる．

🔗 **Link**
カルシウムの吸収とリン
p.59

14) 油脂類

油脂類の主成分は中性脂肪で，エネルギーが非常に大きい．

植物性油脂には不飽和脂肪酸が多く含まれ，またビタミンEの重要な供給源でもある．動物性油脂のうち，牛脂とラードは飽和脂肪酸が主で，コレステロールを1％含む．魚油は，多価不飽和脂肪酸のドコサヘキサエン酸とエイコサペンタエン酸を豊富に含む．バターの脂肪酸は，多くがパルミチン酸などの飽和脂肪酸である．

15) 菓子類

菓子類は炭水化物を多量に含み，特に甘味を付与するためにスクロース（ショ糖）などの甘味料が多く使用されている．和菓子類は脂質が少なく，特にあずきなどのあんを使用したものは，食物繊維を1～3％含む．ケーキ・ペストリー類や菓子パン類，ビスケット類は脂質が多く，脂肪酸のなかでは飽和脂肪酸が多い．

16) 嗜好飲料類

緑茶の浸出液はビタミンCのほか，カテキン類やカフェインを含む．コーヒーの浸出液はカフェインとクロロゲン酸を特に多く含む．

炭酸飲料の多くは，炭酸水にスクロース（ショ糖）や異性化糖などの甘味料と，クエン酸などの酸味料を添加しており，pHは2～3と低いため，う蝕や酸蝕症の原因となりやすい．スポーツドリンク（pH 3.5前後），果汁・野菜ジュース（pH 4.0前後）も，茶やコーヒー（pH 6.0前後）と比べて酸性度が強い．

🔗 **Link**
酸蝕症と食生活
『歯科予防処置論・歯科保健指導論 第2版』
p.292

17) 調味料および香辛料類

調味料は全体的に食塩が多く，特にしょうゆは15％前後，みそは6～13％と多い．ウスターソースやトマトケチャップには糖類（20～30％）が含まれる一方，ドレッシング類には脂質が多く含まれ，マヨネーズは70％以上が脂質である．

香辛料に含まれる成分には，食欲増進や消化・吸収促進などの生理作用をもつものがある．また，抗菌作用や抗酸化作用をもつものも多い．

18）調理済み流通食品類

市販のインスタント食品などの調理済み流通食品は，食塩を多量に含むものが多いため，過剰摂取に注意が必要である．また，脂質や炭水化物が多いため，エネルギーの過剰摂取になりやすい．食物繊維やミネラル，ビタミンが少ないものが多い一方で，特にインスタント食品には食品添加物としてリンが多く含まれ，過剰摂取によりカルシウム吸収が阻害されるため注意する．

4 食品の機能

1．1次機能

食品の1次機能は，栄養機能である．最も重要な機能で，食品の栄養素のはたらきとして以下の3つがあげられる．

①生命活動を営むために必要なエネルギー源となる栄養素の供給
②体の構成成分になる栄養素の供給
③生体内の代謝を調節する栄養素の供給

2．2次機能

食品の2次機能は，感覚機能である．食品の成分やその構造が，味覚や視覚，嗅覚，触覚，聴覚といった人の感覚器官に働き，おいしさ（嗜好性）を感じさせ，精神的充足を与える機能をいう．食品のおいしさは，図5-3に示すように，さまざまな要因によって左右される．これらの要因は，食品側の要因と，食べる（人）側の要因に分けて考えると理解しやすい．

1）食品側の要因
（1）化学的要因

化学的要因は，味覚で感知する味と，嗅覚で感知する香りである．甘味，酸味，塩味，苦味，うま味を**5基本味**といい，舌の表面にある味蕾内の味細胞がそれぞれの味を呈する化学物質を感知し，味覚神経を通じて大脳中枢に伝わり，味として認識される．また，渋味や辛味は三叉神経を通じて認識される味である．一方，嗅覚は大脳辺縁系や視床下部に直接伝わるため，嗜好に強く関与している．

（2）物理的要因

物理的要因は，視覚で感知する外観（色や形），咀嚼音など聴覚で感知する音，触覚で感知する温度やテクスチャーである．食品の**テクスチャー（texture）**とは，硬さ，粘り，なめらかさ，もろさなどの食感に関するさまざまな性質を表す用語である．

🔗 Link

味覚
『口腔解剖学・口腔組織発生学・口腔生理学』
p. 200

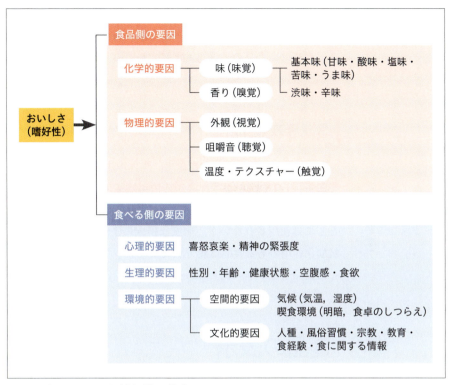

図5-3　食品のおいしさ（嗜好性）の構造

2）食べる側の要因
(1) 心理的要因
　おいしさの感覚に影響を与える心理的要因として，人の感情があげられる．「おいしそう」「うれしい」といった状態では副交感神経が，逆に極度の緊張や怒り，不安の状態では交感神経が活性化され，消化器官に働きかけ，消化液の分泌に影響を与えると考えられる．

(2) 生理的要因
　生理的要因としては，性別・年齢・健康状態や空腹感，食欲があげられる．例えば，肉体的疲労時には甘味・酸味のあるものがおいしく感じられたり，精神的疲労時には苦味のあるコーヒーがおいしく感じられたりする．さらに，空腹時では血糖値が低下して満腹時よりも食品がおいしく感じられたり，寒い時には血流をよくするために塩分を欲したりすることもある．

　食欲は，視床下部の摂食中枢と満腹中枢に支配され，視覚情報や，血液中の種々の物質の濃度，胃腸の刺激などによって左右される．

(3) 環境的要因
　環境的要因には，空間的要因と文化的要因の2つがある．空間的要因とは，気候（気温・湿度）や喫食環境などの外部環境による要因である．

　文化的要因には，人種・風俗習慣・宗教的要因などがある．例えば気候風土によ

り，郷土食は地域の食材による独特の味付けや食習慣があり，慣れ親しんだ食経験が嗜好を形成することがある．また宗教的タブーから，牛や豚が食せない場合もある．さらに，食品の栄養的・嗜好的価値や，希少であるといった情報も環境的要因といえる．

3. 3次機能

3次機能は，最も新しい概念で，生体の生理機能を調節する機能（生体調節機能）である．1次機能のような必須の栄養機能や，2次機能のように嗜好性に関わるものではないが，体調がよくなるなどの機能をさす．例えば，食物繊維はエネルギーとしては利用されないが，適度な摂取によって消化管のはたらきを活発にしたり，抗酸化作用のある食品は疲労回復に役立ったりする．このような機能の効果を期待した食品やサプリメントもある．

⑤ 食品の表示

1. 食品の表示に関わる制度と基準

1) 食品表示法

＊食品表示法における「食品」とは，医薬品と医薬部外品を除くすべての飲食物をさします（図5-5参照）.

食品＊の表示は，食品を摂取する際の安全性を確保し，消費者が食品の内容を正しく理解して，適切に摂取するうえで重要な情報源となる．しかし従来，食品の表示は複数の法律で定められていたため，制度が複雑でわかりにくいものであった．

そこで，食品を摂取する際の安全性および一般消費者の自主的かつ合理的な食品選択の機会の確保を目的として，現行の食品衛生法・JAS法（日本農林規格等に関する法律）・健康増進法の3つの法律にまたがっていた食品の表示に関する規定が一元化され，2015年（平成27年）4月1日に**食品表示法**が施行された．

2) 食品表示基準と表示内容

食品表示法第4条では，食品関連事業者などが食品を販売する際に表示されるべき事項と，その表示の際に遵守すべき事項について定めており，これを**食品表示基準**という．

＊**一般用加工食品**
食品表示基準では，食品を「加工食品」「生鮮食品」「添加物」に区分し，加工食品をさらに「一般用加工食品」と「業務用加工食品」に分類しています.

食品表示基準において，一般用加工食品＊は，①名称，②原材料名，③食品添加物，④内容量，⑤消費期限または賞味期限，⑥保存方法，⑦食品関連事業者の氏名または名称および住所，⑧熱量および栄養成分（タンパク質，脂質，炭水化物およびナトリウム（食塩相当量で表示））の量の表示が義務づけられている（図5-4）.

(1) 栄養成分の表示

栄養成分は，健康づくりに役立つ重要な情報源になる．表示された栄養成分を消

名称	豆菓子
原材料名	落花生(国産),米粉,でん粉,植物油,しょうゆ(大豆・小麦を含む),食塩,砂糖,香辛料
食品添加物	調味料(アミノ酸等),着色料(カラメル)
内容量	100g
賞味期限	20XX. 5. 20
保存方法	直射日光を避け,常温で保存してください.
製造者	○○食品株式会社 東京都○○区△△△-□□□

栄養成分表示
1袋(100g)あたり

熱量	535kcal
たんぱく質	20.6g
脂質	36.1g
炭水化物	32.0g
食塩相当量	0.48g

(推定値)

図5-4 一般用加工食品の表示例
原材料名は,原材料に占める重量の割合の高いものから順に,その最も一般的な名称をもって表示する.なお,下線部はアレルゲン表示である(※実際の表示に下線はない).原則として,それぞれの原材料名の直後に( )を付けて,特定原材料などを含む旨を個別に表示する(個別表示).

表5-5 食品表示基準に定められている栄養成分表示

項目	栄養成分など
義務表示事項	熱量(エネルギー),タンパク質,脂質,炭水化物,食塩相当量(ナトリウム)
推奨表示事項	飽和脂肪酸,食物繊維
任意表示事項	n-3系脂肪酸,n-6系脂肪酸,コレステロール,糖質,糖類,ビタミン(ナイアシン,パントテン酸,ビオチン,ビタミンA,ビタミンB_1,ビタミンB_2,ビタミンB_6,ビタミンB_{12},ビタミンC,ビタミンD,ビタミンE,ビタミンK,葉酸),ミネラル(亜鉛,カリウム,カルシウム,クロム,セレン,鉄,銅,マグネシウム,マンガン,モリブデン,ヨウ素,リン)

※水や香辛料など,栄養の供給源としての寄与が小さい食品や,容器包装の表示可能面積がおおむね30cm²以下である食品,小規模の事業者が販売した食品などは,栄養成分表示が省略できる.

費者が見て,上手に食品を選び,必要な栄養素を過不足なく摂取できれば,健康の維持・増進をはかることに役立つ.

表示が義務づけられているものと,表示が推奨されているもの,および任意で表示されているものがある(**表5-5,表示例は図5-4を参照**).

(2) 期限の表示

❶ 消費期限

未開封かつ定められた方法で保存した場合において,腐敗,変敗,その他の品質の劣化に伴い安全性を欠くおそれがないと認められる期限である.弁当,サンドイッチ,惣菜など,品質が急速に劣化しやすい食品が該当する.

❷ 賞味期限

未開封かつ定められた方法で保存した場合において,期待されるすべての品質の保持が十分に可能であると認められる期限である.製造日から賞味期限までの期間

＊加工助剤
食品の加工の際に使われる食品添加物のうち，最終的に食品として包装する前に食品から除去されるものや，最終食品中にごくわずかなレベルでしか存在せず，その食品に影響を及ぼさないものが該当します（例：プロセスチーズ製造時の炭酸水素ナトリウム（重曹））。

＊キャリーオーバー
食品の原材料中に含まれている食品添加物で，最終製品の食品に残ったとしても，本来の効果を発揮しないと考えられるものをいいます。例えば，保存料の入ったしょうゆを塗って焼いたせんべいにおいて，その保存料は効果を発揮することはないと考えられるので，キャリーオーバーとなります。

＊アレルゲン
アレルギーの原因となる物質（抗原）のことです。

が3カ月を超えるものは「年月」で，3カ月以内のものは「年月日」で表示される。スナック菓子，カップ麺，缶詰など，品質が比較的長く保持される食品が該当する。

（3）原材料と食品添加物の表示

食品表示基準では，①「原材料名」と「食品添加物名」とそれぞれ事項名を設けて表示するか，②「原材料名」欄に原材料と食品添加物を明確に区分して表示することが定められており，それぞれ容器包装の見やすい箇所に，使用した重量の割合の高い順に表示される。

食品添加物の表示については，次の3つの表示方法が定められている。なお，加工助剤＊やキャリーオーバー＊に該当するもの，栄養強化の目的で使用されるビタミン類，ミネラル類，アミノ酸類は，食品添加物の表示が免除される。

①物質名：食品添加物は，原則として物質名を表示する。

②用途名：甘味料や保存料に該当する食品添加物は，物質名だけでなく，「甘味料」「保存料」といった用途と併せて表示する（例：甘味料（ステビア），保存料（ソルビン酸）など）。

③一括名：例えばアセト酢酸エチルとアセトフェノンは，どちらも香料として使われる食品添加物である。このように同様の機能・効果を有する物質については，物質名の代わりに「香料」という一括名で表示できる。一括名にはほかに「酸味料」「pH調整剤」「乳化剤」などがある。

（4）食物アレルギー表示

アレルゲン＊を含む，すべての容器包装された加工食品と食品添加物を対象に，アレルゲンの表示が義務づけられている。特にアレルギー症状を引き起こしやすい食品のうち，重篤な症状を引き起こしやすい**特定原材料**においては表示が義務づけられ，**特定原材料に準ずるもの**においては表示が推奨されている（表5-6）。

記載方法は図5-4のように個別表示を原則とするが，表示欄が小さいなどの理由で一括表示をする場合は，当該食品に含まれるすべての特定原材料などをまとめて表示する。例えば図5-4で一括表示をする場合，原材料欄の最後に「（一部に落花生・大豆・小麦を含む）」と表示する。

表5-6　特定原材料（8品目）および特定原材料に準ずるもの（20品目）

特定原材料 （義務表示）	特定原材料に準ずるもの （推奨表示）	
えび	アーモンド	ごま
かに	あわび	さけ
くるみ	いか	さば
小麦	いくら	大豆
そば	オレンジ	バナナ
卵	カシューナッツ	マカダミアナッツ
乳	キウイフルーツ	もも
落花生（ピーナッツ）	牛肉	やまいも
	鶏肉	りんご
	豚肉	ゼラチン

2. 食品の機能性や特別の用途の表示

　容器包装に入れられた加工食品などには，先述したように栄養成分が表示されているが，さらに食品の機能性や特別の用途を表示する場合は，次の制度がある．

1）保健機能食品

　保健機能食品とは，国が定めた安全性や有効性に関する基準などに従い，その機能性が容器包装に表示されている食品のことで，特定保健用食品，栄養機能食品，機能性表示食品がある．表示事項については食品表示基準で規定されており，保健機能食品以外の食品（一般食品）は食品の機能性を表示できない（図5-5）．

（1）特定保健用食品

　特定保健用食品（トクホ）は，特定の保健の目的で摂取する者に対し，摂取によりその特定の保健の目的が期待できる旨の表示が許可されている食品である．つまり，人の体の生理学的機能に影響を与える効能が明らかになっている成分を含み，それを摂取することによって「お腹の調子を整える」「コレステロールの吸収を抑える」「歯を丈夫で健康に保つ」といった特定の効果が期待できる旨（保健の目的）が表示されている（図5-6）．

　特定保健用食品として販売するためには，製品ごとに食品の有効性や安全性について国の審査を受け，表示について消費者庁長官の許可を受ける必要がある（**個別許可型**）．審査で要求している科学的根拠のレベルに届かないものの，一定の有効性が確認されるものは，**条件付き特定保健用食品**として許可される．また，特定保健用食品および条件付き特定保健用食品には，それぞれ許可マークが付けられる（図5-7）．

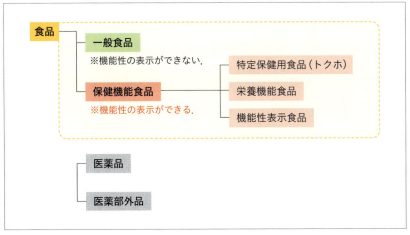

図5-5　食品の区分における保健機能食品の位置づけ　　　　（文献23）より一部改変）

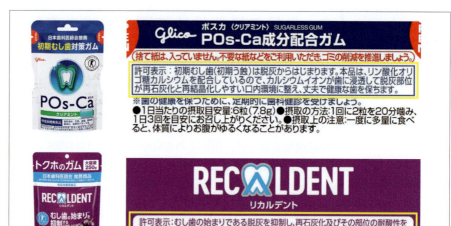

図5-6　「歯を丈夫で健康に保つ」特定保健用食品の例
上：ポスカ（江崎グリコ），下：リカルデント（モンデリーズ・ジャパン）．
保健効能成分（上：リン酸化オリゴ糖カルシウム，下：カゼインホスホペプチド-非結晶性リン酸カルシウム）によって，特定の効果が期待できる旨が表示されている．

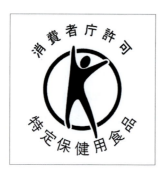

図5-7　特定保健用食品の許可マーク
特定保健用食品には，その保健機能とともに，図のマークが表示される．

(2) 栄養機能食品

　栄養機能食品は，体の健全な成長・発育，健康の維持に必要な栄養成分の補給・補完を目的とした食品で，ミネラル類6種，ビタミン類13種，脂肪酸1種が基準に合わせて配合されたものである．特定保健用食品と異なり，国による個別の審査や許可を受ける必要はなく，すでに科学的根拠が確認された栄養成分が定められた上・下限値の範囲内で含まれていれば，栄養成分の機能を表示することができる（**規格基準型**）．

(3) 機能性表示食品

　機能性表示食品は，食品の安全性と機能性に関する科学的根拠などの必要な事項を，事業者が販売前に消費者庁長官に届け出れば，健康の維持・増進に役立つ旨の機能性を表示することができるものである（**届出制**）．特定保健用食品と異なり，国による個別の審査を受けないため，事業者は自らの責任において科学的根拠をもとに適正な表示を行う必要がある．

2）特別用途食品

　特別用途食品は,「健康乳児の発育や, 妊産婦, 授乳婦, えん下困難者, 病者などの健康の保持・回復などに適する」という特別の用途について表示を行う食品である. その表示については, 消費者庁長官の許可が必要である＊（図5-8）.

＊表示事項が「食品表示基準」で規定されている保健機能食品とは違い, 特別用途食品の表示については「健康増進法」で規定されています.

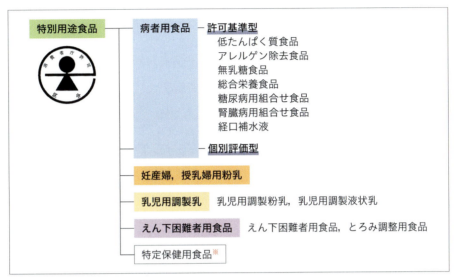

図5-8　特別用途食品の概要
※特定保健用食品は保健機能食品の1つであり, 一方で健康増進法では特別用途食品の1つともされているが, 特別用途食品の説明では除かれることが多い.

（文献23）より一部改変）

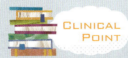 **健康食品とは**

　いわゆる「健康食品」は, 医薬品ではありません. 医薬品が医師の処方や薬剤師の管理・指導により安全かつ効果的に利用できるものであるのに対し, 健康食品（栄養補助食品ともよばれる）は, 選択や利用が消費者に任されています.

　不足しがちな栄養素や, 食品の3次機能（抗酸化作用など）が期待される成分を含む健康食品を, あたかも医薬品であるかのように継続摂取してしまうことで, 健康被害が報告されることがあります. 保健機能食品も広義では健康食品に含まれ, 2024年に健康被害が問題となった機能性表示食品の「紅麹サプリメント」は, 製造中に他の微生物が混入した疑いがあるといわれています.

　このように製造者（事業者）の責任で機能性を表示しているものは, 特に消費者も安全性を十分に調べて購入する必要があります. 信頼できる情報源として, 厚生労働省所管の医薬基盤・健康・栄養研究所によるデータベース（「健康食品」の安全性・有効性情報：https://hfnet.nibiohn.go.jp/）があり, 関心のある成分について, 人に対する安全性や有効性に関する情報が確認できます.

　一般的に, 健康食品の利用のポイントとしては以下があげられます.

①錠剤・カプセル状の製品は過剰摂取に注意する.
②成分の安全性と有効性に関する情報を自分で確認する.
③錠剤・カプセル状の製品を複数種類利用したり, 医薬品のような効果を期待しない.

6 食品の調理

1. 調理の役割

調理とは，そのままでは食べることができない食品素材に，さまざまな物理的・化学的な操作を加えて，食べられる状態に変化させる過程のことである．調理の目的は，以下の3つがあげられる．

①食用に適さない部分を取り除いたり，加熱したりすることで，食品素材を安全で衛生的なものにすること．
②食べやすく，消化しやすくし，栄養性を高めること．例えば食品を加熱すると，でんぷんは糊化し，タンパク質は熱変性して消化・吸収性が向上する．
③形，色，味，香り，テクスチャー，温度などを整え，嗜好性を高めること．

このように食材に適した調理方法を用いることで，栄養，嗜好，さらには生理条件に適した機能へと改良することが可能である．

2. 調理の種類（食事内容）

＊献立
食事を提供する目的に合わせて，料理名や料理の組み合わせを示したものを献立といいます．

調理をする際には献立＊をたてることから始める．バランスのとれた食事として，食生活指針に記載されている料理の組み合わせと配膳の例を図5-9に示す．主食，主菜，副菜の組み合わせを基本とする．

3. 食品の物性とその活用

1) 食品の物性とは

食品のテクスチャー（p.86参照）は，硬い・軟らかいなど人間の感覚によって評価されるものである．この感覚を客観的な数値として表すために，**食品の物性**（物理的性質）を測定する．代表的な物性として，実際の咀嚼動作を模した測定機器で得られる**硬さ**や**付着性**，**凝集性**などがある．硬さ（単位：N/m^2）は食品を咀嚼したときの硬さを，付着性（単位：J/m^3）は食品の粘りを，凝集性（単位：なし）は食品内部の結合力や復元力をそれぞれ示す．

また，お茶やみそ汁など液状食品の物性の指標となるのが**粘度**（単位：mPa・s）であり，数値が大きいほど粘りが強く流れにくく，数値が小さいほど粘りが弱く流れやすいことを表す．

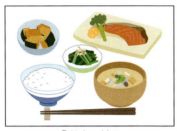
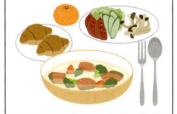
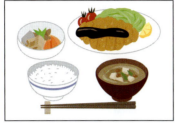
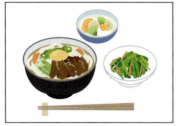

図5-9 バランスのとれた料理の組み合わせと配膳の例
①基本の料理の例として，主食にご飯（米），汁物にみそ汁，主菜に焼き魚，副菜に野菜を使った煮物，青菜のおひたしやわかめの酢の物などがある．
②主菜・副菜・汁物が1品の料理の例として，鶏肉や鮭が入ったシチューがある．デザートは塩分やエネルギーのとりすぎを考慮して，献立のバランスに合わせて適宜用いる．
③主菜と副菜が1品の料理の例として，とんかつと付け合わせの千切りキャベツやトマトがある．
④麺類料理では，主食・主菜・副菜として肉や卵が入った煮込みうどんやそばがある．

(文献27)より改変)

2）食品の物性と口腔内での認知

人は食品を口に取り込み（摂食），咀嚼を行い，食片と唾液を混合し，適切に食塊を形成することで嚥下反射が誘発され，口腔内から咽頭へ食塊を送り込む．特に咀嚼運動によって唾液の分泌量が増え，味物質が唾液中に溶け出す．つまり，よく咀嚼することは食品の中から味を引き出し，よりおいしさを感じることにつながる．

また，味の感じ方と食品の物性は深く関わる．例えば，同程度の糖度のクッキーであれば，軟らかいものほど咀嚼しやすく，唾液と混ざりやすいため，甘味物質が味蕾に触れやすくなり甘く感じる．また，ゼリー状のものは水溶液に比べて味の感じ方（呈味効率）が低くなる．水溶液は口中で広がり，甘味物質が味蕾に触れやすいのに対して，ゼリーなどの形があるものは咀嚼しなければ飲み込むことができず，唾液と混合されて味物質の濃度が下がるためである．

3) 食品の物性と摂食嚥下機能

Link

摂食嚥下障害への対応
『歯科予防処置論・歯科保健指導論第2版』
p.364

加齢や脳血管疾患などによって摂食嚥下機能が低下すると，食物を咀嚼して嚥下するという一連の過程を行うことが難しくなる．その場合，栄養バランスが整った食事であっても，食事の形態が食べる人の摂食嚥下機能に適していなければ，食事摂取量の減少や誤嚥・窒息のリスクが高まり，その結果，食欲の低下や低栄養状態を引き起こしてしまう．

例えば，義歯や咬合状態に不具合があると咀嚼機能が低下し，舌の動きや唾液の分泌機能が低下すると食塊形成が困難となる．また，嚥下に関わる筋の機能低下によって嚥下が困難になっている場合，健常者では意識されないような食品の物性が嚥下に大きく影響するようになる．

そのため，摂食嚥下機能が低下している人に食事を提供する場合，「咀嚼しやすい」「口腔内に食物残渣が残らずまとまりやすい」「飲み込みやすい」といった，摂食嚥下機能を補助するような物性への配慮が必要となる．

4) 物性が調整された食品の規格

近年，物性を調整した食品（介護食品）については，いくつかの規格が制定されている．

(1) ユニバーサルデザインフード（UDF）

主に市販製品を対象とした基準には，日本介護食品協議会が設けた自主規格の**ユニバーサルデザインフード**（UDF）がある（**図5-10**）．形態的な特徴と物性（硬さ，粘度）により，「容易にかめる」「歯ぐきでつぶせる」「舌でつぶせる」「かまなくてよい」の4区分に分類されている．製品数は現在，2,000種類を超えている（2024年7月時点）．

(2) えん下困難者用食品

嚥下を容易にし，誤嚥や窒息を防ぐために硬さなどを調整した食品として，特別用途食品の**えん下困難者用食品**がある（p.93参照）．えん下困難者用食品の規格基準は，嚥下機能の程度に応じてI～IIIの3段階に区分され，「硬さ」「付着性」「凝集性」の範囲が示されている（**表5-7**）．

(3) 嚥下調整食分類

医療機関や施設，および在宅との連携を目的として，日本摂食嚥下リハビリテーション学会により「嚥下調整食分類2021」が策定されている．物性に関する基準は設けられておらず，摂食嚥下機能と食品の形態で分類しており，早見表には他の規格との互換性が示されている（**表5-8**）．

区分	UDF 容易にかめる	UDF 歯ぐきでつぶせる	UDF 舌でつぶせる	UDF かまなくてよい
かむ力の目安	かたいものや大きいものはやや食べづらい	かたいものや大きいものは食べづらい	細かくてやわらかければ食べられる	固形物は小さくても食べづらい
飲み込む力の目安	普通に飲み込める	ものによっては飲み込みづらいことがある	水やお茶が飲み込みづらいことがある	水やお茶が飲み込みづらい

かたさの目安（※食品のメニュー例で商品名ではありません。）

	容易にかめる	歯ぐきでつぶせる	舌でつぶせる	かまなくてよい
ごはん	ごはん〜やわらかごはん	やわらかごはん〜全がゆ	全がゆ	ペーストがゆ
調理例（ごはん）	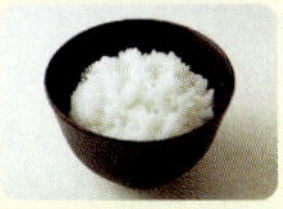	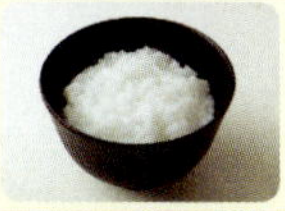	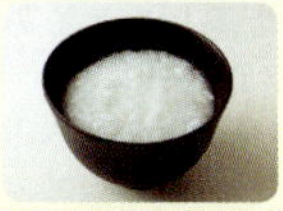	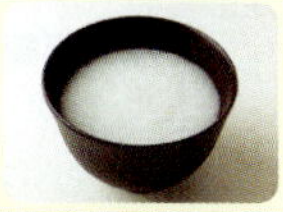
たまご	厚焼き卵	だし巻き卵	スクランブルエッグ	やわらかい茶わん蒸し（具なし）
調理例（たまご）	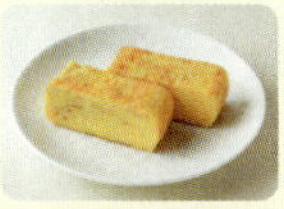	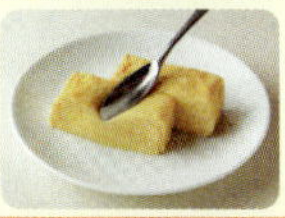	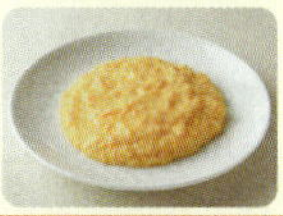	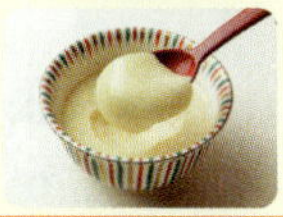
肉じゃが	やわらか肉じゃが	具材小さめやわらか肉じゃが	具材小さめさらにやわらか肉じゃが	ペースト肉じゃが
調理例（肉じゃが）	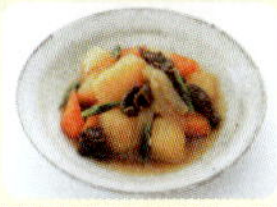	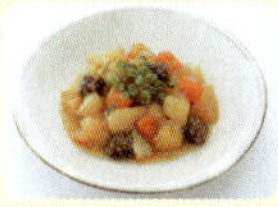	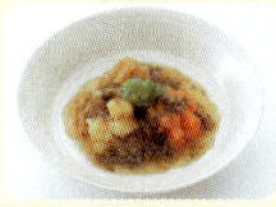	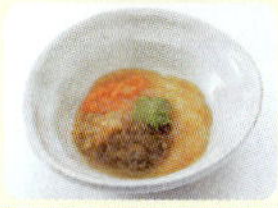

物性規格

	容易にかめる	歯ぐきでつぶせる	舌でつぶせる	かまなくてよい
硬さ上限値 N/m²	$5×10^5$	$5×10^4$	ゾル：$1×10^4$ ゲル：$2×10^4$	ゾル：$3×10^3$ ゲル：$5×10^3$
粘度下限値 mPa·s			ゾル：1500	ゾル：1500

UDF 【UDF拡張規格】そのままの状態では「容易にかめる」〜「かまなくてよい」のかたさに当てはまらないが、水分や温度など食事の際に条件が加わることで、各区分のいずれかと同等のかたさ、食べやすさとなる食品

図5-10　ユニバーサルデザインフードの区分表　　　　　　　　（日本介護食品協議会ホームページより）

表5-7　えん下困難者用食品の規格基準

規格	許可基準Ⅰ 均質なゼリー状のもの	許可基準Ⅱ 均質なゼリー，プリン，ムース状のもの	許可基準Ⅲ 不均質なものを含む，まとまりの良いおかゆ状のもの
硬さ（N/m²）（一定速度で圧縮したときの抵抗）	$2.5×10^3$〜$1×10^4$	$1×10^3$〜$1.5×10^4$	$3×10^2$〜$2×10^4$
付着性（J/m³）	$4×10^2$以下	$1×10^3$以下	$1.5×10^3$以下
凝集性	0.2〜0.6	0.2〜0.9	—

表5-8　日本摂食嚥下リハビリテーション学会 嚥下調整食分類2021（食事）早見表

コード		名称	形態	目的・特色	主食の例
0	j	嚥下訓練食品 0j	均質で，付着性・凝集性・硬さに配慮したゼリー 離水が少なく，スライス状にすくうことが可能なもの	重度の症例に対する評価・訓練用 少量をすくってそのまま丸呑み可能 残留した場合にも吸引が容易 タンパク質含有量が少ない	
	t	嚥下訓練食品 0t	均質で，付着性・凝集性・硬さに配慮したとろみ水 （原則的には，中間のとろみあるいは濃いとろみのどちらかが適している）	重度の症例に対する評価・訓練用 少量ずつ飲むことを想定 ゼリー丸呑みで誤嚥する場合や，ゼリーが口中で溶けてしまう場合 タンパク質含有量が少ない	
1	j	嚥下調整食 1j	均質で，付着性・凝集性・硬さ・離水に配慮したゼリー・プリン・ムース状のもの	口腔外ですでに適切な食塊状となっている（少量をすくってそのまま丸呑み可能） 送り込む際に多少意識して口蓋に舌を押しつける必要がある 0jに比し表面のざらつきあり	おもゆゼリー，ミキサー粥のゼリーなど
2	1	嚥下調整食 2-1	ピューレ・ペースト・ミキサー食など，均質でなめらかで，べたつかず，まとまりやすいもの スプーンですくって食べることが可能なもの	口腔内の簡単な操作で食塊状となるもの（咽頭では残留，誤嚥をしにくいように配慮したもの）	粒がなく，付着性の低いペースト状のおもゆや粥
	2	嚥下調整食 2-2	ピューレ・ペースト・ミキサー食などで，べたつかず，まとまりやすいもので不均質なものも含む スプーンですくって食べることが可能なもの		やや不均質（粒がある）でもやわらかく，離水もなく，付着性も低い粥類
3		嚥下調整食 3	形はあるが，押しつぶしが容易，食塊形成や移送が容易，咽頭でばらけず嚥下しやすいように配慮されたもの 多量の離水がない	舌と口蓋間で押しつぶしが可能なもの 押しつぶしや送り込みの口腔操作を要し（あるいはそれらの機能を賦活し），かつ誤嚥のリスク軽減に配慮がなされているもの	離水に配慮した粥など
4		嚥下調整食 4	硬さ・ばらけやすさ・貼りつきやすさなどのないもの 箸やスプーンで切れるやわらかさ	誤嚥と窒息のリスクを配慮して素材と調理方法を選んだもの 歯がなくても対応可能だが，上下の歯槽提間で押しつぶすあるいはすりつぶすことが必要で，舌と口蓋間で押しつぶすことは困難	軟飯・全粥など

※学会分類2021は，概説・総論，学会分類2021（食事），学会分類2021（とろみ）からなり，それぞれの分類には早見表を作成した．
※本表は学会分類2021（食事）の早見表である．本表を使用するにあたっては必ず「嚥下調整食学会分類2021」の本文を熟読されたい．
※表中「0t」の「中間のとろみ・濃いとろみ」については，学会分類2021（とろみ）を参照．
※本表に該当する食事において，汁物を含む水分には原則とろみを付ける．ただし，個別に水分の嚥下評価を行ってとろみ付けが不要と判断された場合には，その原則は解除できる．
※他の分類との対応については，学会分類2021との整合性や相互の対応が完全に一致するわけではない．

必要な咀嚼能力	他の分類との対応
（若干の送り込み能力）	嚥下食ピラミッド L0 えん下困難者用食品許可基準Ⅰ
（若干の送り込み能力）	嚥下食ピラミッド L3 の一部（とろみ水）
（若干の食塊保持と送り込み能力）	嚥下食ピラミッド L1・L2 えん下困難者用食品許可基準Ⅱ UDF かまなくてよい
（下顎と舌の運動による食塊形成能力および食塊保持能力）	嚥下食ピラミッド L3 えん下困難者用食品許可基準Ⅲ UDF かまなくてよい
（下顎と舌の運動による食塊形成能力および食塊保持能力）	嚥下食ピラミッド L3 えん下困難者用食品許可基準Ⅲ UDF かまなくてよい
舌と口蓋間の押しつぶし能力以上	嚥下食ピラミッド L4 UDF 舌でつぶせる
上下の歯槽提間の押しつぶし能力以上	嚥下食ピラミッド L4 UDF 舌でつぶせる 歯ぐきでつぶせる 容易にかめる ※「容易にかめる」は一部

嚥下訓練食品 / 嚥下調整食

0j
0t
1j
2-1
2-2
3
4

（日本摂食嚥下リハビリテーション学会 嚥下調整食委員会：日本摂食嚥下リハビリテーション学会嚥下調整食分類2021 より一部改変）

4. 摂食嚥下機能に合わせた調理の工夫

1) 咀嚼困難者に対する調理の工夫

　例えば，食肉や根菜類などの線維（繊維）が多い食品は，通常の調理では硬く，噛み切りにくい食品である（表5-9）．そのため，例えば食肉の場合，肉団子のようにミンチ肉を塊状にまとめる，薄切りにして重ねる，しょうがなどのタンパク質分解酵素を含む野菜や果物の絞り汁に漬ける，などの調理操作によって硬さを改善

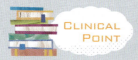

食品の咀嚼回数と調理の工夫

　"よく噛む"必要がある食品とはどのようなものかの指標として，キユーピー株式会社らが「食品別咀嚼回数ランク表」を作成しています（表）．この表は，食品10gあたりの咀嚼回数を調べ，10段階にランク付けしたものです．野菜のなかで咀嚼回数が多いのはにんじんで，スティックにんじんがランク7（咀嚼回数：70〜80回未満），せん切りにんじんはランク6（60〜70回未満）に位置付けられています．野菜はゆでると咀嚼回数が減る傾向があり，なかでも，ゆでたかぼちゃはランク2（20〜30回未満）と低いランクを示しています．

　このように，食品の硬さと咀嚼回数は関連します．
　魚介類は加熱により身が硬くなることから，咀嚼回数が多くなります．ハンバーグは，肉類のなかでも咀嚼回数が少なくなります．豚肉の形態を変えて食べやすさの比較を検討した報告では，薄切りよりもミンチ肉のほうが，少ない咀嚼回数で飲み込み可能な食塊を形成できることが報告されています．
　また，硬さに加えて，食品に含まれる水分によっても咀嚼回数は変化し，水分量が少ない食品は咀嚼回数が多くなる傾向があります．

表　食品別咀嚼回数ランク表（一部抜粋）

ランク（咀嚼回数）	米・小麦粉	魚介・肉・豆	野菜・種実・果実
10（100回以上）	シリアル	馬肉ステーキ，さきいか	アーモンド
9（90〜100回未満）		ふぐ唐揚げ，小魚佃煮	ピーナッツ，干し柿
8（80〜90回未満）	クルトン	とんてき，いか焼き	いぶり漬け
7（70〜80回未満）		ぶた串焼き，げそ天	にんじん（生・スティック），しば漬け
6（60〜70回未満）	食パン	牛タン（焼き），たこ（ゆで）	にんじん（生・せん切り），干し芋
5（50〜60回未満）	ピザ	豚ロース肉（ソテー），鮭（焼き）	大根（生・せん切り），きんぴらごぼう
4（40〜50回未満）	もち・玄米ご飯	鶏もも肉（ソテー）	にんじん（ゆで・スティック）
3（30〜40回未満）	スパゲティ・白米ご飯	ハンバーグ	ブロッコリー（ゆで），りんご（皮なし）
2（20〜30回未満）		まぐろ刺身，卵焼き	里芋（煮物），かぼちゃ（ゆで），桃（缶詰）
1（0〜20回未満）	おかゆ	茶碗蒸し，木綿豆腐	バナナ，みかん（缶詰）

（文献34）より一部抜粋）

表5-9　咀嚼しにくい食品の例

食品の形状・性質	咀嚼しにくい理由	主な食品の例	対応例
線維の多い食品	かみ切れない	肉類，根菜類	たたいたり，繊維を断つように切る，圧力鍋で煮る，酵素を利用する．
煮込んでも形のくずれない食品	かみ切れない	しいたけ，しめじ	切り込みを入れる．
粒状の食品	口の中でばらける	パラパラしたご飯，ピーナッツ	あんかけをかけるなどしてまとまりをよくする．
強い粘りのある食品	かみ切れず，そのまま飲み込むと窒息のおそれがある	もち	もちの代わりに白玉粉とゆでてつぶしたじゃがいもを混ぜ，だんごにする．

(文献33) より一部改変)

し，咀嚼回数の軽減につなげることができる．

　ごぼうなどの根菜類は，線維を切断するような切り方をする，圧力鍋を用いて加熱するほか，近年では，セルロースに作用する酵素を食材内部に急速にしみこませることで，見た目は常食と変わらない状態で軟らかくする方法(凍結含浸法)も用いられている．

*とろみ調整食品

液状食品や飲料に混ぜることでとろみを付ける食品のことで，「とろみ剤」「増粘剤」ともよばれます．なお，特別用途食品の「とろみ調整用食品」は，消費者庁が定める許可基準を満たし，「特別用途食品」の表示の許可を得たとろみ調整食品のことです(p.93参照)．

2) 嚥下困難者に対する調理の工夫

　嚥下機能が低下した場合，最も誤嚥のリスクが高いのは液体を飲むときで，重度の摂食嚥下障害では自分の唾液ですら誤嚥しやすくなる．液体による誤嚥のリスクを軽減するために，市販のとろみ調整食品*や片栗粉を利用し，粘度をつけるなどの調節が必要となる．粘度をつけることで，咽頭を通る食塊の速度が低下し，気管に入りづらくなる．

　市販のとろみ調整食品は，添加する量によってとろみの程度を調整できるため，対象者の状態に合わせて，どの程度のとろみ付けをするかが重要である．日本摂食嚥下リハビリテーション学会による「嚥下調整食分類2021」では，とろみの程度を「薄いとろみ」「中間のとろみ」「濃いとろみ」の3区分に分類している(表5-10)．

表5-10　とろみの強さの目安

とろみの強さ	段階1　薄いとろみ	段階2　中間のとろみ	段階3　濃いとろみ
性状(見たとき)	スプーンを傾けると，すっと流れ落ちる	スプーンを傾けると，とろとろと流れる	スプーンを傾けても形状がある程度保たれ，流れにくい
粘度(mPa・s)	50～150	150～300	300～500
LST値(mm)	36～43	32～36	30～32
シリンジ法による残留量(mL)	2.2～7.0	7.0～9.5	9.5～10.0

(文献28) より作成)

表5-11　嚥下しにくい食品の例

食品の性状	主な食品の例	対応例
サラサラとした液体	水，お茶，汁物	とろみ調整食品などでとろみをつける．ストローなどで少量ずつ飲む．
口の中にはりつきやすいもの	もち，団子，のり，わかめ，もなかの皮	摂食嚥下機能に合わせて，必要であれば取り除く．
スポンジ状・パサパサしているもの	蒸かしたいも類，カステラ，ひき肉	油やマヨネーズ，水分を加えることによりまとめる．
すすらないと食べられないもの	麺類，お茶漬け	麺類は適度な長さに切り，お茶漬けはスプーンなどで食べるようにする．
酸味の強いもの	お酢，柑橘類	酢の場合は過熱により飛ばしたり，他のものは量を加減したり，薄めたりすることで使用できる．
のどに詰まりやすい大きさのもの	もち，ピーナッツ類，大豆	調理過程で切り方を工夫し，工夫しても難しい場合は取り除く．

(文献30) より一部改変)

　摂食嚥下障害のレベルに合わせて液体の粘度を調節し，とろみの付けすぎにも注意する．また，食品の温度変化や塩分，タンパク質含有量によっても液体の粘度が変化することがあるため，留意が必要である．

　嚥下しにくい食品としては，焼きいもやカステラのような水分が少なく，唾液が吸い取られる食品があげられる(表5-11)．このような食品については，バターなどの油脂を混合することで，食塊の摩擦が低下し，飲み込みにくさを改善することができる．また酢の物は，酢の揮発性成分がむせを引き起こすため，だしで薄める，砂糖を加えるなど，酸味を抑える工夫が必要である．

3) 食形態を考える

　ゾルとは，液体もしくは固形物が液体中に分離し，流動性を有している状態をいう．ゲルとは，ゾルが流動性を失い，ゼリー状に固まった状態をいう．摂食嚥下機能に配慮した食事を考える際には，ゾル状かゲル状か，それともゾル中にゲルが入っているかなどの食形態が重要である．

　一方，咀嚼機能を補う食形態として，食品の形態をばらばらの状態にした「きざみ食」があるが，摂食嚥下機能が低下した人は，食片を舌や頬でまとめる機能も低下していることが多いため，口腔内に食物残渣が残り，さらに誤嚥する確率が高い．硬いきざみ食では，飲み込むこと自体が困難となる．また，食品をミキサーにかけて液体状にした「ミキサー食」は，噛まなくても飲み込めるが，誤嚥するリスクがある．

　そこで，きざみ食やミキサー食をとろみを付けたあんかけでまとめたり，食品の性状を調整する「ゲル化剤(固型化できる食品)」を用いてゼリー状にするなどの工

夫が行われる．ゲル化剤は数多く市販されているが，製品によってゲルの物性が異なり，さらには温度や酸，油などとの相性，くずした後のばらけ方なども異なるため，使用にあたっては注意が必要である．

CLINICAL POINT　きざみ食

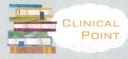

　病院・高齢者介護施設で摂食嚥下機能が低下している対象者に対して提供する食形態に，食品を小さく刻んで食べやすくした「きざみ食」があります．しかし，通常の調理操作によってできあがった料理を刻むだけでは，食物が口腔内全体に広がってまとめるのが難しく，誤嚥の原因になる可能性もあります．きざみ食に代わってムース食※などを導入する施設もありますが，人員や施設の条件により導入が難しい場合もあり，現在でも多くの施設できざみ食が提供されています．

　きざみ食の種類は多く，「きざみ食」「大きざみ」「粗きざみ」「極きざみ」「きざみとろみ」など，名称は施設によりさまざまです（図）．また，同じ食形態の名称であっても，施設によって提供している大きさが異なり，一方で「5mm角」「1cm角」など大きさを名称としている施設もあるため注意が必要です．

　きざみ食が口腔内でばらけて食べにくいことへの対策として，とろみ調整食品や片栗粉を使用してとろみを付けて，きざみ食の粒をまとまりやすくするなどの工夫がされています．

※ムース食は，施設により食事形態の名称が違うこともあるが，食材をミキサーでペースト状にし，ゼラチンやゲル化剤で食材の元の形を再現した食事で，ほとんど咀嚼する必要がない．

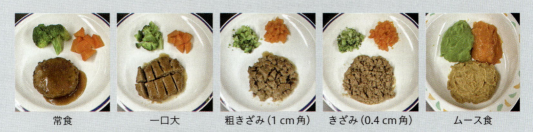

常食　　一口大　　粗きざみ（1cm角）　　きざみ（0.4cm角）　　ムース食

図　病院や介護施設で提供されるさまざまな食形態の例

参考文献

1) 農林水産省：「日本型食生活」のススメ．
   https://www.maff.go.jp/j/syokuiku/nihon_gata.html
2) 農林水産省：食育に関する意識調査報告書HTML形式（令和6年3月）．
   https://www.maff.go.jp/j/syokuiku/ishiki/r06/index.html
3) 厚生労働省：「食事バランスガイド」について．
   https://www.mhlw.go.jp/bunya/kenkou/eiyou-syokuji.html
4) 文部科学省：食生活学習教材（小学校高学年用）食生活を考えよう―体も心も元気な毎日のために―．
   https://www.mext.go.jp/a_menu/shotou/eiyou/06050810/001.pdf

5) 厚生省：栄養教育としての「6つの基礎食品」の普及について（昭和56年3月2日衛発第157号 厚生省公衆衛生局長通知）.
https://www.mhlw.go.jp/shingi/2005/03/dl/s0307-4e.pdf
6) 長澤治子 編著：食べ物と健康 食品学・食品機能学・食品加工学 第3版. 医歯薬出版, 2017.
7) 平　宏和, 田島　眞, 安井明美ほか編：新版 日本食品大事典 第二版. 医歯薬出版, 2022.
8) 久保田紀久枝, 森光康次郎 編：食品学 食品成分と機能性 第2版. 東京化学同人, 東京, 2021.
9) 日本栄養改善学会 監修：管理栄養士養成のための栄養学教育モデル・コア・カリキュラム準拠第3巻 食事・食べ物の基本. 医歯薬出版, 2022.
10) 医薬基盤・健康・栄養研究所 監修：健康・栄養科学シリーズ 食べ物と健康 食事設計と栄養・調理 増補. 南江堂, 東京, 2021.
11) 文部科学省：日本食品標準成分表（八訂）増補2023年. 2023.
12) 西口栄子, 伊ケ崎理佳, 鈴木幸江ほか：清涼飲料水によるエナメル質の脱灰. 口腔衛生学会雑誌：45（3）, 314〜321, 1995.
13) 佐藤節子, 水枝谷幸恵, 日野陽一ほか：市販飲料のう蝕誘発性リスク. 口腔衛生学会雑誌：57（2）, 117〜125, 2007.
14) 大越ひろ, 品川弘子, 飯田文子 編著：新健康と調理のサイエンス 第2版. 学文社, 東京, 2021.
15) 宮崎良文：チョコレートの快適感とパーソナリティ. 第9回チョコレート・ココア国際栄養シンポジウム, 2004.
16) 大澤俊彦：カカオポリフェノール代謝物によるヒト血管内皮細胞ストレス反応の抑制. 第9回チョコレート・ココア国際栄養シンポジウム, 2004.
17) 堀尾奈央：「おいしく健康に食べる」ための味覚・嗅覚・食欲研究. 日本味と匂学会誌, 30（1）：23〜27, 2023.
18) 村田航志：嗅覚と食へのモチベーションの神経機構. 日本味と匂学会誌, 30（1）：29〜35, 2023.
19) 医薬基盤・健康・栄養研究所 監修：健康・栄養科学シリーズ 食べ物と健康 食品の科学 改訂第3版. 南江堂, 東京, 2022.
20) 消費者庁：知っておきたい食品の表示（令和5年3月版）.
https://www.caa.go.jp/policies/policy/food_labeling/information/pamphlets/assets/food_labeling_cms202_230324_01.pdf
21) 消費者庁：食品の栄養成分表示制度の概要（令和4年5月版）.
https://www.caa.go.jp/policies/policy/food_labeling/nutrient_declearation/assets/food_labeling_cms206_20220531_04.pdf
22) 消費者庁：食物アレルギー表示に関する情報.
https://www.caa.go.jp/policies/policy/food_labeling/food_sanitation/allergy/
23) 消費者庁：食品表示 ― 栄養や保健機能に関する表示の制度について.
https://www.caa.go.jp/policies/policy/food_labeling/
24) 医薬基盤・健康・栄養研究所：「健康食品」の安全性・有効性情報.
https://hfnet.nibiohn.go.jp/
25) 全国歯科衛生士教育協議会 監修：歯科衛生学シリーズ 栄養と代謝. 医歯薬出版, 2023.
26) 消費者庁：「特別用途食品の表示許可等について」の全部改正について（消食表第296号 令和元年9月9日）.
https://www.caa.go.jp/policies/policy/food_labeling/foods_for_special_dietary_uses/assets/food_labeling_cms206_20201117_01.pdf
27) 坂本裕子, 森　美奈子 編：栄養士・管理栄養士をめざす人の調理・献立作成の基礎. 化学同人, 京都, 2016.
28) 日本摂食嚥下リハビリテーション学会 嚥下調整食委員会：日本摂食嚥下リハビリテーション学会嚥下調整食分類2021. 日摂食嚥下リハ会誌, 25（2）：135〜149, 2021.
29) 日本介護食品協議会：ユニバーサルデザインフードとは（2024年時点）.
https://www.udf.jp/outline/udf.html
30) 若林秀隆 編著：高齢者の摂食嚥下サポート. 新興医学出版社, 東京, 2017.
31) 大越ひろ, 高橋智子 編著：管理栄養士講座 四訂 健康・調理の科学. 建帛社, 東京, 2020.
32) 大越ひろ, 高橋智子, 玉木有子：とろみ調整剤ハンドブック. 東京堂出版, 東京, 2012.
33) 成田美紀 監修：健康寿命を延ばす 高齢者の栄養と食事. 池田書店, 東京, 2018.
34) 伊東真智, 千代田路子, 倉田幸治ほか：食品別咀嚼回数ランク表の食品数の拡充. 日本咀嚼学会雑誌, 32（1）：12〜18, 2022.
35) 鈴野弘子, 鈴木恵子, 石田　裕, ほか：要介護高齢者施設における食物形態の実態とその物性評価. 日本家政学会誌, 63（8）：469〜480, 2012.

6章 ライフステージと栄養

到達目標

❶ 妊娠期における栄養の要点を説明できる.
❷ 授乳期における栄養の要点を説明できる.
❸ 乳児期における栄養の要点を説明できる.
❹ 幼児期における栄養の要点を説明できる.
❺ 学童期における栄養の要点を説明できる.
❻ 思春期における栄養の要点を説明できる.
❼ 成人期における栄養の要点を説明できる.
❽ 高齢期における栄養の要点を説明できる.

1 妊娠期における栄養

1. 妊娠期の特徴と栄養摂取の要点

🔗 Link

妊産婦期
『歯科予防処置論
・歯科保健指導論
第2版』
p.303

妊娠期とは，受精卵が子宮内膜に着床してから出産（分娩）までの時期をさし，「妊娠初期」「妊娠中期」「妊娠後期」の3期に分けられている.

1）母体の生理的変化

（1）妊娠中の体重増加

妊娠40週頃には，胎児（約3,000g）や胎盤（約500g），羊水（約700g），子宮（約1,000g）などによる体重増加，さらに乳房の増大や循環血液量の増加，体タンパク質や体脂肪の蓄積などにより，通常，母体は約10～13kg体重が増加する．妊娠中の適正な体重増加は，胎児の正常な発育のために重要である.

（2）妊娠中の消化器系の変化

妊娠初期では，多くの妊婦で**つわり**が起こり，吐き気や嘔吐などの消化器症状，嗜好の変化などがみられることがあるが，ほとんどの場合，妊娠週数が進むと改善する．また，妊娠の経過に伴って子宮が増大することにより，腸が圧迫されて腸管運動が低下し，便秘を訴えることもある.

（3）妊娠中の代謝の変化

妊娠中は基礎代謝が上昇する．血清脂質（中性脂肪，総コレステロールなど）も上昇するが，胎児へのエネルギー供給のための生理学的変化と考えられている.

（4）妊娠中の口腔の変化

特に妊娠初期は，つわりによってブラッシングが難しくなり，プラークコント

105

ロールが不良になることで，う蝕や歯周病が発症・進行する場合がある．つわりによる頻回の嘔吐から，前歯部舌側の歯面に脱灰（酸蝕症）が生じることもある．

また，プラークの蓄積に加え，女性ホルモンの影響から妊娠性歯肉炎を発症することもあるが，適切なプラークコントロールや出産後のホルモンバランスの回復によって，自然に症状は消退・軽減する．

2）妊娠期の栄養に関わる施策

妊娠前から適切な食習慣を形成することを目指し，厚生労働省による「妊娠前からはじめる妊産婦のための食生活指針」では，次の10項目が示されている．

①妊娠前から，バランスのよい食事をしっかりとりましょう．
②「主食」を中心に，エネルギーをしっかりと．
③不足しがちなビタミン・ミネラルを，「副菜」でたっぷりと．
④「主菜」を組み合わせてタンパク質を十分に．
⑤乳製品，緑黄色野菜，豆類，小魚などでカルシウムを十分に．
⑥妊娠中の体重増加は，お母さんと赤ちゃんにとって望ましい量に．
⑦母乳育児も，バランスのよい食生活のなかで．
⑧無理なくからだを動かしましょう．
⑨たばことお酒の害から赤ちゃんを守りましょう．
⑩お母さんと赤ちゃんのからだと心のゆとりは，周囲のあたたかいサポートから．

🔗 Link
食事バランスガイド
p.75

また，妊娠期に望ましい食生活を送るために，厚生労働省および農林水産省より「妊産婦のための食事バランスガイド」が示されている（図6-1）．

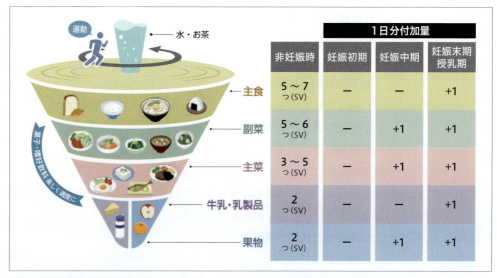

図6-1　妊産婦のための食事バランスガイド
非妊娠時・妊娠初期の1日分を基本とし，妊娠中期・妊娠末期（妊娠後期）・授乳期ではそれぞれの枠内の付加量をプラスして補う必要がある．

（厚生労働省・農林水産省が決定した「食事バランスガイド」に基づき作成）

2. 妊娠期の栄養ケア*の要点

1）栄養アセスメント*

（1）身体計測

妊娠期においては，非妊娠時（妊娠前）の体格区分別に体重増加量が推奨されている（表6-1）．推奨される体重増加量よりも少ない場合は，エネルギーや栄養素の摂取不足や胎児の発育障害などの有無を確認する．一方，推奨される体重増加量よりも多い場合は，エネルギーや栄養素の過剰摂取や，浮腫の有無などを調べる．

（2）臨床検査

妊娠期間中は，特に妊娠高血圧症候群の予防・早期発見のための血圧測定をはじめ，妊娠糖尿病や鉄欠乏性貧血を調べるための血液検査（血糖値やヘモグロビン濃度），尿検査（尿タンパクや尿糖の検出）などが重要である．

（3）臨床診査・食事調査

妊婦の健康状態などを把握するために，年齢や現病歴，既往歴，これまでの妊娠・出産・産後の状態などについての問診を行う．また，エネルギーや栄養素の摂取状況のほか，生活習慣の把握を行う．

2）妊娠期の経過に応じた栄養ケア

（1）妊娠初期

妊娠初期では，「日本人の食事摂取基準（2025年版）」における推定エネルギー必要量の付加量は1日あたり＋50kcalである．つわりがある場合は，食事の回数を増やして食べやすいものを少しずつ食べたり，脱水にならないよう水分の補給に努めたりするなど，体調に合わせて食事をとるとよい．特に器官形成期では，胎児の正常な発育に必要な栄養素（葉酸など）の摂取不足や，ビタミンA*などの過剰摂取に注意する．

つわりが重症化し，体重減少，脱水や電解質異常を呈する病態を**妊娠悪阻**とよぶ．重症の場合は入院のうえ，必要に応じて輸液による水や栄養素などの補給を行い，その後，徐々に食事の摂取を勧める．

（2）妊娠中期

妊娠中期では，つわりの症状が改善することが多く，食欲が回復するため，食事摂取量を増やすことができる．推定エネルギー必要量の付加量は1日あたり＋250kcalであり，推奨される体重増加量になるよう，エネルギー摂取量を調整する．

また，妊娠中期からは鉄の需要が増すため，鉄欠乏性貧血に注意する（後述）．

（3）妊娠後期

妊娠後期（妊娠末期）では，胎児の発育や子宮の増大により胃が圧迫されるため，1回の食事量が減少する．推定エネルギー必要量の付加量は1日あたり＋450kcalと多くなっているので，食事の回数を増やし，間食を食事の一部とするなど，エネルギーや栄養素を過不足なく摂取できるように心がける．

＊栄養ケアと栄養アセスメント

栄養ケアとは，疾患の治療や健康の維持・増進を目的とした，食事管理や栄養の指導などによる介入のことです．栄養アセスメントとは，適切な栄養ケアを実施するために，身体計測や臨床検査，問診や食事調査などから得られた情報を評価することです（詳細は7章参照）．

＊ビタミンA

妊娠中のビタミンAの過剰摂取による胎児奇形が報告されていることから，特に妊娠3カ月以内または妊娠を希望する女性においては，ビタミンAを多く含有する食品やサプリメントの摂取に注意する必要があります．ただし，β-カロテンなどのカロテノイドはビタミンAの前駆体ですが（プロビタミンA，2章参照），ビタミンAへの変換は体内で調節されているので，過剰症は生じないとされています．

表6-1 妊娠中の体重増加指導の目安[※1]

妊娠前の体格（BMI）[※2]		体重増加量指導の目安
低体重（やせ）	18.5未満	12～15kg
ふつう	18.5以上25.0未満	10～13kg
肥満（1度）	25.0以上30.0未満	7～10kg
肥満（2度以上）	30.0以上	個別対応（上限5kgまでが目安）

※1 現時点では厳しい体重管理を行う根拠となるエビデンスは乏しく，個人差を考慮したゆるやかな指導を心がける必要がある．
※2 日本肥満学会の肥満度分類に準じている．

（文献6）より）

3) 栄養ケアに関わる問題

(1) やせと肥満

BMI
p.156

非妊娠時の体格が「やせ」（BMI＜18.5）の場合は，低出生体重児出産や早産のリスクが高くなるため，非妊娠時の体格が「ふつう」の妊婦よりも，より多くの妊娠中の体重増加量が推奨されている（**表6-1**）．

一方，非妊娠時の体格が「肥満」（BMI≧25.0）の場合は，妊娠糖尿病や妊娠高血圧症候群の発症，巨大児，帝王切開分娩などのリスクが高くなり，特にBMI≧30.0の場合，妊娠中の体重増加量の目安は個別対応（上限5kgまで）とされている（**表6-1**）．

(2) 鉄欠乏性貧血

鉄欠乏性貧血
『臨床検査』
p.52

妊娠期は，胎児の成長に伴う鉄貯蔵や，臍帯・胎盤中への鉄貯蔵，循環血液量の増加に伴う赤血球量の増加などにより，鉄の需要が増している．「日本人の食事摂取基準（2025年版）」では，鉄欠乏性貧血を防ぐために，妊娠期間中の鉄の付加量が設定されている．

Link
ヘム鉄
p.59

妊娠中期・後期は鉄を多く含む食品，特にヘム鉄を多く含む赤身の魚や肉などのタンパク質性食品や，鉄の吸収率を高めるビタミンCをはじめ，造血機能に関与する葉酸やビタミンB_{12}などの摂取量が不足しないように心がける．

(3) 妊娠糖尿病

Link
インスリン
抵抗性
『臨床検査』
p.117

妊娠糖尿病とは，「妊娠中に初めて発見または発症した，糖尿病に至っていない糖代謝異常」である．妊娠すると，胎盤から分泌されるホルモンの影響でインスリン抵抗性が増大し，血糖値を正常に保つためにインスリンの必要量が増える．妊娠糖尿病から，出産後に糖尿病を発症するリスクが高く，適切な栄養ケアが大切である．

妊娠糖尿病の血糖コントロールの基本は食事療法である．妊婦に必要なエネルギーや栄養素を付加しながら，胎児の健全な発育と母体の良好な血糖コントロールを維持し，過度な体重変化をきたさないように注意する．

(4) 妊娠高血圧症候群

妊娠時に高血圧を認めた場合，**妊娠高血圧症候群**と診断される．妊娠高血圧症候群は，発症時期やタンパク尿の有無などによって，①妊娠高血圧腎症，②妊娠高血

圧，③加重型妊娠高血圧腎症，④高血圧合併妊娠に分類される．

　治療は安静と入院が中心で，けいれん予防や，重症の高血圧に対して薬を用いることがある．重症化した場合は，出産後も高血圧やタンパク尿が持続することがあり，フォローアップが大切である．また，水分摂取制限や利尿薬は母体の血栓症のリスクを高め，過度な食塩の制限も望ましくないとされており，担当医の指示に従うことが大切である．

(5) 胎児の神経管閉鎖障害

　胎児の**神経管閉鎖障害***は，神経管の形成異常により二分脊椎や無脳症などを生じる．その発症の原因は葉酸の摂取不足だけではないが，妊娠前後の葉酸投与が神経管閉鎖障害のリスク低減に有効であることが報告されている．

　このことから「日本人の食事摂取基準(2025年版)」では，「妊娠を計画している女性」「妊娠の可能性がある女性」「妊娠初期の妊婦」に対して，胎児の神経管閉鎖障害のリスク低減のために通常の食品以外の食品，いわゆる栄養補助食品から1日あたり400 μgの**葉酸**を摂取することを推奨している．

(6) その他

❶ 喫煙

　妊娠中の喫煙(受動喫煙を含む)は，低出生体重児出産や早産のリスクだけでなく，出生後の乳幼児突然死症候群のリスク要因となることも明らかになっている．

❷ 飲酒

　妊娠中の母親の飲酒は，胎児・乳児に対し，低体重や，顔面を中心とする形態異常，脳障害といった**胎児性アルコール・スペクトラム障害**(FASD：Fetal Alcohol Spectrum Disorders)を引き起こすことがある．胎児性アルコール・スペクトラム障害に治療法はなく，また少量の飲酒であっても，妊娠中のどの時期にも影響を及ぼす可能性があることから，妊娠中は禁酒することが望ましい．

❸ カフェイン

　妊婦がカフェインをとり過ぎると，胎児が出生時に低体重となり，将来の健康リスクが高くなる可能性が報告されており，カフェインを多く含む飲料などの過剰摂取を控えることが望ましい．

❹ 魚介類

　魚介類は，他の食品に比べて良質なタンパク質や不飽和脂肪酸を多く含み，またカルシウムをはじめとするミネラルやビタミンなどの微量栄養素の摂取源であるなど，すぐれた食材である．しかしながら，一部の魚介類(クジラやイルカを含む)では，食物連鎖によって他の魚介類と比較して含まれる有機水銀濃度が高いものがあり，厚生労働省では食品安全委員会の評価を踏まえて，妊婦が注意すべき魚介類の種類と摂取量の目安を示している．

❺ リステリア

　Listeria monocytogenes(リステリア・モノサイトゲネス／以下，リステリア)は，河川水や動物の腸管内など環境中に広く分布する細菌である．リステリアに感

＊神経管閉鎖障害
神経管閉鎖障害とは，主に先天性の脳や脊椎の癒合不全のことをいいます．脊椎の癒合不全を二分脊椎といい，生まれたときに腰部の中央に腫瘤(しゅりゅう)があるものが最も多いです．また，脳に腫瘤のある脳瘤や，脳の発育ができない無脳症などがあります．

6章　ライフステージと栄養

染して重症化することはまれであるが，妊婦や高齢者では，少量のリステリアでも敗血症や髄膜炎など重篤な状態（リステリア症）になることがあり，特に妊婦が感染すると，流産や，産まれた新生児に影響が出ることがある．

欧米では，ナチュラルチーズなどの乳製品，生ハムなどの食肉加工品，スモークサーモンなどの魚介類加工品，サラダ（コールスロー）などの調理済み食品でリステリアによる集団食中毒が発生しており，死亡例も確認されている．これらのように冷蔵庫に長期間保存され，加熱せずにそのまま食べられる食品は，リステリア症の原因となりうるため注意が必要である．

② 授乳期における栄養

1. 授乳期の特徴と栄養摂取の要点

＊育児用ミルク
育児用ミルクとは，特別用途食品である乳児用調製粉乳（粉ミルク）や乳児用調製液状乳（液体ミルク）のことです（5章参照）．

授乳とは，**乳汁**（母乳または育児用ミルク＊）を乳児に与えることであり，乳児にエネルギーや栄養素などを与えるとともに，母子・親子の絆を深めて，心身の健やかな成長・発達を促すために重要である．授乳の回数や時間，間隔は特に決まっておらず，母乳育児では，乳児が欲しがるときに欲しがるだけ与える**自律授乳**が基本となっている．

1) 母乳分泌の機序

妊娠中は乳腺組織が増大し，妊娠後期になると母乳分泌の準備がほぼ整うが，本格的に母乳が分泌されるのは分娩後である．妊娠中は胎盤から分泌されるエストロゲンやプロゲステロンにより，下垂体前葉からのプロラクチン（母乳をつくるはたらきをするホルモン）の作用が抑制され，母乳分泌が抑えられている．

分娩後は，胎盤からのエストロゲンやプロゲステロンの血中濃度が急激に低下し，抑えられていたプロラクチンの作用が発揮されて，本格的な母乳の生成と分泌が始まる．さらに，乳児が乳首を吸うこと（吸啜反射）による刺激で，母体のプロラクチンやオキシトシン＊の分泌が促進される．

＊オキシトシン
主として脳の視床下部で産生され，下垂体後葉より分泌されるホルモンです．周期的な子宮筋層の収縮を起こし，分娩時の子宮収縮（陣痛）に関与します．また，授乳期の母乳の射出（射乳）を促進する作用を有します．

2) 母乳育児の利点と留意点

母乳育児の利点としては，母乳には①乳児に最適な成分組成で代謝負担が少ないこと，②感染症の発症率および重症化リスクの低下，③小児期の肥満や成人してからの2型糖尿病の発症リスクの低下，などが報告されている．また，母乳を与えること自体の利点として①産後の母体の回復の促進，②母子関係の良好な形成などがあげられている．

一方，母乳育児における留意点としては，①母乳が必要量分泌されているかがわからず，乳児にとって母乳不足になることがある，②母親が薬剤やアルコールなど

を摂取した場合に母乳を介して乳児へ移行することがある，③母親がウイルスに感染すると，母乳を介して乳児に感染することがある（経母乳感染），などがある．

2. 授乳期の栄養ケアの要点

1）栄養アセスメント

母体の体重は，一般的に出産直前には非妊娠時より約10〜13kg増加するが，出産後の体重減少があるため，継続的に体重測定を行い，適正な体重を維持できるようにする．特に産褥期*では，出産時の出血や授乳などにより鉄欠乏性貧血が生じやすいため，その予防や早期発見を目的としてヘモグロビン濃度などの血液検査を行う．また出産後では，出産の状態，出産後の母体の経過，乳児の栄養方法などについての問診を行い，エネルギーや栄養素の摂取状況や生活習慣を把握する．

2）栄養ケアに関わる問題

（1）授乳婦の栄養状態と母乳分泌

授乳期における推定エネルギー必要量の付加量は1日あたり＋350kcalであり，妊娠によって増加した体重が減少する分と，母乳分泌に伴い必要になる分が考慮されている．エネルギーや栄養素の摂取量については，乳汁栄養の方法，授乳時期や個人差などを考慮したうえで，母乳分泌量に応じて調整する必要がある．

産後も貧血状態が続くと，体の回復が遅れて母乳不足になることがあるため，鉄を多く含む食品，特にヘム鉄を多く含む赤身の魚や肉などのタンパク質性食品や，鉄の吸収率を高めるビタミンCをはじめ，造血機能に関与する葉酸やビタミンB$_{12}$などの摂取量が不足しないように心がける．

（2）授乳婦のメンタルヘルスの問題

出産後は，母体の子宮復古*や生殖関連ホルモンの変化などがあり，同時に授乳や育児が始まる時期でもある．近年は妊産婦のメンタルヘルスの問題も増えており，特に授乳期以降は仕事と育児の両立などで母親の心身の負担も大きく，慢性的な疲労などを引き起こすこともある．

メンタルヘルスの不調による摂食障害や産後うつ*などへの対応も含め，医療従事者だけでなく，家族や周囲の人の理解やサポートといった包括的な社会的支援体制を整える必要がある．

（3）その他

妊娠期と同様，授乳期でも喫煙（受動喫煙も含める）やアルコールの摂取は避け，カフェインを多く含む飲料などの過剰摂取は控えることが望ましい．また，授乳中は母親の薬剤の摂取により，薬剤の成分が母乳中へ移行し乳児へ影響する場合もあるので注意する．

＊産褥期
分娩が終了し，妊娠・分娩に伴い変化した母体の生理的機能などが，非妊娠時の状態に回復するまでの状態を産褥といいます．産褥期とは産褥の期間のことで，通常6〜8週間程度です．

＊子宮復古
子宮は妊娠により増大し，分娩による胎盤剥離や頸管開大に伴って創傷面ができたりします．このように変化した子宮が，妊娠前の状態に回復する現象を子宮復古といいます．

＊産後うつ
分娩後の数週間あるいは数カ月間，極度の悲しみを感じたり，普段行っていた活動への興味を喪失したりする状態をいいます．特に産褥期に発症しやすく，産後うつ病ともよばれます．急激な身体的変化やホルモンの変化のみならず，育児による心理社会的変化も同時に起こり，ときに自殺や無理心中などのおそれもあるため注意が必要です．育児を一人で抱え込ませない社会的サポートが望まれます．

3 乳児期における栄養

1. 乳児期の特徴と栄養摂取の要点

1) 乳児期の身体的・生理的特徴

出生後1年未満を**乳児期**という．乳児期の発育は著しく，出生時の平均身長が約50cmであるのに対し，1年後には出生時の約1.5倍（75cm）となる．体重についても，出生時の平均体重が約3kgであるのに対し，生後3カ月には約2倍（6kg），1年後には約3倍（9kg）となることから，乳児の発達段階に合わせた適正なエネルギーや栄養素の摂取が望まれる．

生後5〜6カ月頃までは母乳や育児用ミルクによる乳汁栄養が主であるが，月齢が進むにつれて発育に必要な栄養量が増え，身体活動量も増大するため，離乳食を開始して，食事から必要なエネルギーや栄養素を摂取できるようにすることが重要となる．この過程は，消化・吸収機能の発達ならびに摂食嚥下機能の発達と深く関連している．

(1) 消化・吸収機能の発達

乳児の消化・吸収機能は未熟である．例えば糖質の消化酵素の1つである唾液α-アミラーゼの活性は，出生直後は低いが，離乳食が始まり，米などに含まれるでんぷんを摂取するようになると急速に増加していく．脂質の消化酵素である膵リパーゼの活性も出生直後は低く，胃液中のリパーゼや母乳中に含まれるリパーゼによって補われている．

また，乳児の胃は縦型の筒状になっており，胃の入り口である噴門部の括約筋が未熟であるため，乳汁を飲んだ後に溢乳＊を起こしやすい．成人の胃に比べて乳児の胃は小さいが，成長につれて胃の噴門部が閉鎖し彎曲した形になり，胃の容量や，胃液の分泌量が増加する（図6-2）．

> Link
> 乳児期
> 『歯科予防処置論・歯科保健指導論 第2版』
> p.312

> ＊溢乳
> 乳児が授乳後に口から少量の乳汁をだらだらと吐き出すことを溢乳といいます．授乳後にげっぷをさせて空気を吐き出させるのは，溢乳を防ぐためです．

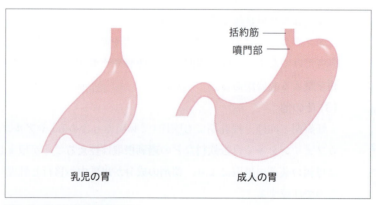

図6-2 成人と乳児の胃の違い
乳児の胃は，成人の胃に比べて彎曲が少なく縦型で，噴門部の括約筋も未熟であるため溢乳を起こしやすい．

(2) 摂食嚥下機能の発達

生後2カ月頃までの乳児は，連続した反射反応である**哺乳反射**により，乳汁を飲みやすくなっている．生後4～5カ月頃から哺乳反射（原始反射）は消失していき，半固形物を摂取できるようになっていく．

離乳食を進めていく際も，その月齢の歯の萌出状況や舌の動きなどを十分に把握し，口腔内の発達状況に合わせた食形態に調理して食べさせることで，正常な摂食嚥下機能を徐々に獲得させていく．

2) 乳汁栄養

乳汁栄養の方法には，**母乳栄養**，育児用ミルクなどを与える**人工栄養**，母乳栄養と人工栄養を併用する**混合栄養**がある．

(1) 母乳栄養

母乳には，生後5～6カ月頃までの乳児に必要な栄養素が含まれている．分娩後4～5日頃までの母乳は初乳とよばれ，免疫グロブリン（特に分泌型IgA）やラクトフェリンなどの感染防御物質を多く含むため，積極的に飲ませることが勧められる．分娩後10日以降は成乳（成熟乳）となり，乳児に必要なエネルギー源であるラクトース（乳糖）＊や脂質の量が増加していく（表6-2）．

(2) 人工栄養

人工栄養で与える育児用ミルクは，母乳の栄養組成に近づけるよう牛乳を改良して製造されている．

なお，生後9カ月以降の乳児に栄養補給の目的で用いられる粉乳を，フォローアップミルク＊という．

Link

哺乳反射（原始反射）
『小児歯科学』
p.13-14

＊ラクトース（乳糖）
グルコース（ブドウ糖）とガラクトースが結合した二糖類で，母乳や牛乳に含まれます．カルシウムの吸収促進にも関与します．

＊フォローアップミルク
母乳代替食品ではなく，牛乳に近い栄養組成を有した粉乳です．離乳が順調に進んでいる場合は摂取する必要はありません．

表6-2　母乳と牛乳に含まれる栄養素の比較

栄養素	母乳	牛乳
タンパク質	・カゼインが少なく，乳清タンパク質が多い． ・カゼインは，軟らかく消化されやすいソフトカード※を形成する． ・乳清タンパク質は主に消化の良いラクトアルブミンを多く含み，抗菌作用を有するラクトフェリンや，免疫グロブリン（IgA）などの免疫物質も含む．	・母乳よりもタンパク質を多く含む． ・カゼインが多く，ハードカード※を形成し，消化・吸収されにくい．
脂質	・長鎖不飽和脂肪酸，特に必須脂肪酸であるリノール酸，α-リノレン酸が多い．	・母乳と脂質の総量はそれほど変わらないが，飽和脂肪酸が多い．
糖質	・ラクトース（乳糖）が含有量の多くを占めており，乳児のエネルギー源になる． ・多くの種類のオリゴ糖も含まれる．	・母乳に比べてラクトース（乳糖）の含有量が少ない．
ミネラル	・ミネラル量は少なく，腎臓への負担が少ない．	・カルシウム，リン，ナトリウム，カリウムなどが含まれ，腎臓に負担をかけやすい．
ビタミン	・ビタミンK，ビタミンDの含有量が少ない．	・ビタミンB_1，ビタミンB_2，ビタミンKの含有量が母乳よりも多い．

※カード：乳汁中のカゼインが胃酸の作用によって形成され，胃内に沈殿する凝乳塊のことで，カードが軟らかいと消化されやすく（ソフトカード），カードが大きく硬いと消化されにくい（ハードカード）．

3) 離乳

離乳とは，母乳または育児用ミルクなどの乳汁栄養から，幼児食に移行する過程のことである．この間に，乳児の摂食嚥下機能は乳汁を吸うことから，食物を噛みつぶして飲み込むことへと発達し，摂取可能な食品の量や種類が多くなり，献立や調理の形態も変化していく．また，摂食行動は次第に自立へと向かっていく．

(1) 離乳食の意義

離乳の過程で与える食事を**離乳食**という．離乳食は，乳汁栄養のみでは足りないエネルギーや栄養素を補給するという栄養学的な意義だけでなく，離乳食を与えることで消化液の分泌量が増え，消化・吸収機能が高められる点や，固形食品を徐々に進めていくなかで摂食嚥下機能も発達していくという点で，重要な意味がある．

また，離乳食の摂取は食習慣の確立にもつながる．離乳食によってさまざまな食品の形，味，におい，食感などを経験し，感覚器官の発達だけではなく精神発達をも促し，家族と一緒に食べる喜びや楽しみも経験させるという点で，大きな意義をもつ．

(2) 離乳の開始と完了

❶ 離乳の開始

離乳の開始とは，なめらかにすりつぶした食物を初めて与えたときをいう．離乳を開始する発達状況の目安は，首がしっかりすわり，寝返りができること，5秒以上座っていられること，食べ物に興味を示すこと，スプーンを口に入れたときに舌で押し出すことが少なくなること(哺乳反射(原始反射)の減弱や消失)などがあげられる．

❷ 離乳の完了

離乳の完了とは，形ある食物を噛みつぶすことができるようになり，エネルギーや栄養素の大部分が，母乳または育児用ミルク以外の食物からとれるようになった状態をいう．母乳または育児用ミルクを飲んでいない状態をさすわけではないことに注意する．

(3) 離乳の段階と進め方

離乳食を与える際には，安全で消化しやすい食品や調理法を選ぶことが望ましい．離乳食の開始時には調味はせず，その後は薄味で調味をしていき，徐々にさまざまな風味を体験させていくとよい．

離乳の進め方と摂食嚥下機能は密接に関わっており，その月齢における口腔内の状況や，摂食嚥下機能の発達に合わせた形態に調理して与えることが求められる(図6-3，4)．

❶ 離乳初期(生後5〜6カ月頃)

離乳初期は1日1回，1さじずつから始める．最初は10倍がゆ(米1に対して水10の割合で炊いたおかゆ)をなめらかにつぶしたものを与え，徐々に慣れてきたら，すりつぶした野菜などを試してみる．

		離乳初期 生後5〜6カ月頃	離乳中期 生後7〜8カ月頃	離乳後期 生後9〜11カ月頃	離乳完了期 生後12〜18カ月頃
食べ方の目安		・子どもの様子をみながら1日1回1さじずつ始める. ・母乳や育児用ミルクは飲みたいだけ与える.	・1日2回食で食事のリズムをつけていく. ・いろいろな味や舌ざわりを楽しめるように食品の種類を増やしていく.	・食事リズムを大切に,1日3回食に進めていく. ・共食を通じて食の楽しい体験を積み重ねる.	・1日3回の食事リズムを大切に,生活リズムを整える. ・手づかみ食べにより,自分で食べる楽しみを増やす.
調理形態		なめらかにすりつぶした状態	舌でつぶせるかたさ	歯ぐきでつぶせるかたさ	歯ぐきで噛めるかたさ
1回あたりの目安量	Ⅰ 穀類 (g)	つぶしがゆから始める. すりつぶした野菜なども試してみる. 慣れてきたら,つぶした豆腐・白身魚,卵黄などを試してみる.	全がゆ50〜80	全がゆ90〜 軟飯80	軟飯90〜 ご飯80
	Ⅱ 野菜・果物 (g)		20〜30	30〜40	40〜50
	Ⅲ 魚 (g)		10〜15	15	15〜20
	または肉 (g)		10〜15	15	15〜20
	または豆腐 (g)		30〜40	45	50〜55
	または卵 (g)		卵黄1〜全卵1/3	全卵1/2	全卵1/2〜2/3
	または乳製品 (g)		50〜70	80	100
歯の萌出の目安			乳歯が生え始める.	1歳前後で前歯が8本生えそろう. 離乳完了期の後半頃に奥歯(第一乳臼歯)が生え始める.	
摂食機能の目安		口を閉じて取り込みや飲み込みができるようになる. 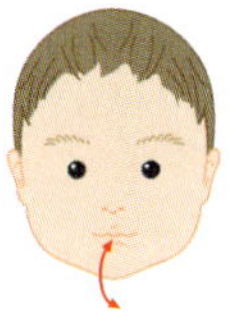	舌と上あごでつぶしていくことができるようになる. 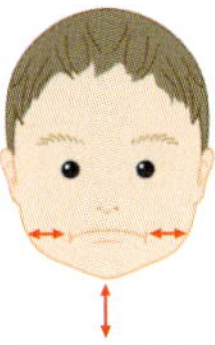	歯ぐきでつぶすことができるようになる. 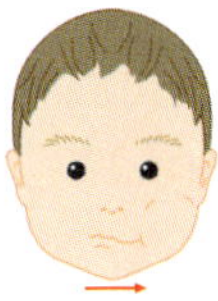	歯を使うようになる.

離乳の開始 → 離乳の完了

以下に示す事項は,あくまでも目安であり,子どもの食欲や成長・発達の状況に応じて調整する.

※衛生面に十分に配慮して食べやすく調理したものを与える.

図6-3 離乳の進め方の目安

(厚生労働省:授乳・離乳の支援ガイド(2019改定版)より一部改変)

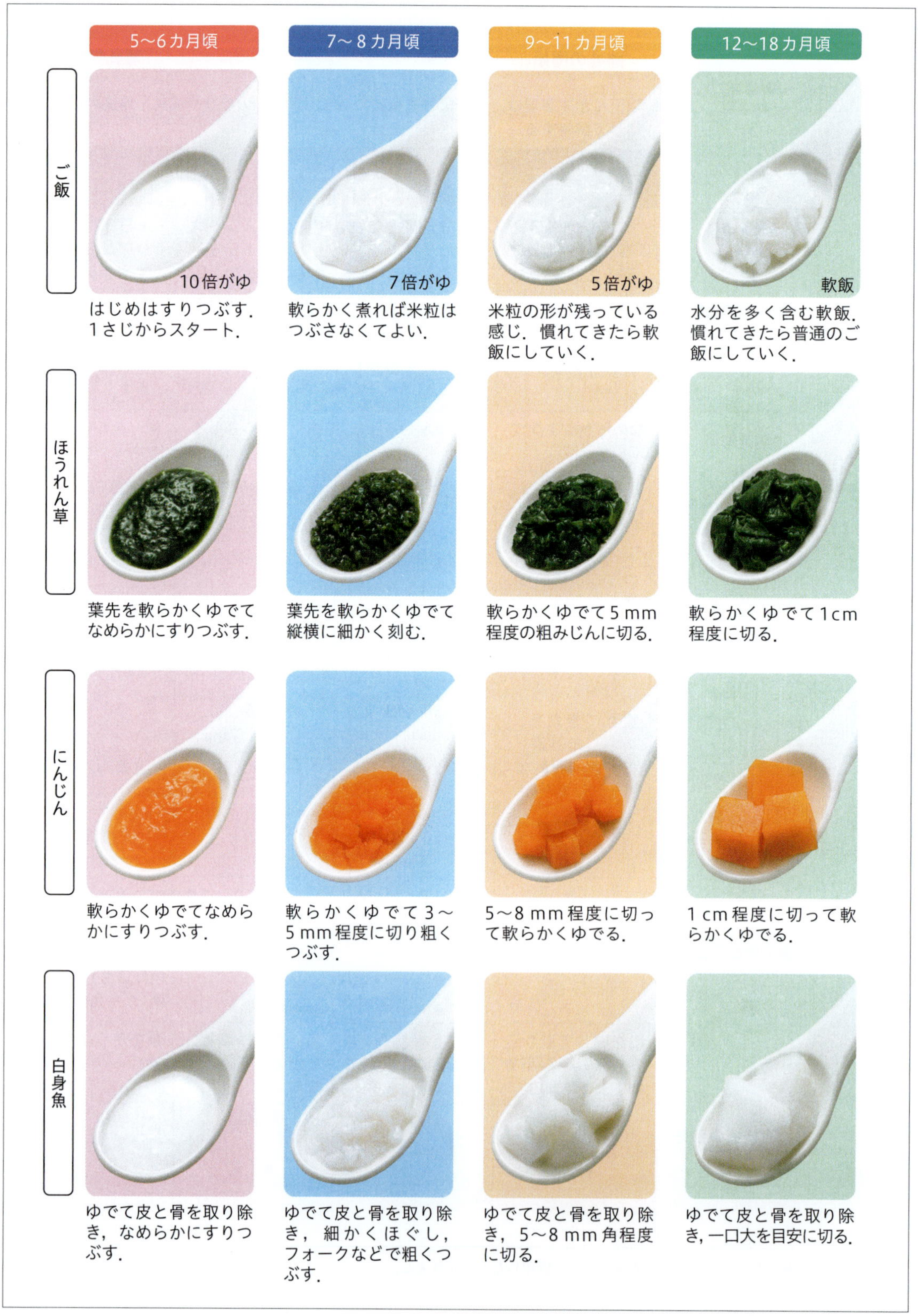

	5〜6カ月頃	7〜8カ月頃	9〜11カ月頃	12〜18カ月頃
ご飯	10倍がゆ はじめはすりつぶす. 1さじからスタート.	7倍がゆ 軟らかく煮れば米粒はつぶさなくてよい.	5倍がゆ 米粒の形が残っている感じ. 慣れてきたら軟飯にしていく.	軟飯 水分を多く含む軟飯. 慣れてきたら普通のご飯にしていく.
ほうれん草	葉先を軟らかくゆでてなめらかにすりつぶす.	葉先を軟らかくゆでて縦横に細かく刻む.	軟らかくゆでて5mm程度の粗みじんに切る.	軟らかくゆでて1cm程度に切る.
にんじん	軟らかくゆでてなめらかにすりつぶす.	軟らかくゆでて3〜5mm程度に切り粗くつぶす.	5〜8mm程度に切って軟らかくゆでる.	1cm程度に切って軟らかくゆでる.
白身魚	ゆでて皮と骨を取り除き, なめらかにすりつぶす.	ゆでて皮と骨を取り除き, 細かくほぐし, フォークなどで粗くつぶす.	ゆでて皮と骨を取り除き, 5〜8mm角程度に切る.	ゆでて皮と骨を取り除き, 一口大を目安に切る.

図6-4 離乳食の実際

（母子衛生研究会：授乳・離乳の支援ガイド（2019年改定版）実践の手びきより一部改変）

口唇を閉じて嚥下できるようになり、舌は前後に動くため、食物を前から後ろに送り込むことができる。離乳食の後に、母乳または育児用ミルクを乳児が飲みたいだけ与える。

❷ 離乳中期（生後7〜8カ月頃）

離乳中期では、舌は前後に加えて上下にも動くようになり、舌と上顎（口蓋）で食物を押しつぶすことができるようになることから、舌でつぶせるかたさのものを与える。1日2回食とし、おかゆなどの主食、野菜や果物、タンパク質性食品（豆腐、魚、卵など）を組み合わせた食事を心がける。魚は白身魚から赤身魚に、卵は卵黄から全卵に進めていく。また、乳歯が生え始める時期でもある。離乳食の後に母乳または育児用ミルクを与える。

❸ 離乳後期（生後9〜11カ月頃）

離乳後期は、舌が前後・上下に加えて左右にも動くようになり、食物を口の中に取り込んだ後、舌で食物を歯ぐきの上に乗せることができるようになることから、歯ぐきでつぶせるかたさのものを与える。1日3回食とし、この時期には**手づかみ食べ**が始まる。手づかみ食べは、目・手・口の協調運動であり、摂食嚥下機能の発達のために、ゆでた野菜や果物、パンなどを手づかみしやすいような形状にして与えるとよい。

❹ 離乳完了期（生後12〜18カ月頃）

離乳完了期頃には、前歯が8本生えそろうこと、臼歯（第一乳臼歯）の萌出も始まることから、歯ぐきで噛めるかたさの食物を与える。大人と同じリズムで1日に3回の食事をとらせ、必要に応じて1日1〜2回の間食を取り入れる*。大人の食事から取り分けて食事をつくることで、家族で同じ食物を一緒に食べる楽しさを体験する。また、前歯で食物を噛み切って、一口量を覚えていく時期である。

(4) 離乳期に与える食品の注意点

離乳の開始前に果汁や重湯（おもゆ）などを与えることの栄養学的な意義は認められていない。イオン飲料については、多量摂取による乳幼児のビタミンB_1欠乏が報告されており、授乳期および離乳期では基本的に摂取の必要はなく、必要な場合は医師の指示に従う。

また、1歳未満の乳児では腸内環境が整っておらず、はちみつを食べることによって乳児ボツリヌス症*を引き起こすことがあるため、満1歳まではははちみつやはちみつ入り飲料・菓子などの食品を与えないようにする。

2. 乳児期の栄養ケアの要点

1）栄養アセスメント

乳児期の身体発育、栄養状態の評価には、体重、身長、頭囲の計測、さらに身体発育曲線（パーセンタイル曲線）の利用がある（**図6-5**）。身体発育曲線に計測した体重と身長をプロットし、発育状態を判定する。

---

*離乳完了期における間食は、幼児期と同様に"補食"ととらえ（p.121参照）、1日3回の食事でエネルギーや栄養素が不足する場合におにぎりなどの穀類、いも類、果物、乳製品などを与えます。

*乳児ボツリヌス症
芽胞として存在するボツリヌス菌を乳児が摂取することで、消化管内で発芽・増殖し、産生された毒素により発症します。全身の筋力低下などの症状を呈し、近年、国内で死亡例が発生しました。

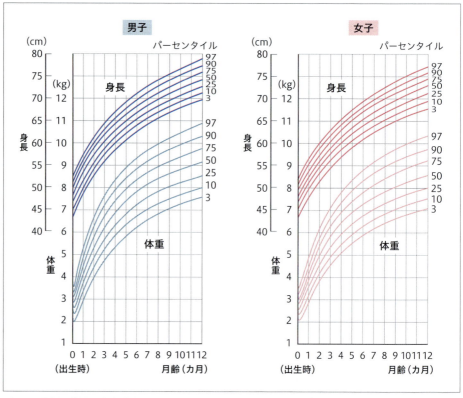

図6-5　乳児の身体発育曲線（出生時～12カ月用）
実際に計測した身長と体重の値を，横軸の年齢ごとに表中にプロットし，その点を結んだ線のカーブが発育曲線に沿っているかを確認する．一般的には，記入した発育曲線が10パーセンタイル値以上90パーセンタイル値未満の範囲にあれば，発育上問題はないとされる．一方，3パーセンタイル値未満あるいは97パーセンタイル値以上であると，何らかの疾患がある可能性が高い．
※パーセンタイル値：測定値を小さいほうから順に並べ，全体を100としたときに下から何番目に相当するかを示したもの．50パーセンタイル値は平均値ではなく，中央値となる．

（文献20）より）

　また，乳幼児の体格指数として，**カウプ指数**が用いられる．カウプ指数は，体重 (g)÷[身長 (cm)]^2×10の計算式で算出される．生後3カ月以降の乳児期ではおおむね16～18が正常と判定される．
　体重増加不良や体重増加過多の場合は，身体発育曲線やカウプ指数の推移，乳汁の摂取方法や量などを評価する．

2）栄養ケアに関わる問題
(1) 母乳性黄疸
　出生直後から生後2週間頃までにみられる生理的な黄疸を新生児黄疸[*]というのに対し，黄疸が生後1～2カ月間ほど続く状態を母乳性黄疸という．母乳中の成分がビリルビン（主に赤血球のヘモグロビンが分解されて産生される色素）の排出を抑えるため，血液中のビリルビン濃度が高くなることで生じる．一般的には徐々に黄疸は消失していくため，原則として母乳を中止する必要はない．

[*] **新生児黄疸**
生後2～3日にほとんどの乳児で出現し，生後2週間ほどで消失していく黄疸のことです．これは生理的なものであり，肝臓の代謝機能が未熟なために，血中のビリルビン濃度が上昇することで生じます．

(2) 乳児ビタミンK欠乏性出血症

新生児(出生後28日まで)や乳児では,ビタミンKの欠乏状態になりやすい.その原因として,ビタミンKは胎盤を通過しにくいこと,母乳中のビタミンK含有量が少ないこと,乳児では腸内細菌からビタミンKが産生されないことなどがあげられる.そのため,生後2～3日頃に新生児メレナが,生後1～2カ月頃に特発性の乳児ビタミンK欠乏性出血症が生じることがある.現在は一般的に,出生後にビタミンK_2シロップの予防的な経口投与が行われている.

(3) 鉄欠乏性貧血

乳児は,胎児期に母体から供給され,貯蔵していた鉄を利用できるが,生後6カ月頃にはその貯蔵鉄が減少することや,急激な発育に伴い鉄の需要量も増加すること,母乳中には鉄の含有量が少ないことなどから,鉄欠乏性貧血を生じやすい.そのため,離乳を適切な時期に開始し,鉄やタンパク質を多く含む食品を積極的に与える必要がある.

(4) 乳児下痢症と脱水,便秘

乳児下痢症では,感染症などにより便の量や回数が増加することで,水分や電解質が失われ,脱水症につながる.特にロタウイルスによる感染では,白色下痢便のほかに嘔吐や発熱があり,脱水症に陥りやすい.

一方,排便回数が減少した状態,あるいは排便が困難な状態である便秘の場合は,哺乳量不足や離乳期の食事摂取量,食物繊維の摂取不足などが原因と考えられる.

4 幼児期における栄養

1. 幼児期の特徴と栄養摂取の要点

1) 幼児期の身体的・生理的特徴

満1歳から小学校入学前(満6歳未満)までの時期を**幼児期**という.4歳時には,身長は出生時の約2倍の100cmになり,体重は出生時の約5倍(約15kg)になる.幼児期の体重の増加は,身長の伸びよりも栄養状態の影響を受けやすい.

幼児期は,身体的な発育は乳児期と比較してゆるやかになる一方で,運動機能や精神的な発達が著しい時期である.

(1) 運動機能の発達

運動機能面では,1歳頃から一人歩きが,2歳頃から走ることができ,3歳頃から階段の上り下りが,4歳頃からはスキップなどもできるようになる.徐々に細かい手指の運動(微細運動)もできるようになり,1歳頃の手づかみ食べから,2歳頃にかけてスプーンやフォークも使えるようになり,3～5歳頃からは箸を使うことができるようになっていく.

(2) 精神機能の発達

精神機能面においては，知的発達も著しいため，言語を使って自分を表現できるようになっていく．それに伴い自我が芽生え，4歳頃になると社会性も芽生え，5歳頃では集団での遊びや食事を通して周りの人とコミュニケーションを楽しむことができるようになる．

(3) 摂食嚥下機能の発達

乳児期に続いて，幼児期においても口腔内と咀嚼機能の発達状況に合わせた調理形態で食事を提供する必要がある．1歳を迎える頃には前歯（乳切歯）が生えそろい，1歳半頃にかけて臼歯（第一乳臼歯）が生え始めることから，前歯で噛みとった食物を臼歯ですりつぶすことができるようになる．第一乳臼歯，第二乳臼歯が上下とも生えそろう3歳頃になると，本格的に食物を噛みつぶす，すなわち咀嚼ができるようになる．

臼歯が生えそろう前に硬い食物を与えてしまうと，噛みつぶすことが難しく，噛まないで飲み込んでしまう**丸のみ**の原因となる．そのため，離乳完了後も3歳頃までは硬い食物や噛み切りにくい食物（例えば塊の肉，レタスやわかめなど）は，細かく切る，やわらかく煮るなどの工夫が必要である．

2）幼児期の栄養・食生活

(1) 幼児期に必要なエネルギー

幼児期は乳児期よりも身体活動量が大きくなることから，エネルギー必要量も増大する．「日本人の食事摂取基準（2025年版）」では，推定エネルギー必要量が1～2歳の男児で1日あたり950kcal，女児で900kcal，3～5歳の男児で1,300kcal，女児で1,250kcal（いずれも身体活動レベルは「ふつう」）となっている．

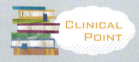

乳幼児期における親との食器の共有について

う蝕の原因となる口腔細菌の感染を防ぐという目的で，以前より，子どもとの食器や食具の共有を避ける親が多く見受けられます．しかし最近の研究により，生後4カ月にはすでに母親の口腔細菌が子どもに伝播していることが報告されており，離乳食は生後5～6カ月頃から開始されることから，離乳食を与える際に親と子どもの食器や食具の共有を避けることでう蝕の予防が可能であるという科学的根拠は，そう強くないと考えられます．

また，3歳児において親との食器の共有とう蝕との関連性は認められなかったという報告もあります．これらの報告とう蝕病因論から，親子間で食器や食具の共有を執拗に避ける必要はなく，親から子どもに口腔細菌が伝播したとしても，スクロース（ショ糖）の摂取を控え，フッ化物を利用した適切な口腔清掃を実施することで，う蝕を予防できるといえます（う蝕病因論の詳細は『生化学・口腔生化学』を参照）．

(2) 間食

幼児期のエネルギー必要量は，体重1kgあたりに換算すると成人の約2倍にもなるが，幼児は消化・吸収機能も成人に比べてまだ低く，胃の容量も小さいため，大人のように3食の食事のみで1日のエネルギー量を満たすことは難しい．そのため，幼児では「第4の食事」という意味で，エネルギーや栄養素，水分の補給を目的とした補食（食事の補い）としての**間食**が重要な役割を果たす．

❶ 間食の意義

幼児の間食は食事の一部として考えるため，スナック菓子やチョコレートなどのいわゆる"菓子"を与えるのではなく，エネルギーや栄養素を補給できる内容とする．例えば，穀類（おにぎりなど）やいも類，牛乳・乳製品，卵などのタンパク質性食品，野菜や果物などが望ましい．

このように，間食には栄養学的な意義があるが，食べる楽しさを体験し，リラックスした状態で周りとコミュニケーションをとりながら食べるなど，精神的発達においても意義がある．さらに教育的な意義として，間食が楽しく食事のマナーを学ぶ機会の場となり，適切な食習慣の確立につながる．

❷ 間食の注意点

間食は，1〜2歳児で1日のエネルギー必要量の10〜15％，3〜5歳児で15〜20％が望ましく，1〜2歳児は午前と午後の2回，3〜5歳児では午後に1回の間食を与えるのが目安である．間食の回数や内容，間食をとるタイミング，とりわけスクロース（ショ糖）を多く含む甘い食品の摂取によってう蝕のリスクが高まるため，まずは規則正しい生活リズムと食習慣を構築し，間食は時間を決めてとるようにする．

(3) 幼児期における食生活の問題

幼児期の代表的な食生活の問題として，**偏食**があげられる．偏食とは，長期間にわたって特定の食品に対して極端に好き嫌いを示すことであり，嫌いな食品を食べずに好きな食品しか食べないことも含む．

特定の食品を嫌う場合，「硬くて食べにくい」「味が嫌い」「見た目が嫌い」などさまざまな理由が考えられるが，硬い場合は調理方法で，味の場合は調味で，見た目の場合は切り方や盛り付けなどで改善ができる．この時期では嫌いな食品は変化していくため，嫌いな食品をまったく食べさせないようにするのではなく，工夫して提供することで，食べられるチャンスを与えることも大切である．

2. 幼児期の栄養ケアの要点

1) 栄養アセスメント

幼児の身体発育，栄養状態の評価には，乳児同様に身体発育曲線（1〜6歳用）を利用する．身体発育曲線に身長と体重の計測値をプロットし，曲線が急激に上向きや下向きになった場合には，過栄養や低栄養を疑う．

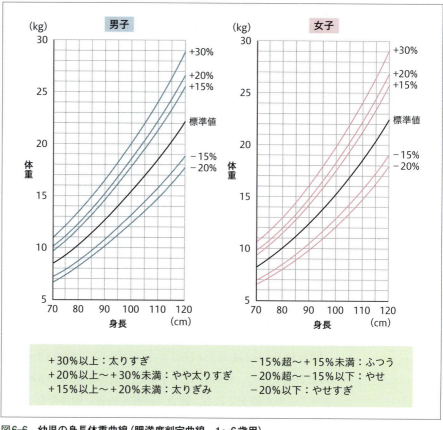

図6-6 幼児の身長体重曲線（肥満度判定曲線，1〜6歳用）
実際に計測した身長と体重の値が交差するところが，その時点における肥満度を示す．過去の計測した値をプロットしていくと，体格の経過も確認することができる．一般的に，肥満度が−15％超〜＋15％未満で体格が「ふつう」であると判断されるが，幼児の発育は個人差も大きいため，肥満ややせの目安として使用することが多い．

（文献21）より）

＊幼児では，平成12年乳幼児身体発育調査報告書（厚生労働省）のデータをもとに，男女ごとに身長に対する体重の中央値を標準体重としています．

＊＊カウプ指数は年齢ごとに判断基準が異なり，幼児期ではおおむね15〜17で正常と判定されます（乳児期はp.118参照）．

　肥満度（％）は［（実測体重−標準体重）/標準体重］×100の計算式で算出され，身長別の標準体重＊に対し，実測体重が何％上回っているか（あるいは下回っているか）を示す．さらに，身長と体重との関係から肥満度を示した身長体重曲線（肥満度判定曲線）でもアセスメントが可能である（図6-6）．
　また，乳児期と同様に，カウプ指数を用いて評価する方法もある＊＊．

2）栄養ケアに関わる問題
(1) やせ・低栄養
　エネルギーや栄養素の量的・質的な供給不足や利用の障害が生じて，著しいやせをきたした状態を**低栄養**という．食糧不足に悩む開発途上国では，小児の低栄養による栄養失調が問題となっている一方で，日本の小児では低栄養による栄養失調はほとんど見られないが，虐待や偏食によって生じる場合がある．低栄養のなかで

も，タンパク質とエネルギーの摂取量が不足している状態を**タンパク質・エネルギー低栄養状態**（PEM：Protein Energy Malnutrition）という．

幼児期は乳児期よりも発育がゆるやかになるとはいえ，通常，体重が減少することはない．体重が減少した場合は，食事量の不足，下痢や嘔吐によるもの，何らかの疾患によるものなどが考えられる．

(2) 肥満

肥満は，体脂肪が過剰に蓄積された状態と定義され，原発性肥満（単純性肥満）と二次性肥満（症候性肥満）がある．一般的に幼児期にみられるのは原発性肥満であり，エネルギーの摂取量がエネルギー消費量を上回ることで生じる．二次性肥満は何らかの疾患が原因となる肥満をさし，先天性で高度な肥満であることが多い．

アセスメントによって肥満と判定されても，幼児期は成長期であるため，極端な食事制限を実施するのではなく，運動量や活動量を増やすことで体重増加量を調節して，身長の伸びを待ち，肥満の解消を目指す．幼児への食育としては，まずは食事のリズムを整えるために規則正しい生活のリズムをつくること，食事中はゆっくりとよく噛んで食べること，間食は決まった時間に食べること，水分は清涼飲料水などではなく水やお茶で補給することなどを伝えていく．

(3) 脱水

乳幼児の体内水分量の割合は成人に比べて高く，また乳幼児では細胞外液の割合も多いため，水分を体から失いやすい．さらに，幼児は腎臓における尿の濃縮力が低く，発熱や下痢，嘔吐などで脱水になりやすいため，水分の補給に留意する．

---

⑤ 学童期における栄養

1. 学童期の特徴と栄養摂取の要点

学齢期
『歯科予防処置論・歯科保健指導論 第2版』
p.329

1) 学童期の身体的・生理的特徴

小学校に入学する6歳から，卒業する12歳までを**学童期**という．学童期後半（小学校4〜6年生頃）から思春期にかけては著しい発育を示し，この時期を第二発育急進期（スパート）とよぶ．男子よりも先に女子で第二発育急進期を迎え，女子から2〜3年遅れて男子は発育のピークを迎える．

(1) 運動機能の発達

運動機能面では，幼児期に比べて筋肉量も増大していくため，運動能力が発達し，速さが増し，複雑な動きができるようになる．さらに，骨は長さや太さが増して骨密度が高まる．20歳頃に最大骨量（ピーク・ボーン・マス）に達するが，将来の骨粗鬆症予防のためにも，学童期から適度な運動や適切なエネルギー・栄養素の摂取を心がけ，十分な骨量を獲得しておくことが重要となる（p.144参照）．

最近は屋外で身体を動かして遊ぶ子どもが少なく，運動不足の子どもが増えており，筋肉や骨の成長のために積極的に身体を動かすことが望まれる．

(2) 精神機能の発達

精神面では，社会性が発達していき，理解力や思考力も身につき，さまざまな友人関係のなかで人格も豊かになっていく．また，家族や友人と楽しく食事をすることや，規則正しい食生活による良好な栄養状態が，精神機能の発達にも影響を与える．

(3) 摂食嚥下機能の発達

6歳頃から乳歯と永久歯の交換が始まり，12歳頃には下顎第二大臼歯が萌出を開始する．咀嚼機能，消化・吸収機能ともに成人に近いレベルまで発達する．

2) 学童期の栄養・食生活

(1) 学童期に必要なエネルギーと栄養素

学童期も幼児期に引き続き発育が著しく，身体活動量も多いため，成長や身体活動量に必要なエネルギーや栄養素を過不足なく摂取することが必要となる．特に，身体の成長に不可欠なタンパク質，骨量を高めるカルシウム，各種ビタミンなどは不足することのないようにする．

また，学童期後半から女子は月経が開始し，それに伴い鉄欠乏性貧血になりやすくなるため，鉄の摂取についても留意する．

(2) 学童期における食生活の問題

❶ 欠食

学童期は学校での生活に加え，放課後に習いごとや塾で過ごすことも多くなることから，食事のリズムや間食のタイミングなどが乱れる場合がある．こうして生活リズムが乱れることにより，朝食を欠食する児童が増えている．朝食を欠食すると1日に必要なエネルギーや栄養素の摂取量が不足し，さらに集中力の低下や，不定愁訴*などがみられることもある．

❷ 孤食

放課後に習いごとや塾に通う場合や，共働き世帯では，子どもが一人で食事をとる**孤食**がみられる．栄養学的な視点だけでなく，精神的・社会的な視点からも，できるだけ家族と一緒に食事をする**共食**の回数を増やすことが望まれる．

❸ 間食の過剰摂取

幼児期に引き続き，学童期の間食には，三食の食事だけでは摂取できない栄養を補給するという重要な意味合いがある．しかし，糖質や脂質を多く含むスナック菓子や甘いチョコレートなどの過剰摂取により，う蝕や小児肥満を招くおそれがあるため注意が必要である．

🔗 **Link**

朝食の欠食
p.7

＊**不定愁訴**

めまいや体がだるいなど，原因が不定である自覚症状のことです．

2. 学童期の栄養ケアの要点

1) 栄養アセスメント

　学童期の身体発育，栄養状態の評価には，成長曲線（パーセンタイル曲線）が用いられる．また幼児期と同様，肥満度*（％）によって，肥満・やせを判定できる．学童期以降は，肥満度が＋20％以上の場合に肥満傾向児，−20％以下の場合に瘦身傾向児と判定される．

　学童期に適用される**ローレル指数**は，体重$(g) \div [身長 (cm)]^3 \times 10^4$で算出され，一般的には120〜140付近を正常，100未満をやせ，160以上を肥満と判定する．

2) 栄養ケアに関わる問題

(1) やせ，肥満（生活習慣病）

　近年，小学校中学年頃から瘦身傾向児，肥満傾向児がともに増加していることが報告されている．特にやせについては，以前から女子におけるやせ願望が強く，誤った食事制限や偏食が原因である場合も多いが，近年は男子の瘦身傾向児の増加も問題視されている．

　学童期においても，肥満の多くは原発性肥満である．この時期の小児肥満は成人肥満に移行しやすく，また高血圧や脂質異常，高血糖を併発して，小児期メタボリックシンドロームと診断されることもある*．肥満に伴う内臓脂肪の蓄積，動脈硬化の進行などの健康障害を引き起こさないよう，食事の改善や適度な運動を行う必要がある．

(2) 食物アレルギー

　食物アレルギーは呼吸器，鼻，目，皮膚，消化器などに症状が現れる．原因食物を摂取して数時間以内に症状が現れる**即時型**と，24〜48時間以降に出現する**遅延型**に分類される．乳児期から成人期にかけて発症する即時型食物アレルギーでは，皮膚症状や粘膜症状，消化器症状，呼吸器症状，神経症状，循環器症状などが出現する．なかでも重篤な全身性の過敏反応を**アナフィラキシー**といい，通常は急速に発現し，死に至ることもある．

　乳幼児期の即時型アレルギーの原因食物としては，**鶏卵，牛乳，小麦**が多いが，適切な食生活を送ることで小学校入学までにほぼ改善し，症状は現れなくなる場合が多い**．一方で，学童期に入ってから落花生（ピーナッツ）や魚卵などにより，新たに発症する場合もある．鶏卵，牛乳，小麦の食物アレルギーが学童期までもちこす場合は重症例が大半であるため，学校給食では除去食あるいは代替食*の提供などの対応が必要となる．

3) 学童期の栄養と学校給食

　学童期の食生活における学校給食については，学校給食法により次の7つの目標が掲げられている．

＊学童期の肥満度の判定
学童では，肥満度＋20％以上を軽度肥満，＋30％以上を中等度肥満，＋50％以上を高度肥満とします．なお，学童期の肥満度の算出に用いる標準体重は，平成12年度学校保健統計調査報告書（文部科学省）のデータをもとに設定されています．

＊小児期からの過剰な内臓脂肪蓄積が早期動脈硬化を生じさせるという報告などを受けて，2007年に厚生労働省の研究事業の一環として，小児期メタボリックシンドロームの診断基準が作成されています．

＊＊近年，即時型アレルギーの原因食物として木の実類の増加が著しく，特にくるみによる食物アレルギーの増加が多く報告されています．

＊除去食と代替食
調理の過程でアレルゲンとなる食品を除いた食事を除去食といいます．一方，除去したアレルゲンとなる食品の代わりに，別の食品を用いた食事を代替食といいます．

①適切な栄養の摂取による健康の保持増進をはかること.

②日常生活における食事について正しい理解を深め，健全な食生活を営むことができる判断力を培い，および望ましい食習慣を養うこと.

③学校生活を豊かにし，明るい社交性および協同の精神を養うこと.

④食生活が自然の恩恵の上に成り立つものであることについての理解を深め，生命および自然を尊重する精神ならびに環境の保全に寄与する態度を養うこと.

⑤食生活が食に関わる人々のさまざまな活動に支えられていることについての理解を深め，勤労を重んずる態度を養うこと.

⑥わが国や各地域のすぐれた伝統的な食文化についての理解を深めること.

⑦食料の生産，流通および消費について，正しい理解に導くこと.

6 思春期における栄養

1. 思春期の特徴と栄養摂取の要点

1) 思春期の身体的・生理的特徴

🔗 **Link**

思春期・青年期
『歯科予防処置論
・歯科保健指導論
第2版』
p.337

　思春期とは，第二次性徴の出現から性成熟までの時期とされ，子どもから大人になる過渡期ともいえる．女子では10〜11歳頃，男子では12〜13歳頃に第二発育急進期を迎えるため，この時期からおおよそ17〜18歳頃までの時期が思春期とされるが，個人差や性差もあるため，年齢区分は明確にできない．

　第二次性徴が出現し，男子ではひげや体毛などの発毛，声変わり（変声），精通など，女子では乳房の発育や体毛の発毛，初潮を迎えるなど，それぞれ生殖機能に関連した身体変化が起こる．

2) 思春期の栄養・食生活

(1) 思春期に必要なエネルギーと栄養素

　思春期は身体的な発育が著しく，「日本人の食事摂取基準（2025年版）」において，男子では15〜17歳，女子では12〜14歳時に，推定エネルギー必要量が全ライフステージのなかで最も高い値となる．タンパク質の推奨量についても，この時期の男子では成人期と同等量が，女子では成人期よりも高い値が設定されている．

　女子では月経の開始に伴い鉄の必要量が増すため，鉄の適正な摂取が必要である．

　さらに，思春期には急激に骨量が増加するため，男女ともに12〜14歳時にカルシウムの推奨量が最も多くなっている．

(2) 思春期における食生活の問題

　思春期では，部活動への参加や塾通いなどにより，夜食の摂取や就寝時刻が遅くなるなど生活リズムが乱れやすい．就寝時刻が遅いと，翌日の朝食の欠食につなが

りやすくなる.

　思春期の女子では，第二次性徴による急激な身体の変化に精神面が追いつかず，実際の体格と自身の体型への認識にずれが生じることがある．これにより，無理なダイエットをする女子が増えている．身体の発育が著しいこの時期に過度の食事制限を行うと，必要なエネルギーや栄養素が不足し，貧血や無月経，骨粗鬆症，摂食障害（後述）につながる場合がある．自身の体型を正しく認識すること，無理なダイエットによる身体へのリスクを理解することが重要である.

2. 思春期の栄養ケアの要点

1) 栄養アセスメント

　思春期での成長の評価には，学童期と同様に成長曲線（パーセンタイル曲線）が用いられる．また，肥満度（％）によって肥満・やせの判定ができ，高校生以上であればBMI（体格指数）が用いられる.

2) 栄養ケアに関わる問題

(1) 肥満

　肥満により，思春期でも糖尿病や高血圧，脂質異常症などの生活習慣病を合併することがあるため，適正なエネルギー摂取量を維持しつつ，必要な栄養素が不足しないようにする.

(2) やせ，摂食障害

　思春期におけるやせは，過度に食事量を減らすことや偏食によるもののほか，**摂食障害**によるものも多いため，やせの原因を早期に探り，適切な治療を施すことが大切である.

　摂食障害は心理的な要因によって食行動の異常がみられる疾患であり，代表的なものとして**神経性やせ症**がある．神経性やせ症の9割は女性で，思春期の複雑な悩みやボディイメージのゆがみから発症することが多い．強いやせ願望と体重増加への恐怖をもっており，食べることを拒む一方で，過食や偏食などの食行動異常や，自己誘発性嘔吐などがみられる場合もある．栄養障害により骨粗鬆症や不妊などが問題となるが，強制的に栄養の補給を行おうとすると，患者に拒絶されたり信頼関係が失われることがあるため注意する.

(3) 鉄欠乏性貧血

　思春期は鉄欠乏性貧血が生じやすい．学童期以降に鉄が欠乏しやすい原因としては，食事の偏りなどによる摂取量の低下と，運動などによる消費量の増加があげられる．特に女子では月経の開始による鉄の喪失や，過度な食事制限により食事からの鉄摂取量が少なくなることがあげられる．症状としては，疲労感，頭痛，めまい，動悸，息切れ，爪床（爪の下の皮膚）の白色化，さじ状爪（スプーンネイル），舌炎などがある.

貧血の予防のためには，鉄を十分に摂取し，造血に必要なタンパク質，葉酸，ビタミンB_6，ビタミンB_{12}が不足しないようにする．赤身の肉・魚，レバーなどに含まれるヘム鉄は腸での吸収率が高く，ほうれん草や小松菜，ひじきなどに含まれる非ヘム鉄は吸収率が低いが，ビタミンCと一緒に摂取すると吸収率が上がる．

Link
鉄の吸収
p.59

7 成人期における栄養

1. 成人期の特徴と栄養ケアの要点

Link
成人期
『歯科予防処置論
・歯科保健指導論
第2版』
p.344

　成人期は，おおむね思春期を終えてから，高齢期（老年期）を迎える60歳半ばまでの期間をいう．身体的には発育・発達を終え，精神的に充実した社会生活を送るが，個人的にも社会的にも多くのストレスを抱える時期でもある．そのような環境のなかで，健康の維持・増進にとどまらず，疾患，特に生活習慣病の予防や健康寿命の延伸ができるよう十分注意をしながら，栄養管理を行う必要がある．

1）成人期の栄養に関わる施策
（1）特定健康診査・特定保健指導

　これまでの健診（健康診査）は，病気を早期に発見して治療することを目的とし，健診結果から「要精密検査」や「要治療」とされた人に対して，医療機関を受診するように勧めてきた．

　しかし，増加し続けている生活習慣病の発症や重症化を予防し，その医療費を抑制することを目的として，現在は「高齢者の医療の確保に関する法律（高齢者医療確保法）」に基づき，**メタボリックシンドローム**（p.131参照）に着目した**特定健康診査・特定保健指導**が実施されている．

Link
特定健康診査
・特定保健指導
『保健生態学』
p.283

　特定健康診査（特定健診）は，医療保険者（健康保険組合，市町村など）が40歳から74歳の被保険者・被扶養者に対して実施することが義務付けられている．受診者は，特定健診の結果に基づき，健康リスクに応じて「積極的支援」と「動機付け支援」の2つの支援レベルに分類される（階層化）．これにより，受診者全員に対して，それぞれの健康状態に応じた適切な支援が提供される（**図6-7**）．

　動機付け支援では初回面接による支援の後，3カ月以上経過後に評価を行う．積極的支援では初回面接による支援の後，3カ月以上の継続的な支援を行い，初回面接から3カ月以上経過後に評価を行う．特定保健指導の実施者は医師・保健師・管理栄養士とされているが，支援の一部として，食生活の改善指導については研修を受けた歯科衛生士も実施が認められている．

　つまり，要精密検査や要治療者だけでなく，健康な人も含めて，より個別化された指導を受けることができる．このような早期介入・行動変容を目指した取り組みによって，健康な状態を保つための予防的なアプローチが強化されている．

ステップ1	内臓脂肪の蓄積のリスクを判定

腹囲：男性 ≧ 85 cm，女性 ≧ 90 cm → **(1)**
腹囲：男性 < 85 cm，女性 < 90 cm　かつ　BMI ≧ 25 kg/m² → **(2)**

ステップ2	追加リスクの数を判定

① 血糖
　　空腹時血糖（原則）≧ 100 mg/dL
　　または　HbA1c ≧ 5.6%
② 脂質
　　空腹時中性脂肪（原則）≧ 150 mg/dL　または　HDLコレステロール < 40 mg/dL
③ 血圧
　　収縮期血圧 ≧ 130 mmHg　または　拡張期血圧 ≧ 85 mmHg
④ 喫煙歴
　　喫煙歴あり
　　（質問票による. ①〜③のうち1つ以上該当する場合にカウントする）

ステップ3	ステップ1，ステップ2から特定保健指導の対象者を選定（階層化）

(1) の場合
①〜④の追加リスクで該当する数が
　2個以上の対象者 … 積極的支援レベル
　1個の対象者 … 動機付け支援レベル

(2) の場合
①〜④の追加リスクで該当する数が
　3個以上の対象者 … 積極的支援レベル
　1〜2個の対象者 … 動機付け支援レベル

図6-7　特定健診の流れと特定保健指導対象者の選定（階層化）
特定健康調査の結果から，内臓脂肪の蓄積の程度とリスク要因の数に着目し，支援のレベルを「積極的支援」「動機付け支援」に振り分けることを「階層化」という.
※ 情報提供は結果説明とともに全員に対して行われる.
※ 糖尿病，高血圧，脂質異常症の治療に関わる薬剤を服用している者は特定保健指導の対象とならない.
※ 65歳以上では「積極的支援」の対象になった場合でも「動機付け支援」とする.
※ やむを得ず空腹時以外に採血を行う場合は，随時血糖（HbA1cを測定しない場合，かつ食直後を除く）あるいは随時中性脂肪（判定基準：175 mg/dL以上）により検査を行うことを可とする.

🔗 Link

健康日本21
p.62

(2) 健康日本21（第3次）と日本人の食事摂取基準

　2024年度（令和6年度）から開始された**健康日本21（第3次）**では，生活習慣病の発症予防および重症化予防に加え，生活機能の維持・向上の観点も踏まえた取り組みを推進している. このような健康・栄養政策の動向を踏まえて，「日本人の食事摂取基準（2025年版）」では，生活習慣病（高血圧・脂質異常症・糖尿病・慢性腎臓病）と生活機能の維持・向上に関わる疾患（フレイル，骨粗鬆症など）について，エネルギー・栄養素との関連が整理されている.

(3) 健康づくりのための身体活動・運動ガイド2023

　運動や身体活動に関しては，健康日本21（第3次）における身体活動・運動分野の取り組みを推進するため，2023年（令和5年）に厚生労働省によって**健康づくりのための身体活動・運動ガイド2023**が策定された. 個人の属性やライフステージ，

ライフコースアプローチ（胎児期から高齢期に至るまでの人の生涯を経時的にとらえた健康づくり）を考慮した身体活動・運動に関する推奨事項がまとめられ，今より少しでも身体を動かすための方法を示している．

具体的には，デスクワークなどの「座位行動」の定義や，高齢者における筋力・バランス・柔軟性などの複数の体力要素を高めることができる運動（マルチコンポーネント運動）の推奨，子ども（18歳未満）の身体活動の推奨などが示されている．

2）栄養アセスメント

（1）身体計測と食事調査

生活習慣病の発症を予防するために，BMI（体格指数）や体脂肪率を評価し，肥満の場合に改善に努める．日本肥満学会による判定法では，BMIは18.5未満でやせ（低体重），25以上で肥満と判定される．肥満の場合は改善に努め，隠れ肥満*にも注意する．

食事調査では，目的に合った調査方法を用いて，食事内容や食習慣などを評価する．

（2）臨床診査と臨床検査

臨床診査によって，睡眠や排便の状況，生活スタイル，身体活動量などを把握する．臨床検査では，血液検査などから生活習慣病などの疾病の有無を明らかにする．

2. 成人期の主な疾患と食事療法

1）やせ（低体重）

（1）やせとは

やせとは，体重が一定の基準を超えて減少している状態であり，BMI＜18.5でやせ（低体重）と判定される．

2022年（令和4年）の国民健康・栄養調査によると，20歳以上の女性全体では，やせの者（低体重）の割合は11.3％となっており，特に20歳代女性では19.1％と高い．通勤などを含めた社会活動をする20歳代女性に必要とされるエネルギー量は1日あたり約2,000kcalであるが，2022年の20歳代女性の平均エネルギー摂取量は1,600kcalにとどまっており，やせの現状からみてもエネルギーの摂取不足が考えられる．

特に，子どもを産み育てる世代の女性の低体重は，低出生体重児の増加の一因となる．また，低体重で生まれた子どもも将来，生活習慣病になるリスクが高くなるとも考えられており，影響は小さくない．

（2）やせの食事療法

食習慣などが原因の場合は，適正な体重に応じた適切な食事量をバランス良くとることを推奨するが，摂食障害などの疾患によるやせの場合は，原疾患の治療とそれに応じた食事療法を行う．

なお関連項目として，高齢者の低栄養については**p.141**を参照されたい．

🔗 **Link**
BMI
p.156

＊隠れ肥満
BMIが25未満で，肥満ではないものの内臓脂肪が蓄積している場合，俗に「隠れ肥満」とよばれます．

🔗 **Link**
成人期におけるやせの問題
p.8

2）肥満と肥満症

（1）肥満とは

肥満とは，脂肪組織に脂肪が過剰に蓄積した状態で，日本肥満学会の基準では BMI≧25と定義されている．成人期は，不規則な生活から，運動不足に加えて栄養バランスが崩れやすく，肥満が目立っている．

肥満には**皮下脂肪型肥満**と**内臓脂肪型肥満**がある．皮下脂肪型肥満は，主に皮下組織に脂肪が蓄積するタイプの肥満で，女性に比較的多くみられる．腰まわりや太ももなど下半身の肉づきが良くなるその体型から「洋ナシ型肥満」ともよばれる．

内臓脂肪型肥満は，主に腸間膜をはじめとする内臓に脂肪が過剰に蓄積しているタイプの肥満で，男性に多くみられる．下半身よりもウエスト（へそ）周りが大きくなるその体型から「リンゴ型肥満」ともよばれる．

（2）肥満とメタボリックシンドローム

内臓脂肪の蓄積*（内臓脂肪型肥満）に加えて，心血管疾患のリスク因子である高血糖・脂質異常・高血圧の3項目中2項目以上を満たす場合に**メタボリックシンドローム**と診断される（図6-8）．生活習慣の見直しや改善によって内臓脂肪の蓄積を防ぐことが，心血管疾患の発症リスクの改善につながるとされている．

（3）肥満症とは

体重が重い状態である「肥満」に加えて，肥満に起因する健康障害（2型糖尿病や脂質異常症など）を合併している場合，医学的に減量が必要な「肥満症」と診断される．内臓脂肪型肥満である場合は，健康障害を伴っていなくても肥満症と診断される．

（4）肥満症の食事療法

❶ エネルギー

肥満症に対する食事療法として，目標体重に基づいたエネルギー摂取量に制限する．3～6カ月間で現在の体重の3%以上の減少を目標とし，その達成について経時的に確認することが重要である．エネルギー摂取量を基礎代謝量以下にする場合

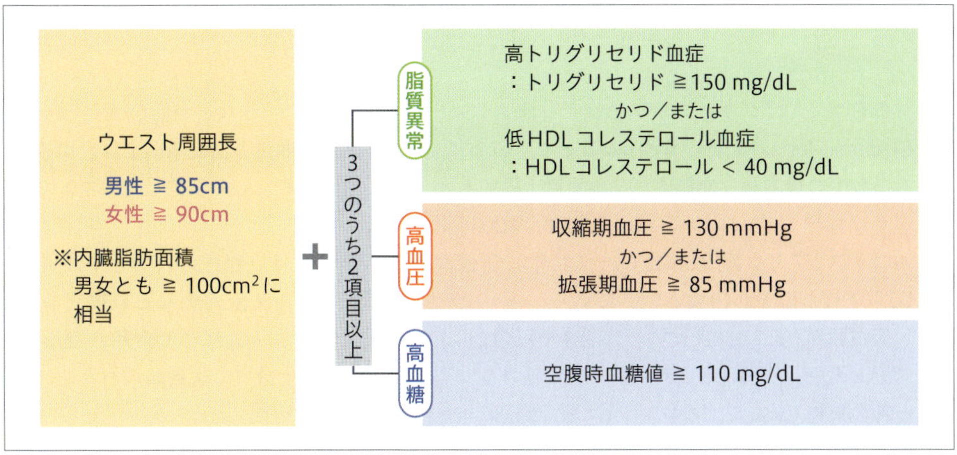

Link

成人期における
肥満の問題
p.8

＊内臓脂肪の蓄積の判定

メタボリックシンドロームの診断基準では，内臓脂肪の蓄積（CTスキャンでへその位置で体を輪切りにしたときの内臓脂肪面積が100 cm²以上のもの）を必須項目としていますが，これに相当する簡便な目安として，ウエスト周囲長（男性85 cm以上，女性90 cm以上）が採用されています．

図6-8　メタボリックシンドロームの診断基準　　　　（メタボリックシンドロームの定義と診断基準より）

＊除脂肪体重
体重から脂肪を除いた値で，筋肉（骨格筋）が50％程度を占めることから，主に筋肉量の指標となります．

は，水分や骨，筋肉などの除脂肪体重＊が減少しないように注意し，運動療法を併用することが望ましい．

❷ 栄養素

1日に摂取するエネルギーの内訳は，炭水化物50〜65％，タンパク質13〜20％，脂肪20〜30％とする．必須アミノ酸を含むタンパク質，ビタミン，ミネラルの十分な摂取が必要であり，豆類や乳製品，緑黄色野菜などが推奨される．また，十分な食物繊維の摂取は減量に有用である．

3) 糖尿病

(1) 糖尿病とは

糖尿病は，大きく1型糖尿病と2型糖尿病に分類される．わが国では2型糖尿病が最も多く，代表的な生活習慣病である．歯科とも関わりの深い生活習慣病であり，歯周病は糖尿病の第6の合併症とされている．

🔗 Link

糖尿病
『臨床検査』
p.117

(2) 糖尿病の食事療法

1型糖尿病および2型糖尿病の血糖コントロールのために，食事療法が推奨されている．過体重・肥満を伴う2型糖尿病の血糖コントロールにおいては，エネルギー摂取量の制限が推奨されており，医師から指示された目標体重に応じて適正なエネルギー量を設定し，体重管理を行う．炭水化物の摂取に関しては，2型糖尿病の血糖コントロールにおいて，低GI食（**コラム参照**）や食物繊維（特に野菜や穀類，大豆などに含まれる水溶性食物繊維）の摂取が推奨されている．

1型，2型ともに食生活については，過食や不規則な食事を避け，1日3食の規則的でバランスのとれた食事を心がけるとよい．また，糖尿病の食事療法においては適切な水分摂取によって脱水を防ぐことも重要である．

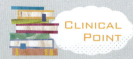 **CLINICAL POINT** 低GI食とは

低GI食とは「グリセミックインデックス（GI：Glycemic Index）が低い食品」のことで，GIとは，その食品の摂取後に血糖値がどの程度上昇するかを示す指標です．GIの値は0〜100で，100はグルコース（ブドウ糖）に相当し，一般的にGI値が55以下のものを低GI食といいます．

全粒穀物（例：全粒粉パン，玄米）や豆類（レンズ豆，黒豆），野菜（ほうれん草，ブロッコリー），一部の果物（りんご，オレンジ），種実類（アーモンド，くるみ）などが低GI食に該当し，これらの食品は摂取後も血糖値の上昇がゆるやかで，かつ長時間にわたって安定したエネルギー供給をもたらします．

低GI食は，糖尿病の管理や体重管理，エネルギーレベルの安定化などに役立つとされています．ただし，GIだけで食品の健康価値を判断するのは不十分で，栄養素のバランスも考慮することが重要です．

食品の分類	表	食品の種類
炭水化物を多く含む食品（Ⅰ群）	1	穀物，いも，炭水化物の多い野菜と種実，豆（大豆を除く）
	2	果物
タンパク質を多く含む食品（Ⅱ群）	3	魚介，大豆とその製品，卵・チーズ，肉
	4	牛乳と乳製品（チーズを除く）
脂質を多く含む食品（Ⅲ群）	5	油脂，脂質の多い種実，多脂性食品
ビタミン，ミネラルを多く含む食品（Ⅳ群）	6	野菜（炭水化物の多い一部の野菜を除く），海藻，きのこ，こんにゃく

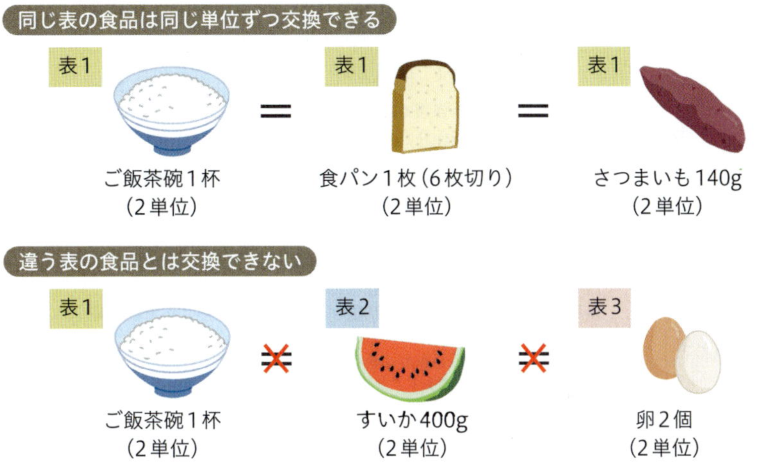

同じ表の食品は同じ単位ずつ交換できる

表1 ご飯茶碗1杯（2単位） ＝ 表1 食パン1枚（6枚切り）（2単位） ＝ 表1 さつまいも140g（2単位）

違う表の食品とは交換できない

表1 ご飯茶碗1杯（2単位） ✖ 表2 すいか400g（2単位） ✖ 表3 卵2個（2単位）

図6-9 糖尿病食事療法のための食品交換表
表中の各食品のエネルギー量は80kcalで1単位と定められ，同一表内の食品を同一単位で交換してもエネルギー摂取量は変わらない（違う表の食品とは交換できない）．食事のバランスや血糖コントロールを考慮しながら食品を交換できるように設計されている．
(日本糖尿病学会編・著：糖尿病食事療法のための食品交換表 第7版．日本糖尿病協会・文光堂，p.13，2013より一部引用)

　糖尿病の食事管理を助けるためのツールとして，**糖尿病食事療法のための食品交換表**(以下，食品交換表)が用いられる．食品交換表では食品が表1〜6に分類され，同じ表内・同じ単位の食品であれば，類似の栄養成分をもつ食品として種類を交換できる．食品交換表を用いることで食事内容が多彩になり，糖尿病患者が飽きずにバランスのとれた食事を続けることができる（図6-9）．

4) 高血圧

(1) 高血圧とは

　高血圧は，脂質異常症や糖尿病とともに代表的な生活習慣病であり，動脈硬化の重大なリスク因子である．このため，高血圧の管理は，動脈硬化によって生じる脳血管疾患や虚血性心疾患などの予防において重要である．

(2) 高血圧の食事療法

　高血圧の治療において，食事療法を中心とした生活習慣の改善は，高血圧予防においてはもちろん，降圧薬を用いた治療中も重要である．減塩目標は食塩として1日

🔗 Link

高血圧
『臨床検査』
p.17

6g未満とし，野菜や果物から積極的にカリウムを摂取する．飽和脂肪酸とコレステロールの摂取を控え，一方で多価不飽和脂肪や低脂肪乳製品は積極的に摂取し，BMI 25未満となる適正体重を維持することが推奨されている（表6-3）．

表6-3 高血圧治療のための生活習慣の修正項目
生活習慣の複合的な修正はより効果的である．

1.	食塩制限：6g/日未満
2.	野菜・果物の積極的摂取※ 飽和脂肪酸，コレステロールの摂取を控える 多価不飽和脂肪酸，低脂肪乳製品の積極的摂取
3.	適正体重の維持：BMI 25未満
4.	運動療法：軽強度の有酸素運動（動的および静的筋肉負荷運動）を毎日30分，または180分/週以上行う
5.	節酒：エタノールとして男性20〜30 mL/日以下，女性10〜20 mL/日以下に制限する＊
6.	禁煙

＊「エタノールとして20〜30 mL」とは，おおよそ日本酒1合，ビール中瓶1本，焼酎半合，ウィスキーダブル1杯，ワイン2杯に相当し，女性ではその約半分とされています．

※カリウム制限が必要な腎障害患者では，野菜・果物の積極的摂取は推奨しない．肥満や糖尿病患者などエネルギー制限が必要な患者における果物の摂取は80 kcal/日程度にとどめる．
（日本高血圧学会高血圧治療ガイドライン作成委員会 編：高血圧治療ガイドライン2019，ライフサイエンス出版, p.64, 表4-1より転載）

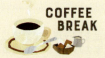

COFFEE BREAK　健康寿命をのばすための食事

2021年に，国立がん研究センターをはじめとする6つの国立高度専門医療研究センターが連携し，健康寿命を延伸するために必要な目標として，がんや循環器疾患，糖尿病などさまざまな疾患を横断的に予防するための行動を「疾患横断的エビデンスに基づく健康寿命延伸のための提言（第一次）」としてまとめました．この提言のなかで，「食事」については表のように具体的な内容が定められています．

また，国民一人ひとりの目標として「年齢に応じて，多すぎない，少なすぎない，偏りすぎないバランスのよい食事を心がけること」が提言されています．このような疾患横断的な予防への取り組みは，日本で初めての試みであり，今後不足している研究が戦略的に実施され，国民の健康寿命延伸のために必要な情報がさらに充実していくことが期待されています．

表　疾患横断的エビデンスに基づく健康寿命延伸のための提言（食事）

○食塩の摂取は最小限※1に．
○野菜，果物の摂取は適切に，食物繊維は多く摂取する．
○大豆製品を多く摂取する．
○魚を多く摂取する．
○赤肉※2・加工肉などの多量摂取を控える．
○甘味飲料※3は控えめに．
○年齢に応じて脂質や乳製品，タンパク質摂取を工夫する．
○多様な食品の摂取を心がける．

※1　男性7.5 g/日未満，女性6.5 g/日未満（厚生労働省：日本人の食事摂取基準）
※2　牛・豚・羊の肉（鶏肉は含まない）
※3　砂糖や人工甘味料が添加された飲料

（文献38）より）

表6-4 慢性腎臓病のステージによる食事療法基準
重症度（ステージ）ごとに，推奨されるエネルギーや栄養素の摂取量が示されている．

ステージ（GFR）	エネルギー (kcal/kg/日)	タンパク質 (g/kg/日)	食塩 (g/日)	カリウム (mg/日)
ステージ1 （GFR≧90）	25〜35	過剰な摂取をしない	3以上6未満	制限なし
ステージ2 （GFR60〜89）		過剰な摂取をしない		制限なし
ステージ3a （GFR45〜59）		0.8〜1.0		制限なし
ステージ3b （GFR30〜44）		0.8〜1.0		≦2,000
ステージ4 （GFR15〜29）		0.6〜0.8		≦1,500
ステージ5 （GFR＜15）		0.6〜0.8		≦1,500

※エネルギーや栄養素は，適正な量を設定するために，合併する疾患（糖尿病，肥満など）のガイドラインなどを参照して病態に応じて調整する．性別，年齢，身体活動度などにより異なる．
※体重は基本的に標準体重（BMI＝22）を用いる．
（日本腎臓学会：慢性腎臓病に対する食事療法基準2014年版より一部改変）

5）慢性腎臓病

Link
慢性腎臓病
『臨床検査』
p.109

(1) 慢性腎臓病とは

慢性腎臓病（CKD：Chronic Kidney Disease）とは，腎臓のはたらきを示す糸球体濾過量（GFR）の低下，あるいはアルブミン尿が出るなどの腎機能の異常が3カ月を超えて続く状態をさし，私たちの生活をおびやかす新たな国民病といわれている．加齢によって腎機能は低下し，高齢になるほど慢性腎臓病の罹患者が多くなる．

(2) 慢性腎臓病の食事療法

慢性腎臓病に対する食事療法では，重症度（ステージ）に応じて，エネルギー摂取量や，タンパク質，食塩，カリウムの摂取量を制限することが推奨されている（表6-4）．

慢性腎臓病が進行すると，高カリウム血症やアシドーシス，体液量の異常，高リン血症，尿毒症などの異常を生じるため，これらの合併症も考慮して適宜エネルギーや栄養素の摂取量を調整する必要がある．

6）脂質異常症

Link
脂質異常症
『臨床検査』
p.96

(1) 脂質異常症とは

脂質異常症とは，血液中の脂質（コレステロールや中性脂肪）が多すぎる，あるいは少なすぎる状態をいう．脂質異常症は，心筋梗塞や脳梗塞などの動脈硬化性疾患を誘発すると考えられている．

(2) 脂質異常症の食事療法

脂質異常症の食事療法の大原則はエネルギー摂取量の制限（カロリー制限）であり，過食を抑え，適正体重を維持することが大切である．肉の脂身や動物脂（牛脂，

ラード，バター），乳製品，卵類の摂取を控え，魚や大豆の摂取を増やすようにする．

食物繊維は消化管の健康を保ち，コレステロール値を調整する助けとなることから，野菜や海藻，きのこの摂取量を増やし，果物やナッツ類を適度に摂取することが推奨される．精白米よりも麦飯や玄米，雑穀米などのほうが食物繊維を多く含むため望ましい．

また，食塩を多く含む食品やアルコールの摂取は控え，食品と薬剤の相互作用（グレープフルーツや納豆など）[*]にも注意する．

7) がん（悪性腫瘍）

(1) がんとは

がん（悪性腫瘍）は，さまざまな原因によって正常な細胞の遺伝子が突然変異を起こすことで発症する疾患であり，わが国における死因の第1位である．近年，がんの発症には栄養素の摂取バランスや食材の選び方，調理法などが関わることが報告されている．例えば，赤身肉や加工肉の過剰摂取と大腸癌リスクの関連，高塩分食品と胃癌リスクの関連などが示されている．

(2) がんの食事療法

がんの治療法には，外科療法（手術），化学療法（抗悪性腫瘍薬による治療），放射線療法がある．食事を含めた栄養管理はがん治療における1つの支持療法[*]であり，化学療法などの治療と一体感のある食事指導を行う必要がある．

❶ 吐き気や嘔吐，食欲不振への対応

一般的に，がん患者においてはエネルギー・栄養素の過剰摂取よりも摂取不足が問題になりやすい．外科療法においては，術前の低栄養状態は術後合併症や予後に影響するため，低栄養状態の患者には術前からの栄養管理が必要となる．

化学療法や放射線療法では，吐き気や嘔吐，食欲不振などが生じ，低栄養状態を引き起こす場合がある．食欲不振の場合は，普段以上にエネルギーと栄養素を摂取することが望まれるため，少量ずつ数回に分けて食べたり，高カロリーの食事をとったりするなどの工夫をする．患者の嗜好や食事の味付け・彩り・温度・形態の好みなどを考慮し，患者の摂食嚥下機能を観察しながら，食環境調整も含めて個別に対応する．

❷ 口腔粘膜炎や口腔乾燥への対応

口腔粘膜炎や口腔乾燥は，患者ががん治療中に感じる最もつらい症状の1つといわれており，強い痛みや味覚異常による食欲低下から低栄養につながる．そのため，少しでも刺激の少ないものを，食べやすい形で食べる工夫が大切である．一般的には，水分が多く軟らかい，口当たりの良い食品を選ぶとよい．熱いものは避け，人肌程度に冷ましてから提供し，塩味や酸味の強いもの，香辛料などの刺激の強いものは控える．味を感じやすくするために，だしを利かせたり，ごまやゆずなどの香りを利用することも有用である．痛みなどで食事があまりとれないときは，総合栄養食品[*]やゼリーなどの市販品を利用することも検討する．

＊食品と薬剤の相互作用

グレープフルーツは一部の脂質異常症治療薬の代謝酵素を阻害するため，同時摂取に注意が必要です．また，脳梗塞の治療や予防のために処方されるワルファリンは，ビタミンKを多く含む食品（納豆，緑黄色野菜や一部の果物など）の摂取量に薬理効果が影響されます（2章参照）．

＊支持療法

がんそのものに伴う症状や，治療による副作用などの症状を軽くするための予防，治療，およびケアのことです．例として，感染症に対する抗菌薬の投与や，吐き気に対する制吐薬の使用があげられます．

＊総合栄養食品

いわゆる濃厚流動食のことで，疾患や要介護などで通常の食事による十分な栄養摂取が困難な者に適した特別用途食品（病者用食品，5章参照）の1つです．必要なエネルギーや栄養素がバランスよく配合され，経口でも経管でも摂取できるよう，液状または半固形状で適度な流動性を有しています．

6 章 ライフステージと栄養

8 高齢期における栄養

1. 高齢期の特徴と栄養摂取の要点

Link
高齢期
『歯科予防処置論・歯科保健指導論 第2版』
p.354

　一般的に65歳以上を高齢期という．高齢者の多くは何らかの疾患を抱えているうえ，加齢に伴うさまざまな身体機能の変化や，身近な人の死といったライフイベントなどによって，食欲低下に伴い，栄養状態が大きく左右されやすい．健康な高齢者が存在する一方で，疾患の進行状況や認知症により自立できない高齢者も存在し，さまざまな面において個人差が大きいことから，個別対応が必要である．

1) 高齢期の生理的特徴

(1) 口腔乾燥

　高齢になると，ストレスや薬剤の副作用のほか，加齢に伴う複数の併存疾患などが原因で唾液の分泌量が減るため，口腔内が乾燥する人が多く，食事が食べにくいなどの症状が現れやすくなる．

(2) 味覚

　生理的な加齢変化や，薬剤の副作用としての口腔乾燥などによって味覚障害が生じる．味覚障害は"食事をおいしく食べる"ことに影響する．

(3) 摂食嚥下機能

　う蝕や歯周病による歯の喪失や，加齢による歯の摩耗(咬耗)などが原因で，咀嚼機能が低下する．歯の維持による咀嚼機能の維持は，低栄養の防止に重要である．

　また高齢者では，歯の喪失のほか，加齢に伴う舌骨上筋群などの筋力低下や，脳血管疾患や認知症などの全身疾患により，嚥下機能も低下する．

(4) 消化・吸収機能

　加齢により消化管粘膜は萎縮し，膵リパーゼや唾液α-アミラーゼなどの消化酵素の活性が低下する．加齢で増加する萎縮性胃炎は，胃液の分泌低下やビタミンB_{12}の吸収率低下をきたすが，近年ではピロリ菌感染の影響が強いことも指摘されている．

　消化管の運動や機能の加齢変化は認められるが，タンパク質，脂質，糖質の消化吸収率は高齢者でも大きな低下はなく，消化管全体としての機能は比較的維持されている．一方，腸の蠕動運動機能の低下によって食物の停滞時間が長くなったり，排便反射の低下によって便秘になったりしやすい*．

＊高齢者の便秘症状
加齢に伴う身体機能の低下のほか，食事や水分摂取の不足，運動不足，慢性疾患や薬剤の副作用など，複数の要因が組み合わさって発生する健康問題の1つとされています．

2) 高齢期の栄養摂取の特徴

(1) エネルギー

　エネルギー摂取量は，健康の保持・増進，生活習慣病予防の観点から適正なBMIを維持できる量が望ましい．「日本人の食事摂取基準(2025年版)」では，65歳以上の目標とするBMIは21.5～24.9で，フレイルの予防，転倒予防や介護予防

Link
BMI
p.156

表6-5 タンパク質を含む食品の例

食品		食品の量（目安）	タンパク質の含有量※
主食	食パン	1枚（6枚切り）	4.4g
	ご飯	1杯（150g）	3.0g
主菜	鮭	75g	11.3g
	豚肉（ロース）	50g	8.6g
	卵	1個（55g）	6.2g
	木綿豆腐	1/4丁（80g）	5.4g
牛乳・乳製品	牛乳（普通牛乳）	1杯（200mL）	6.2g
	プロセスチーズ	1個（15g）	3.2g
	ヨーグルト	1カップ（70g）	2.3g

※アミノ酸組成によるタンパク質量を示している.

（日本食品標準成分表（八訂）増補2023年を元に作成）

の観点と，生活習慣病予防の両方に配慮し設定されている．高齢者では，身体活動量の個人差も大きいため，個別のアセスメントが必要である．

(2) タンパク質

タンパク質の不足は低栄養を招きやすいため，高齢者にとって重要な栄養素である（**表6-5**）．特に，施設入居者や在宅医療を受けている高齢者では，タンパク質の摂取量不足によって低栄養状態にある者が少なくない．そしてこのような高齢者では，フレイルやサルコペニアが高度にみられることが報告されている（**p.142参照**）．

低栄養やフレイル・サルコペニアの予防に必要なのは，骨格筋とその機能維持であり，骨格筋量や筋力，身体機能はタンパク質摂取量と強く関連するため，タンパク質の重要性が注目されている．「日本人の食事摂取基準（2025年版）」において，65歳以上におけるタンパク質の推奨量は男性で1日あたり60g，女性で50gである．一方で，フレイルおよびサルコペニアの発症予防を目的として設定された目標量も満たす必要があり，65歳以上における目標量の下限は男女ともに，身体活動レベルに関わらず推定エネルギー必要量の15%となっている．

🔗 Link
推奨量と目標量
p.65-66

(3) 脂質

65歳以上の高齢者における脂質の目標量（エネルギー比率）は20〜30%で，成人期と同様である．

(4) ビタミン

ビタミンDは骨代謝に密接に関わっており，高齢者においては骨粗鬆症の予防の観点から特に重要な栄養素である．また，ビタミンDは紫外線を浴びることで皮膚でも産生されることから，適度な日光浴も効果的である．

(5) ミネラル

❶ ナトリウム

近年のわが国においては，夏季の熱中症対策としても適量の食塩摂取は必要である．ただし，必要以上の摂取は生活習慣病の発症や重症化につながる可能性がある

ため，注意が必要である．

❷ カリウム

カリウムについては，日常的に食品から十分量を摂取することが，血圧の低下と脳血管疾患の予防に有効であることが示唆されており，さらに骨量の維持に対する有効性も示されている．カリウムが豊富な食事が望ましいが，一方で，高齢者では腎機能障害や糖尿病に伴う高カリウム血症に注意する必要がある．

❸ カルシウム

十分なカルシウム摂取は，骨量の維持に必要であり，骨粗鬆症の発症予防が期待される．

❹ 鉄

高齢者では，鉄の吸収率が次第に低下するうえ，小食や偏食なども加わり鉄欠乏性貧血に陥りやすいため，鉄の摂取を心がける．

2. 高齢期の栄養ケアの要点

1）栄養アセスメント

高齢者においては低栄養，特にタンパク質・エネルギー低栄養状態（PEM，p.123参照）の評価と判定が重要である．PEMは長期間にわたる低栄養状態を反映しており，評価・判定には体重や血清アルブミン値などの測定が重要である．

（1）体重

体調がよくて6カ月間安定していている体重を通常体重という．低栄養状態に陥らないためには，現在の体重を知るだけでなく，体重の変化に目を向けることが大切である．意図せずに1カ月で5%以上，3カ月で7.5%以上，6カ月で10%以上の体重減少がある場合は，低栄養のリスクが高いと判断される．測定誤差をできるだけ小さくするため，毎回同じタイミングでの測定を心がけるとよい．

体格指数であるBMIの増減は，脂肪量の変化によるものなのか，筋肉などの除脂肪組織量の変化によるものなのかが判断できない．そのため近年，高齢者の筋肉量を評価できる**除脂肪量指数**（FFMI：Fat Free Mass Index）も用いられるようになっており，目標値は男性で16以上，女性で14以上とされている（図6-10）．

（2）血清アルブミン値

血清アルブミン値は，健康状態や栄養状態を反映する重要な指標であり，基準値は4.1〜5.1g/dLである．高齢者において血清アルブミン値が低い場合，栄養不良や肝機能障害，慢性疾患などが考えられる．

要介護認定を受けていない65歳以上の特定高齢者*に対しては，血清アルブミン値が3.8g/dL以下で介護予防のための栄養改善プログラムが必要となる．また，介護保険制度における施設・居宅サービス利用の高齢者では，血清アルブミン値が3.5g/dL以下で十分なタンパク質とエネルギーが補給できるように対応を考える．

***特定高齢者**
要支援・要介護になるおそれのある高齢者のことで，介護保険関連事業で導入されている基本チェックリストや，健診担当医の総合判断に基づいて選定されます．

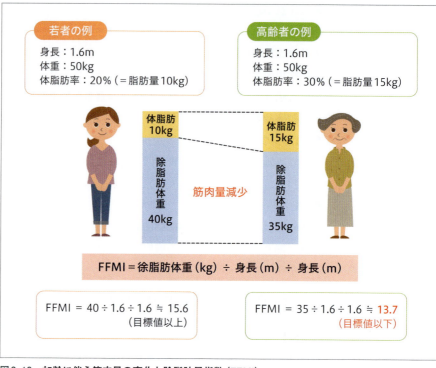

図6-10 加齢に伴う筋肉量の変化と除脂肪量指数（FFMI）
図の若者と高齢者は，身長・体重が同じなのでBMIは同じになるが，一般的に高齢者では除脂肪体重（筋肉量）が減少するため，同じ身長と体重でも除脂肪量指数（FFMI）は高齢者のほうが低くなる．FFMIの目標値は男性で16以上，女性で14以上とされている．

2）食事指導の要点

　高齢者では，現在の体重を無理に標準体重（BMI＝22となる体重）にする必要はない．低栄養予防や介護予防のためには，通常体重の維持，あるいは通常体重への回復を目標として設定する．

　一方で，高齢者においては，長い期間で身についた食習慣を改善するのは難しいことも念頭に置き，指導内容を検討する必要がある．画一的な食事指導は，かえって食欲不振や極端なタンパク質摂取の低下を招き，栄養障害を引き起こす場合がある．

（1）主食・主菜・副菜を組み合わせる

　加齢に伴い，食べ物の好みが変わっていくことがある．例えば，揚げ物や炒め物よりもさっぱりした物を好むようになったりする．また，一人暮らしの高齢者や，日中一人でいる高齢者は，食事の支度が面倒になり，毎日手軽に食べられる簡素な物や，同じような物を食べ続けることで，摂取する栄養素が偏ってしまうことがある．健康維持のためには，主食・主菜・副菜を毎食バランスよくとることが大切である．

（2）食欲がないときの対応

　食欲がないときには，食べたい食品を食べたいときに食べるようにする．少ない分量でもエネルギーやタンパク質を比較的多くとれる食品（アイスクリーム，プリ

ン，牛乳，チーズなど）が推奨される．また，1日3食のほかに，補食として間食をとるとよい．

(3) 経口的栄養補助の活用

通常の食事で栄養が不足する場合，食事に加えて栄養剤や栄養補助食品を摂取する**経口的栄養補助**（ONS：Oral Nutritional Supplements）を活用する．ONSによって，例えば筋力に必要な糖質やタンパク質を摂取したり，野菜や果物，乳製品が苦手な高齢者でもビタミンやミネラル，食物繊維などを補給したりすることができる．「栄養の偏りを補いたい」「筋力を高めたい」「疾患リスクを減らしたい」など，それぞれの目的に合わせて選択することが大切である．

3. 高齢期の主な疾患と栄養ケア

1) 低栄養

(1) 高齢者における低栄養の問題

高齢者では，生活環境の変化や，加齢に伴う身体機能の低下，精神的要因など，1つないし複数の要因が重なって，食欲低下や食事摂取量の減少，偏った食事を招く場合がある．これにより身体活動量の低下や体重減少，骨格筋量の低下，さらには低栄養（特にPEM）に陥るリスクが高くなる（表6-6）．

(2) 栄養ケアの要点

低栄養患者への栄養ケアは非常に重要であり，適切な栄養管理は，患者の健康状態の改善に寄与するだけでなく，生活の質を向上させることもできる．

栄養状態を正確に評価して，個々の患者に応じた栄養ケアを検討する．具体的には，エネルギーと栄養素の必要量の算出，高タンパク質・高エネルギーの食品を取り入れるなどの食事の改善を実施し，必要に応じて栄養補助食品や高カロリー飲料も利用する．また，患者や家族に対して栄養に関する知識を提供し，実行可能な食事プランを作成したり，調理法の工夫について指導したりする．一度に多くの食事をとるのが難しい場合は，小分けにして頻回に摂取する方法を提案する．

表6-6　高齢者のさまざまな低栄養の要因

1. 社会的要因	2. 精神的心理的要因	3. 加齢の関与	4. 疾病要因	5. その他
・独居 ・介護力不足，ネグレクト ・孤独感 ・貧困	・認知機能障害 ・うつ ・誤嚥・窒息の恐怖 ・孤独感	・嗅覚，味覚障害 ・食欲低下 ・口腔機能の低下	・臓器不全 ・炎症，悪性腫瘍 ・疼痛 ・口腔内の問題（う蝕，歯周病，義歯不適合） ・薬剤の副作用 ・摂食嚥下障害 ・日常生活動作障害 ・消化管の問題（下痢・便秘）	・不適切な食形態の問題 ・栄養に関する誤認識 ・医療者の誤った指導

（日本人の食事摂取基準（2025年版）より一部改変）

そのうえで定期的に身体計測や血液検査を行い，特に体重や血清アルブミン値から栄養状態の変化をチェックし，栄養ケア計画を適宜修正していく．

2）フレイル，サルコペニア

(1) フレイル，サルコペニアと栄養の問題

フレイルとは，老化に伴う種々の機能低下（予備能力の低下）を基盤とし，さまざまな心身および社会生活面での脆弱性が増すことで，健康障害に陥りやすくなっている状態をさす．要介護状態に至る前段階であり，適切な介入によって改善が期待できる．フレイルは，筋力の低下により転倒を繰り返すなどの身体的問題と，認知機能の低下や意欲・判断力の低下，抑うつなどの精神的問題，家に閉じこもりがちとなって他者との交流の機会が減少するなどの社会的問題とが相互に影響し合っているため，多側面かつ総合的に働きかける必要がある．

また近年では，老化などにより口腔の機能が低下し始め，健康と障害の中間的な状態であることを示す**オーラルフレイル**という概念も提唱されている．

サルコペニアとは「加齢に伴う筋力の減少，または老化に伴う筋肉量の減少」をさす．フレイルの診断項目には，身体機能の低下や筋力の低下が組み込まれており，サルコペニアとフレイルは密接な関連がある．

低栄養が存在すると，サルコペニアから筋力・身体機能の低下につながり，活動度や消費エネルギー量の減少，食欲低下をもたらし，さらに低栄養を促進させるというフレイル・サイクルが構築される（図6-11）．

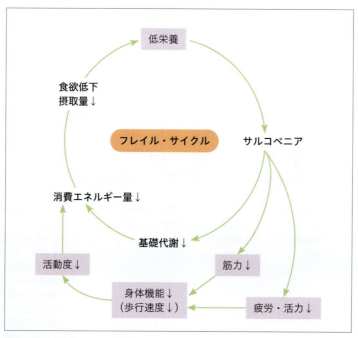

図6-11　フレイル・サイクル

（日本人の食事摂取基準（2025版）より）

(2) 栄養ケアの要点

フレイル予防のための食事のとり方としては，次のポイントが提唱されている．

①3食しっかりとりましょう．
②1日2回以上，主食・主菜・副菜を組み合わせて食べましょう．
③いろいろな食品を食べましょう．
④噛みごたえのある食品を食べましょう．
⑤家族や友人と共食をしましょう．
⑥たくさん食べて，たくさん出かけて，たくさん笑いましょう．

フレイル，サルコペニアの治療は，運動療法と栄養療法による介入が中心となる．特に意識したい栄養素としてはタンパク質のほか（p.138参照），筋力や身体機能の維持に関与するビタミンDと，骨代謝に関わるカルシウムがあげられる．

3) 摂食嚥下障害

(1) 摂食嚥下障害と栄養の問題

口から食べることは，消化器だけでなく五感も刺激し，身体機能にも多くの影響を与える．しかし，加齢に伴う歯の喪失や口腔機能の低下，脳梗塞の後遺症などによって摂食嚥下機能が低下すると，低栄養を引き起こす．

一方で，現在歯数の少ない高齢者は咀嚼回数が減り，満腹中枢が刺激されずに食べすぎてしまうことから肥満傾向になるという報告も多い．いずれにしても，正常な摂食嚥下機能の維持は，適正な栄養状態を維持するために重要である．

(2) 栄養ケアの要点

特に摂食嚥下障害による誤嚥性肺炎の発症を防ぐため，食事をとる行為そのものに十分注意し，適切な評価と包括的な対応が必要である．具体的には，摂食嚥下訓練を行ったり，誤嚥を防ぐために開発された特別用途食品（えん下困難者用食品）などを活用したりする．

嚥下しやすい食品の形態としては，「適度な粘度があり，口腔内で食塊を形成しやすい」「口腔や咽頭を変形しながらなめらかに通過する」「密度が均一でべたつかず，のど越しがよい」などがあげられる．嚥下に注意が必要な食品は，食べやすい形態に調理したり，とろみ調整食品を活用したりするとよい．

摂食嚥下機能の低下の程度や，障害が生じている部位によって，食事内容だけではなく，介助するペースや一口量，食事時の姿勢などにも配慮する．また，脳梗塞の後遺症などで摂食嚥下障害が生じている場合は，麻痺への対応として自助具の活用も有用である（図6-12）．

🔗 Link
嚥下困難者に対する調理の工夫
p.101

🔗 Link
食事支援
『高齢者歯科学』
p.221

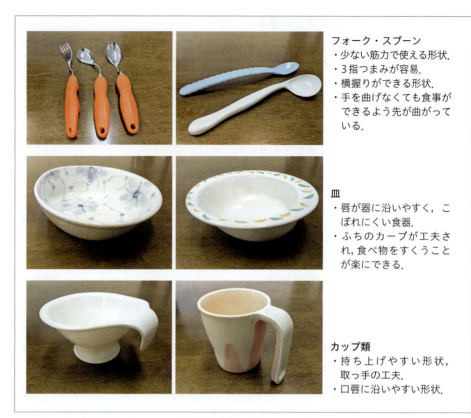

図6-12 使いやすく，自立した摂食を助ける自助具の例

4) 骨粗鬆症

(1) 骨粗鬆症と栄養の問題

骨量の減少に伴い骨の強度が低下して，骨折しやすくなる疾患を骨粗鬆症という．骨折は寝たきりの主要な原因であるため，高齢者の骨粗鬆症予防は重要である．特に女性は，更年期における女性ホルモンの低下に伴い骨量が低下し，骨粗鬆症のリスクが上がるため，若年期のうちから十分なカルシウム摂取と身体活動により，高い骨量を得ておくことが重要である．

(2) 栄養ケアの要点

❶ 骨粗鬆症の予防

更年期以降の骨粗鬆症の予防としては，特に重大なリスク要因である低体重を回避するため，まずは栄養バランスのよい食事を規則的にとり，適正なエネルギーを摂取することが基本である．そのうえで，骨の重要な構成要素であるタンパク質やカルシウムのほか，カルシウムの吸収に必要なビタミンD，骨形成に関与するビタミンK（ワルファリン服用者には注意が必要，p.33参照）などを十分に摂取する．

カルシウムの摂取量を増やす工夫として，小松菜などの緑黄色野菜，ひじきなどの海藻，豆腐などの大豆製品を取り入れることがあげられる．また，節度ある飲酒と禁煙が望ましい．

> Link
> 骨粗鬆症
> 『臨床検査』
> p.167

表6-7　骨粗鬆症の治療時に推奨される食品と，過剰摂取を避けたほうがよい食品

推奨される食品	過剰摂取を避けたほうがよい食品
・カルシウムを多く含む食品 　（牛乳・乳製品，小魚，緑黄色野菜，大豆・大豆製品） ・ビタミンDを多く含む食品 　（魚類，きのこ類） ・ビタミンKを多く含む食品 　（納豆，緑黄色野菜） ・果物と野菜 ・タンパク質 　（肉，魚，卵，豆，牛乳・乳製品など）	・リンを多く含む食品 　（加工食品，一部の清涼飲料水） ・食塩 ・カフェインを多く含む食品 　（コーヒー，紅茶） ・アルコール

(骨粗鬆症の予防と治療ガイドライン2015年版より)

❷ 骨粗鬆症の食事療法

Link
ビタミンD
p.29

　骨粗鬆症の治療においては，1日あたり700〜800mgのカルシウム摂取が勧められる．ビタミンDとの組み合わせによる骨密度上昇効果があることから，ビタミンDの摂取と，1日15分程度の適度な日光浴も必要である．

　また，ビタミンK，マグネシウム，ビタミンB_6，ビタミンB_{12}，葉酸も不可欠である．これらを多く含む食品の摂取量を増やせない場合は，ビタミン製剤やサプリメントなどの栄養補助食品の摂取も考慮する．骨粗鬆症の治療において，特に避けるべき食品はないが，リンや食塩，カフェイン，アルコールの過剰摂取は控えることが望ましい（表6-7）．

5）認知症

(1) 認知症と栄養の問題

Link
認知症
『高齢者歯科学』
p.75

　認知症とは，さまざまな原因によって脳の神経認知領域（実行機能や学習・記憶，言語など）が障害され，日常の社会生活や対人関係に支障をきたした状態をいう．認知症になると，記憶障害によって「食事を食べさせてもらっていない」と訴えたり，食事を拒否したり，義歯の装着を拒んだり，実行機能障害や失行によってスムーズに食事をとれず，早食いや詰め込みなどがみられたりする．

(2) 栄養ケアの要点

　食物を認識できず手で触ったり，箸などの使い方がわからなくなったりして食物に口をつけられない場合，一緒に食事をして，声をかけながら食物であることを理解してもらったり，動作を真似てもらうとよい．

　自発性や意欲が低下した状態では食べる意欲が失われ，食事にも興味を示さなくなったりする．また，感情障害によるうつ状態によっても，食欲が低下したりする．多くの認知症患者は言葉で意思や体調をうまく伝えられないことにも配慮したうえで，普段から体調や口腔状態のチェックをし，便秘にならないよう排便についても確認する．早食いや詰め込みがみられる場合は，一口量を調整したり，食材を嚥下しやすい形態にしたりするが，その際は本人の嗜好を聞くことも大切である．箸などの食具が使いづらい場合はフォークやスプーンを渡す，手でもつまめる

形態にしてみるなど，患者の様子をみながら対応する．

　食事をする環境が毎食で違う，テレビの音が大きいといった些細なことでも，認知症患者は気が散って落ち着かず，食事に集中できなくなることがある．また，テーブルの高さが合わない，食器に手が伸ばしづらい，車椅子にもたれたままの姿勢なども摂食を中断する原因となりうる．まずは摂食の問題についての身近な原因を探りつつ，楽しい雰囲気を演出し，見守る気持ちで接することが大切である．

6）脱水

（1）高齢者における脱水の問題

　高齢者に多い脱水の原因として，食欲の低下や嚥下機能障害による水分摂取量の減少があげられる．また，高齢になると喉の渇きを自覚しにくくなり，みずから水分を摂取する機会が減るため，脱水を起こしやすくなる．

　認知症を患っている場合は，判断力の低下から脱水になりやすいうえ，喉の渇きや食欲不振などの脱水につながる症状を自覚できないため，より注意が必要である．また，下痢や嘔吐の症状がみられる場合や，利尿薬を使用している場合は脱水のリスクが高まる．

（2）栄養ケアの要点

　脱水は，発症後の対応からではなく，事前の予防が重要である．喉が渇いていなくても，1日を通じて意識的に頻回に水分をとるようにし，介護者にもそのように勧めてもらう．嚥下機能障害がある場合は水分にとろみをつけたり，ゼリータイプの飲料を摂取して脱水を予防する．また入浴による脱水を予防するため，入浴前後に水分をとる，湯温を40℃以下にして長湯をしないといった配慮も必要である．

　脱水は，場合によっては命に関わる重篤な症状であるが，正しい水分補給によって未然に防ぐことができる．食事以外に1日1,000〜1,500 mL程度の水分補給を心がける．

7）慢性閉塞性肺疾患

🔗 **Link**

慢性閉塞性肺疾患
『臨床検査』
p.37

（1）慢性閉塞性肺疾患と栄養の問題

　慢性閉塞性肺疾患（COPD：Chronic Obstructive Pulmonary Disease）とは，従来，慢性気管支炎や肺気腫とよばれてきた疾患の総称で，タバコ煙を主とする有害物質を長期間吸い込むことで慢性の咳・痰や労作時の呼吸困難を示す肺疾患である．

　COPD患者では気流閉塞（呼吸のしづらさ）などによってエネルギー消費量が増大するため，1日に必要なエネルギー量は，健康な人の約1.7倍と考えられている．このため，COPD患者では栄養障害が高頻度に認められることから，特に高齢の患者では，併発することが多いサルコペニアへの対策が重視されている．また，体重減少によるCOPDの増悪や入院リスクの上昇，余命の短縮などの報告もある．

（2）栄養ケアの要点

　高エネルギー食・高タンパク質食の摂取が推奨される．果物や野菜，魚類，全粒

穀物が豊富な食事は抗炎症作用があり，COPDの発症・進展リスクを軽減する．

また，COPDの症状の進行に伴い身体活動量が低下し，食欲が減ってさらに栄養状態の低下が進んでいくという悪循環に陥らないよう，十分なエネルギーと栄養素の摂取が重要である．食後の腹部膨満感や呼吸困難を訴える場合，できるだけ1日4〜6回の分割食とし，ゆっくり摂食させて空気嚥下を避けるなどの工夫をする．栄養障害を認めるCOPD患者に対しては，食事指導に加えて経腸栄養剤＊を用いた栄養補給法が行われる場合がある．

8）褥瘡

（1）褥瘡と栄養の問題

褥瘡とは，寝たきりなどによって体重で圧迫された部位の血流が滞り生じる皮膚の壊死や潰瘍のことで，床ずれともいわれている．褥瘡の発生や治癒の遅延には，低栄養が大きく関わる．

（2）栄養ケアの要点

褥瘡患者は，健常時に比べて，高エネルギー・高タンパク質の栄養補給を行うことが推奨される．ビタミンC，ビタミンA，亜鉛，鉄なども褥瘡の治癒を助けるため適宜補給する．食事から十分に摂取できない場合，ビタミンやミネラルのサプリメントなどの栄養補助食品を使用することもある．

9）ADLの支援

（1）ADLの低下と栄養の問題

ADL（Activities of Daily Living）とは，食事や入浴，排泄など，1人の人間が独立して生活するために毎日繰り返される日常生活動作のことである．ADLの代表的な評価ツールであるBarthel Indexには「食事」の項目があり，食事の自立度を評価する＊．

ADLの低下によってエネルギー代謝が低下すると，肥満傾向となり，高血圧，糖尿病，動脈硬化などの生活習慣病リスクが高まる．一方で，ADLの低下によってエネルギー摂取量も低下すると，低栄養のリスクが高まる．

（2）栄養ケアの要点

ADLの改善のためには，適度な運動や栄養バランスを考慮した食事を取り入れるなど，健康的な生活習慣を身につけることが必要である．過栄養あるいは低栄養に陥らないよう，きめ細かな指導が必要である一方，本人や介護者が生活するなかで負担にならない食事内容を提案することが大切である．食材は購入のしやすさを考慮し，メニューは実用的で調理工程がシンプルなものにし，調理技術や調理環境（調理器具，調味料，食材など）に応じたアドバイスを行う．摂食嚥下障害などの口腔の問題があれば，食べやすいもの・食べたいものを提供するための工夫も提案する．

ADLの支援においては，できることに注目して，その人のライフスタイルを変えずに，対象者が希望する支援の形を実現することでQOLの向上へとつなげる．

＊経腸栄養剤
消化管を通じて栄養を供給するための栄養剤で，主に医薬品として販売されています．消化管機能が一部または完全に維持されている患者に対し，経口のほか，経鼻胃管や胃瘻などで投与されます．

🔗 Link
ADLの評価
『高齢者歯科学』
p.102

＊Barthel Indexの食事の自立度は，「手の届くところに食べ物を置けばトレイまたはテーブルから一人で摂食できる」「必要なら自助具を自分で使用し，適切な時間内に食事が終わる」場合に「自立」と判定され，食べ物を切るなどの介助が必要な場合は「部分介助」，食事にほとんど介助が必要な場合は「全介助」と判定されます．

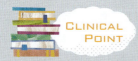

CLINICAL POINT　スマイルケア食

「スマイルケア食」は，摂食嚥下機能が低下した人や，栄養状態が不良な人を対象とした，新しい介護食品の愛称です（介護食品については5章参照）．おいしさや食べやすさ，低栄養の改善のほか，食事を楽しむことや見た目の美しさにも重点を置き，食事の質を高めることを目的としています．

市販のスマイルケア食には，対象別に次の3種類のマークが表示されています．

「青」マーク
：健康維持上栄養補給が必要な人向けの食品
「黄」マーク
：噛むことに問題がある人向けの食品
「赤」マーク
：飲み込むことに問題がある人向けの食品

これにより，それぞれの状態に応じて適切なスマイルケア食を選択できるようになっています（図）．

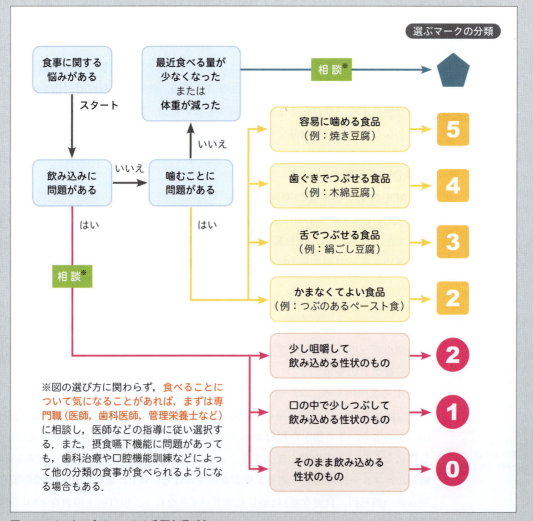

図　スマイルケア食のマークの分類と選び方
スマイルケア食を選ぶ基準が，色と形の異なるマークでわかりやすく示されている．

（文献46）より一部改変）

参考文献

1) 医薬基盤・健康・栄養研究所 監修：健康・栄養科学シリーズ 応用栄養学 改訂第7版．南江堂，東京，2020．
2) 厚生労働省：「日本人の食事摂取基準（2025年版）」策定検討会報告書．
3) 五関正江，小林三智子，旭　久美子 編：四訂 応用栄養学実習 第2版 ケーススタディーで学ぶ栄養マネジメント．建帛社，東京，2022．
4) 栢下　淳，上西一弘 編：栄養科学イラストレイテッド 応用栄養学 改訂第2版．羊土社，東京，2020．
5) 津田博子，麻見直美 編：Nブックス 五訂 応用栄養学 第2版．建帛社，東京，2022．
6) 厚生労働省：妊娠前からはじめる妊産婦のための食生活指針〜妊娠前から，健康なからだづくりを〜．2021．
7) 厚生労働省：妊産婦のための食事バランスガイド．
https://www.mhlw.go.jp/houdou/2006/02/dl/h0201-3b02.pdf
8) 日本糖尿病学会 編著：糖尿病診療ガイドライン2024．南江堂，東京，2024．
9) 日本産科婦人科学会：妊娠高血圧症候群．
https://www.jsog.or.jp/citizen/5709/
10) 厚生労働省：神経管閉鎖障害の発症リスク低減のための妊娠可能な年齢の女性等に対する葉酸の摂取に係る適切な情報提供の推進について．
https://www.mhlw.go.jp/www1/houdou/1212/h1228-1_18.html
11) 厚生労働省：胎児性アルコール・スペクトラム障害．
https://www.e-healthnet.mhlw.go.jp/information/alcohol/a-01-015.html
12) 厚生労働省：食品に含まれるカフェインの過剰摂取についてQ＆A．
https://www.mhlw.go.jp/stf/seisakunitsuite/bunya/0000170477.html
13) 厚生労働省：魚介類に含まれる水銀について．
https://www.mhlw.go.jp/topics/bukyoku/iyaku/syoku-anzen/suigin/
14) 厚生労働省：リステリアによる食中毒．
https://www.mhlw.go.jp/stf/seisakunitsuite/bunya/0000055260.html
15) 日本産科婦人科学会 編：産科婦人科用語集・用語解説集 改訂第4版．2018．
16) 日本産婦人科医会：妊産婦メンタルヘルスケアマニュアル 改訂版．2021．
17) 厚生労働省：産褥期うつ病（産後うつ病）．
https://kokoro.mhlw.go.jp/glossaries/word-1566/
18) 厚生労働省：授乳・離乳の支援ガイド（2019年改定版）．
https://www.mhlw.go.jp/stf/newpage_04250.html
19) 五十嵐　隆 監修：授乳・離乳の支援ガイド（2019年改定版）実践の手引き．母子衛生研究会，東京，2021．
20) 厚生労働省：乳幼児身体発育評価マニュアル（令和3年3月改訂）．
https://www.niph.go.jp/soshiki/07shougai/hatsuiku/index.files/katsuyou_2021_3R.pdf
21) Ito Y, Fujieda K, Okuno A：Weight-for-height charts for Japanese children based on the year 2000 Report of School Health Statistics Research. Clin Pediatr Endocrinol, 25：77-82, 2016.
22) 日本口腔衛生学会：乳幼児期における親との食器共有について．
https://www.kokuhoken.or.jp/jsdh/statement/file/statement_20230901.pdf
23) 文部科学省スポーツ・青少年局学校健康教育課 監修：児童生徒等の健康診断マニュアル 平成27年度改訂．日本学校保健会，東京，2016．
24) 文部科学省：令和4年度学校保健統計調査．
https://www.mext.go.jp/b_menu/toukei/chousa05/hoken/kekka/k_detail/1411711_00007.htm
25) 厚生労働科学研究費補助金 循環器疾患・糖尿病等生活習慣病対策総合研究事業：小児期のメタボリックシンドロームに対する効果的な介入方法に関する研究 平成22年度 総括・分担研究報告書．
https://mhlw-grants.niph.go.jp/project/18134
26) 日本アレルギー学会：アナフィラキシーガイドライン2022．
27) 厚生労働科学研究班：食物アレルギーの栄養食事指導の手引き2022．
https://www.foodallergy.jp/wp-content/themes/foodallergy/pdf/nutritionalmanual2022.pdf
28) 厚生労働省：令和4年国民健康・栄養調査結果の概要．
https://www.mhlw.go.jp/content/10900000/001296359.pdf
29) 日本肥満学会 編：肥満症診療ガイドライン2022．ライフサイエンス出版，東京，2022．
30) 厚生労働省：特定健康診査・特定保健指導の円滑な実施に向けた手引き（第4.1版）．
https://www.mhlw.go.jp/content/12400000/001248033.pdf

31) Beigrezaei S, Yazdanpanah Z, Soltani S, et al.：The effects of exercise and low-calorie diets compared with low-calorie diets alone on health: a protocol for systematic reviews and meta-analyses of controlled clinical trials. Syst Rev. 10(1)：120, 2021.

32) 日本糖尿病学会：健康食スタートブック～生活の質向上をめざして～. 2024.
https://www.jds.or.jp/uploads/files/publications/kenkoshoku_startbook/kenkoshoku_startbook.pdf

33) 日本糖尿病学会：糖尿病食事療法のための食品交換表 第7版. 日本糖尿病学会・文光堂, 東京, 2013.

34) 日本高血圧学会：高血圧治療ガイドライン2019. ライフサイエンス出版, 東京, 2019.

35) 日本腎臓学会 編：慢性腎臓病に対する食事療法基準2014年版. 日腎会誌, 56(5)：553～599.

36) 日本動脈硬化学会：動脈硬化性疾患予防のための脂質異常症診療ガイド2023年版. 日本動脈硬化学会, 東京, 2023.

37) 厚生労働省：疾患横断的エビデンスに基づく健康寿命延伸のための提言(第一次). 2021.
https://epi.ncc.go.jp/ncccaph/files/top/6NC_ver01_202103full.pdf

38) World Cancer Research Fund and American Institute for Cancer Research：Diet, Nutrition, Physical Activity, and Cancer：A Global Perspective. World Cancer Research Fund International, 2018.

39) Tsugane S：Salt, salted food intake, and risk of gastric cancer: epidemiologic evidence. Cancer Science, 96 (1)：1-6, 2005.

40) 荒井文乃, 菊池夏希, 石橋裕子ほか：癌薬物療法中の栄養指導. 「臨床栄養」臨時増刊号144(6)：882～887, 2024.

41) 静岡県立静岡がんセンター：抗がん剤治療と口腔粘膜炎・口腔乾燥. 2014.
https://www.scchr.jp/cms/wp-content/uploads/2016/01/sonota_koukunenmakuen.pdf

42) 日本消化器病学会関連研究会, 慢性便秘の診断・治療研究会 編：慢性便秘症診療ガイドライン2017. 南江堂, 東京, 2017.

43) 東京都健康長寿医療センター研究所 健康長寿新ガイドライン策定委員会：健康長寿新ガイドライン エビデンスブック. 社会保険出版社, 東京, 2017.

44) 厚生労働省：食べて元気にフレイル予防. 2020.
https://www.mhlw.go.jp/content/000620854.pdf

45) Österberg T, Dey DK, Sundh V, et al.：Edentulism associated with obesity：a study of four national surveys of 16 416 Swedes aged 55-84 years. Acta Odontol Scand, 68：360-367, 2010.

46) 農林水産省：スマイルケア食 (新しい介護食品).
https://www.maff.go.jp/j/shokusan/seizo/kaigo.html

47) 骨粗鬆症の予防と治療ガイドライン作成委員会 編：骨粗鬆症の予防と治療ガイドライン2015年版. ライフサイエンス出版, 東京, 2015.

48) 日本歯科衛生士会 監修：歯科衛生士のための摂食嚥下リハビリテーション 第2版. 医歯薬出版, 2019.

49) 日本呼吸器学会 編：COPD (慢性閉塞性肺疾患) 診断と治療のためのガイドライン2022 第6版. メディカルレビュー社, 東京, 2022.

50) 日本褥瘡学会 編：褥瘡予防・管理ガイドライン 第5版. 照林社, 東京, 2022.

51) 日本在宅栄養管理学会 監修：訪問栄養食事指導実践テキストブック. メディア・ケアプラス, 東京, 2021.

7章 栄養ケア・マネジメント

到達目標

❶ 栄養ケア・マネジメントの概要と歯科衛生士の関わりを説明できる.
❷ 栄養スクリーニングを説明できる.
❸ 栄養アセスメントとその方法を説明できる.
❹ 栄養ケア計画の作成と栄養ケアの実施，モニタリング，評価を説明できる.
❺ 栄養ケア・マネジメントの評価を説明できる.

1 チームアプローチと栄養ケア・マネジメント

1. 栄養ケア・マネジメントとは

栄養ケアとは，疾患の治療や重症化予防のほか，健康の維持・増進や，対象者の生活の質の向上を目的とした食事管理や栄養の指導などによる介入であり，管理栄養士が実施するものである.

栄養ケア・マネジメントとは，対象者に最適な栄養ケアを効率よく実施するために，栄養ケアの内容や手順を明確化したシステムである．栄養ケア・マネジメントは，①栄養スクリーニング，②栄養アセスメント，③栄養ケア計画，④実施・チェック，⑤モニタリング，⑥評価からなり，これらが適切に運用されることで，質の高い栄養ケアが可能になる (**図7-1**)．このシステムの流れのなかでは，対象者の口腔内の状態や摂食嚥下機能の評価なども重要な要素である.

2. なぜ歯科衛生士が栄養ケア・マネジメントを学ぶのか

栄養ケア・マネジメントを実施する主体は管理栄養士だが，対象者に適切な栄養ケアを提供するためには，医師や歯科医師，看護師，歯科衛生士，介護支援専門員 (ケアマネジャー) などの多職種によるチームアプローチが不可欠である．近年では，病院における**栄養サポートチーム** (NST) や，在宅患者に対するチーム医療など，口腔健康管理の専門家である歯科衛生士が管理栄養士をはじめとする多職種と協働し，栄養ケアに携わる機会が増えている.

そこで本章では，歯科衛生士が知っておくべき栄養ケア・マネジメントの基本を紹介する.

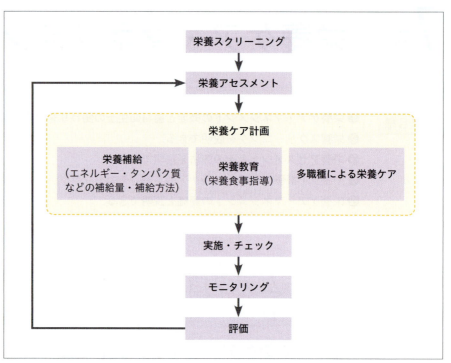

図7-1 栄養ケア・マネジメント
歯科衛生士は主に「栄養ケア計画（多職種による栄養ケア）」から，口腔健康管理や摂食嚥下リハビリテーションなどの実施を通して栄養ケア・マネジメントに関わる．

(文献1)より一部改変)

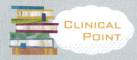 **栄養サポートチーム（NST）と歯科衛生士**

　NST（Nutrition Support Team）とは，栄養状態の改善および合併症の予防などを目指し，多職種が協働して対象者に最適な栄養管理を提供することを目的とした，食を支援するチーム医療のことです．医師，看護師，管理栄養士，薬剤師，臨床検査技師，理学療法士，言語聴覚士，歯科医師，歯科衛生士，ソーシャルワーカーなどで構成され，摂食嚥下障害や低栄養などの栄養管理上の問題に対し，各専門職が知識や技術を持ち寄り，対象者に合わせた適切な食形態や栄養補給法の提案を行います．

　NSTにおける歯科衛生士の具体的な役割としては，歯・口腔の状態や口腔清掃状況のアセスメント，摂食嚥下機能のアセスメント，義歯・補綴物のアセスメント，口腔清掃の実施と指導，摂食嚥下訓練の実施と指導のほか，経口摂取のための助言などがあげられます．口から食べることを目指した栄養管理を実現するため，口腔の専門家である歯科衛生士のNSTへの積極的な関わりが望まれています．

② 栄養スクリーニング

　栄養スクリーニングとは，対象者のなかから栄養障害のリスクがある者や，すでに栄養障害に陥っている者を抽出することで，「対象者が栄養学的な介入を必要とするかどうかを，できるだけ早期に判定し，迅速に栄養ケアを行うこと」を目的に実施する．

　スクリーニングの方法は，職種を問わず誰もが簡便に効率よく実施でき，かつ有用であることが求められる．代表的なものとして，**簡易栄養状態評価表（MNA-SF：Mini Nutritional Assessment Short-Form）** があげられる（**表7-1**）．MNA-SFは，65歳以上の高齢者を対象とした栄養スクリーニングツールで，①食事摂取量

表7-1　簡易栄養状態評価表（MNA-SF）

スクリーニング
A．過去3カ月間で食欲不振，消化器系の問題，咀嚼・嚥下困難などで食事量が減少しましたか？
0＝著しい食事量の減少 1＝中等度の食事量の減少 2＝食事量の減少なし
B．過去3カ月間で体重の減少がありましたか？
0＝3kg以上の減少 1＝わからない 2＝1〜3kgの減少 3＝体重減少なし
C．自力で歩けますか？
0＝寝たきりまたは車椅子を常時使用 1＝ベッドや車椅子を離れられるが，歩いて外出はできない 2＝自由に歩いて外出できる
D．過去3カ月間で精神的ストレスや急性疾患を経験しましたか？
0＝はい 2＝いいえ
E．神経・精神的問題の有無
0＝強度認知症またはうつ状態 1＝中程度の認知症 2＝精神的問題なし
F．BMI
0＝BMIが19未満 1＝BMIが19以上，21未満 2＝BMIが21以上，23未満 3＝BMIが23以上 　※BMIが測定できない場合はふくらはぎの周囲長（CC, cm）を測定し，31cm未満で0点，31cm以上で3点とする．
スクリーニング値
12〜14ポイント：栄養状態良好 8〜11ポイント：低栄養のおそれあり（At risk） 0〜7ポイント：低栄養

（文献2）より）

表7-2 低栄養状態のリスクの分類

すべての項目が低リスクに該当する場合には「低リスク」と判断する. 高リスクに1つでも該当する項目があれば「高リスク」と判断する. それ以外の場合は「中リスク」と判断する. BMI, 食事摂取量, 栄養補給法については, その程度や個々人の状態などにより, 低栄養状態のリスクは異なることが考えられるため, 対象者個々の程度や状態などに応じて判断し「高リスク」と判断される場合もある.

リスク分類	低リスク	中リスク	高リスク
BMI	18.5～29.9	18.5未満	
体重減少率	変化なし (減少3%未満)	1カ月に3～5%未満 3カ月に3～7.5%未満 6カ月に3～10%未満	1カ月に5%以上 3カ月に7.5%以上 6カ月に10%以上
血清アルブミン値	3.6g/dL 以上	3.0～3.5g/dL	3.0g/dL 未満
食事摂取量	76～100%	75%以下	
栄養補給法		経腸栄養 静脈栄養	
褥瘡			褥瘡

(文献3)より)

の変化, ②体重変化, ③移動能力, ④ストレスや急性疾患, ⑤精神心理学的問題, ⑥BMI (体格指数) の6項目から構成され, 各0～2点または0～3点の範囲で採点し, 合計点数により「栄養状態良好」「低栄養のおそれあり」「低栄養」のいずれかを判定する. 通常時体重が不明な場合でも評価が可能で, BMI (身長・体重) が評価できない場合でも下腿周囲長 (p.157参照) を用いて判定することができる.

その他の栄養スクリーニングツールとしては, MUST, NRS-2002などが適している. また, BMIや体重減少率, 食事摂取量, 栄養補給法や褥瘡の有無などにより, 低栄養状態のリスクを推定できる (表7-2).

🔗 Link

MUST, NRS-2002
『高齢者歯科学』
p.123-124

③ 栄養アセスメント

1. 栄養アセスメントとは

栄養アセスメントとは, 対象者の栄養に関する問題や原因などを明らかにするために, 必要な情報 (データ) をもとに解明・検証することである. 適切かつ効果的な栄養ケア計画を作成するための根拠として重要となる.

ここで収集する情報は, 主観的情報と客観的情報に大別され, 両者を包括的に評価する. また, 栄養ケア実施後の効果判定や再評価にも用いられる.

①主観的情報：既往歴・現病歴, 食事の摂取状況, 消化器症状 (下痢, 嘔吐など) の有無, 栄養障害を伴う疾患の有無など

②客観的情報：身体計測値や身体活動量, 臨床検査値など

2. 栄養状態の変化とアセスメントの種類

栄養状態は日々刻々と変化し，対象者の年齢や併存疾患なども大きく影響する（図7-2）．栄養アセスメントは，栄養ケア計画の立案時や栄養ケアの効果判定をはじめ，栄養ケア・マネジメント全体の評価に関わるため，栄養状態の変化に応じて適切なアセスメント項目を選択する必要がある．

具体的には，摂取栄養素の過不足や疾患特有の栄養状態の異常を判定する場合には，BMIなどの身体計測値や免疫機能のほか，血清アルブミン値など半減期*の長い指標が用いられる．このように代謝回転が遅く（短期間で変化しにくく），日間変動の小さい指標を用いて現在の栄養状態を評価することを**静的栄養アセスメント**という．

一方，栄養ケア実施後の効果を判定する際は，急速代謝回転タンパク質*など半減期の短い指標を用いる．このように代謝回転が速い指標を用いて，短期間での栄養状態の変化を評価することを**動的栄養アセスメント**という．

*半減期
代謝や排泄によって体内量が半分に減るまでにかかる時間のことです．

*急速代謝回転タンパク質
トランスフェリンやトランスサイレチン（プレアルブミン）などの血漿タンパク質は，代謝回転が速く，半減期が非常に短いため，急速代謝回転タンパク質とよばれ，短期間での栄養状態の評価に用いられます．

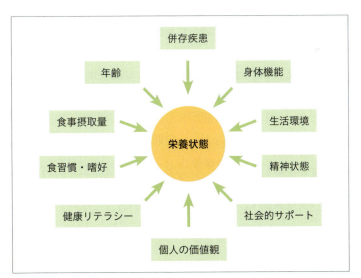

図7-2　栄養状態に影響を及ぼす要因
栄養状態に影響を及ぼす要因は多岐にわたり，対象者の年齢や健康状態，併存疾患の有無によっても異なるため，身体計測や臨床診査などの結果から，多面的かつ総合的に評価する．

3. 栄養アセスメントの方法

主観的情報と客観的情報を収集し，評価する方法として，大きく次の4つがあげられる．

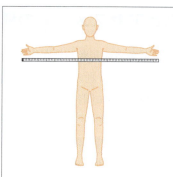
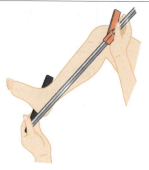

A. 指極
両腕を左右に水平に広げた両中指の先端間の直線距離を測定する．指極 (cm) ≒ 身長 (cm)

B. 膝下高
仰臥位で膝を直角になるように持ち上げ，かかとから脛骨点までの長さを測定し，推定式から身長 (cm) を推定する．

図7-3　指極・膝下高の測定

1) 身体計測

(1) 身長

身長計を用い，立位で測定する．背中の側彎がある場合や寝たきり・車椅子の場合は，指極や膝下高を測定して身長を推定する (図7-3)．

(2) 体重，BMI

体重およびBMIは栄養状態を最もよく反映する指標である．体重は体重計を用い，立位で測定する．体重は飲食や排泄など日常生活の影響による日内変動がみられるため，起床後や入浴前など，決まった時間帯に測定することが望ましい．主に2週間，3カ月，6カ月など，一定期間での体重変化率をアセスメントする．

$$体重変化率（\%）= \frac{〔現体重（kg）- 過去の体重（kg）〕}{過去の体重（kg）} \times 100$$

例：現体重60 kg，3カ月前の体重65 kgの場合

$$3カ月間の体重変化率 = \frac{60-65}{65} \times 100 ≒ -7.7（\%）$$

BMIは以下の式で算出される．適正BMIの範囲は18.5≦BMI＜25で，65歳以上で目標とするBMIの範囲は21.5〜24.9である．

$$BMI（kg/m^2）= \frac{体重（kg）}{身長（m）\times 身長（m）}$$

(3) 体組成

❶ 体組成計による評価

人体は水分，筋肉，脂肪組織，骨などの硬組織で構成されており，これらの体組成の測定には，生体電気インピーダンス法を用いた体組成計が広く使われている．これは，脂肪組織とそれ以外の組織には電気抵抗の差があるという特徴を利用し，体組成を推定する方法である．

体組成計による測定は，飲食や運動，入浴などによる体水分量の変化の影響を受

けるため，体脂肪率では±5％程度の日内変動がみられる．そのため，体重と同様，なるべく測定条件をそろえて評価し，一定期間での筋肉量や体脂肪率の変化をアセスメントする．

❷ 上腕・下腿計測による評価

在宅療養中の寝たきり高齢者など，体組成計での測定ができないケースでは，上腕や下腿を計測する．上腕周囲長（AC：Arm Circumference）は利き腕と反対側の上腕中央部（上腕骨中点）の周囲径を，上腕三頭筋部皮下脂肪厚（TSF：Triceps Skinfold Thickness）は利き腕と反対側の上腕中央部の皮下脂肪厚をそれぞれ測定する．また，これらの値から上腕筋囲長（AMC：Arm Muscle Circumference）および上腕筋面積（AMA：Arm Muscle Area）を算出して評価する．

下腿周囲長（CC：Calf Circumference）は「ふくらはぎ周囲長」ともいわれ，骨格筋量と相関することや，ADLとの関連が示されている．

(4) 腹囲

ウエスト周囲長（臍周囲長）ともいわれ，対象者のへその位置で測定する．内臓脂肪型肥満の指標となる．

2) 臨床検査

臨床検査には，採取した血液や尿などを用いて体の異常を調べる検体検査と，血圧測定やエックス線，超音波（エコー）などを用いて，生体に触れることなく生体の情報を収集・分析する生体検査がある．栄養アセスメントでは，特に血液を検体とする検査（血液学的検査・血液生化学検査）が重視されるが，採血は侵襲を伴うため，必要に応じて実施される．

(1) 血液検査

栄養状態をアセスメントするうえでは，血液中の細胞成分のうち，赤血球やリンパ球（白血球）が重要であり，栄養不良では各血球数の低下を認めることが多い．

血液生化学検査の項目には，血清総タンパクや血清アルブミン値などの血清タンパク質指標や，腎機能および肝機能の指標，脂質代謝および糖代謝の指標，電解質などがある（表7-3）．

表7-3　栄養アセスメントにおける主な血液検査の項目

血清タンパク質指標	血清総タンパク，血清アルブミン，トランスフェリン，トランスサイレチン（プレアルブミン）など
腎機能指標	尿素窒素，クレアチニン，尿酸，eGFRなど
肝機能指標	AST，ALT，γ-GT，LD，コリンエステラーゼなど
脂質代謝指標	総コレステロール，HDLコレステロール，LDLコレステロール，トリグリセリドなど
糖代謝指標	血糖値，HbA1c，グリコアルブミンなど
電解質	ナトリウム，カリウム，リン，カルシウムなど
金属	鉄，亜鉛など

Link
上腕周囲計測
『高齢者歯科学』
p.125-127

Link
内臓脂肪型肥満
p.131

Link
血液学的検査
血液生化学検査
『臨床検査』
p.4

7章　栄養ケア・マネジメント

(2) 尿, 便検査

尿の成分(尿タンパクや尿糖, 潜血など)や便(細菌, 潜血など)を調べることで, さまざまな病気やその兆候を把握する. 身体計測と同様に, 非侵襲的に実施できるのが利点である.

3) 臨床診査

臨床診査とは, 問診や観察によって得られる情報のことである. 臨床診査には病歴や家族歴, バイタルサイン(血圧, 体温, 脈拍, 呼吸)などさまざまな項目があるが, 栄養アセスメントでは特に食欲, 栄養欠乏症・栄養過剰症, 脱水, 摂食嚥下機能が重要である. 臨床診査の方法は, 対象者に質問をして情報を得る問診と, 身体の状態を観察する視診や触診がある.

(1) 食欲

対象者本人に食欲の有無をたずねる. さらには, どのような形態の食事(普通食か流動状のものか)を1日に何回食べているのかなど, 食事に関する具体的な事項について質問し, 得られた情報から客観的な評価も行う. また, 対象者本人だけでなく, 家族からの聴取も有用である.

(2) 栄養欠乏症・栄養過剰症

全身状態, 皮膚, 爪, 毛髪, 口唇や口腔内などを観察することで, 栄養欠乏症・栄養過剰症を推測することができる(表7-4). 口腔に現れる栄養欠乏症としては, 主にビタミンB群の欠乏による口角炎や舌炎, 亜鉛の欠乏による味覚障害, 脱水による舌の乾燥などがあげられる.

一般的にやせの者では栄養欠乏症に陥る危険性が高いが, ビタミンやミネラルの欠乏は肥満者でも容易に起こりうることに注意が必要である.

(3) 脱水

喉の渇きや吐き気など, 脱水の初期にみられる自覚症状の有無を確認するとともに, 舌や口腔内の乾燥状態, 皮膚のツルゴール反応*や毛細血管再充填時間*を観察する. あわせて, 問診にて排尿回数(尿量)と水分摂取量(飲水量)を聞き取り, 水の出納を評価する.

(4) 摂食嚥下機能

❶ 口腔衛生状態

口腔衛生状態の維持は, 口から食べることへの第一歩であり, 誤嚥性肺炎など全身の健康状態にも大きく関わることから, 口腔内のプラークや舌苔の付着の程度により口腔清掃状況を評価する. 経口摂取をしていない場合, 自浄作用や唾液の分泌量が低下して口腔衛生状態が不良になりやすいことに注意する.

❷ 歯・義歯の状態

現在歯数や, う蝕・歯周病の有無・進行状態, そのほか咬合・咬耗状態なども確認する. 義歯を使用している場合は, 適合状態のほか, 装着時に痛みがないか, 味覚に変化がないかなども確認する.

*ツルゴール反応
手の甲や首の皮膚をつまみ, 元に戻る時間が2秒以上かかった場合に脱水を疑います.

*毛細血管再充填時間
爪を5秒以上押して, 爪の中が白色からピンク色に変わるのにかかった時間が3秒以上の場合に, 脱水を疑います.

表7-4 栄養欠乏症・栄養過剰症でみられる身体的特徴

	栄養欠乏症	栄養過剰症
体格	四肢が細く，鎖骨や肋骨が浮き出ている	・肉付きがよい ・ヒップよりもウエストが大きく，へその位置が下がっている
顔貌	眼窩や頬にくぼみがみられる	満月様
毛髪	細く抜けやすい	
皮膚	パラフィン様，乾燥	
爪	割れやすい，さじ状	
口唇・口腔内	乾燥，口内炎・口唇炎	
舌	赤みを帯びている，平ら	

❸ 咀嚼機能

簡便かつ客観的な咀嚼機能の評価法として，検査用のグミゼリーを20秒間咀嚼させ，吐き出した濾液のグルコース濃度を計測する「咀嚼能力検査」や，検査用の

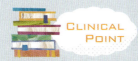

歯科衛生士が関わる栄養ケア・マネジメント 〜最期に食を通して笑顔を取り戻した事例

対象者：K.Tさん（70歳代，男性）
がん終末期（前立腺癌，中咽頭癌，扁桃腺癌の手術後，骨転移により易骨折状態）．要介護5，妻と二人暮らし

経過：在宅療養中に転倒により骨折し入院．入院中に廃用が進み，食欲低下．誤嚥性肺炎を発症し，経口での食事を禁止され，点滴のみで過ごすなか，余命1カ月と宣告された．

余命宣告後，Kさんの「治療がないなら早く家に帰りたい」という希望と，妻の「もう一度，一緒に同じ食事をしたい」という希望から退院し，在宅医療を利用することになりました．退院後は，濃厚流動食とおかゆを経口摂取していましたが，食欲はなく，誤嚥性肺炎を繰り返していました．

入院中に義歯を外していたせいか，装着時に痛みがあったことから，義歯の調整に歯科医師が介入するのと同時に，歯科衛生士による訪問歯科衛生指導が開始されました．歯科介入時，Kさんは舌圧が弱く，嚥下機能も衰え，うがいの水にもむ

せており，「食べたいものは何もない」と，食に対する意欲もありませんでした．そこで，歯科衛生士が訪問看護師とともに，妻に摂食嚥下訓練（間接訓練）を指導することで，毎日訓練を実施できる体制を整えました．さらに管理栄養士とも協働し，まずはゼリー食から直接訓練を開始しました．

訓練開始から2週間後，管理栄養士が妻と調理した鮭をムース状にしたものを食べたKさんに，笑顔が見られました．Kさんは北海道出身で，鮭が一番の好物だったのです．3カ月後には，妻と同じ食事を食べられるまでに，摂食嚥下機能も食への意欲も回復していきました．

それから3カ月後，Kさんはご自宅で他界されました．後日，妻は「最期に同じ食事ができて，本当に主人も私も幸せな時を過ごせた」とすっきりとした表情を見せられました．

※この後に出てくる図7-5，7-6は本症例の記録を元に作成したものです．

表7-5　EAT-10

各質問の問題について，どの程度経験しているかを0点（問題なし）～4点（ひどく問題）の5段階のうち，あてはまる点数を記入し，その合計点数から嚥下機能を評価する．

| 質問1：飲み込みの問題が原因で体重が減少した |
| 質問2：飲み込みの問題が外食に行くための障害になっている |
| 質問3：液体を飲み込む時に，余分な努力が必要だ |
| 質問4：固形物を飲み込む時に，余分な努力が必要だ |
| 質問5：錠剤を飲み込む時に，余分な努力が必要だ |
| 質問6：飲み込むことが苦痛だ |
| 質問7：食べる喜びが飲み込みによって影響を受けている |
| 質問8：飲み込む時に食べ物がのどにひっかかる |
| 質問9：食べるときに咳が出る |
| 質問10：飲み込むことはストレスが多い |

（文献4）より）

Link
咀嚼能力検査
咀嚼能率スコア法
『臨床検査』
p.197-198

グミゼリー（前述のものとは別）を30回咀嚼させ，グミゼリーがどの程度噛み砕かれたかを視覚資料（グミゼリー咬断片のモデル画像）と照合して10段階で評価する「咀嚼能率スコア法」がある．

❹ 嚥下機能

Link
EAT-10
『臨床検査』
p.199-200

検査機器がなくても，また専門職でなくても嚥下機能を簡単に評価できるツールの1つにEAT-10（Eating Assessment Tool-10）がある（表7-5）．嚥下の問題による体重減少や外出の障害，嚥下時の苦痛の有無などの10項目について，それぞれ5段階で評価する．3点以上の場合に摂食嚥下機能に問題を認める可能性が高い．

❺ 舌の動き

舌の動きは咀嚼や嚥下において重要であり，舌圧の測定なども摂食嚥下機能の評価では有用である．

❻ 食環境

Link
自助具
p.144

食事時の姿勢や食べ方に問題ないか，食事中にむせや食べこぼしがないか，またはその程度を確認する．また，食事に適した姿勢を保持できるか，自助具の使用の必要性がないか，適切な食形態で提供されているか，誰と食事しているかなどの食環境についても確認する．

4) 食事調査

Link
食事摂取基準
p.64

食事調査は，エネルギーや栄養素の摂取状況を把握するうえで最もよく用いられる方法である．食事調査で得られた摂取状況は，食事摂取基準や，病態に応じたガイドラインの指標と比較して評価する．食事摂取量のみならず，食習慣（食事の回数・時刻，間食・飲酒・サプリメントの摂取習慣）や，食に関する情報（家族構成，買い物・調理担当者，調理技術，経済状況）なども聞き取ることが不可欠で，栄養ケアの方向性を検討するうえで重要となる．

食事の摂取状況などの情報と，臨床検査値などの客観的情報を組み合わせて評価

することで，より多面的な栄養アセスメントを行うことができる．

（1）食事調査の方法（表7-6）

食事調査には次の方法がある．

①調査開始時から摂取したものを前向きに調査する方法（食事記録法など）

②調査開始以前に摂取したものを後ろ向きに調査する方法（24時間思い出し法や食物摂取頻度調査法など）

③複数の調査方法を組み合わせる方法

近年ではスマートフォンなどで食事を撮影し記録する方法もあり，簡便かつ高い精度で食事調査が実施できるようになった．

（2）食事調査の使い分け

上述の方法を，対象者に応じて使い分ける必要がある．例えば，高齢者や要介護者への調査では，より負担の少ない24時間思い出し法を用いることが多い．

また，食事調査により得られる食事摂取量には測定誤差が伴うため，それぞれの調査方法の特徴を踏まえ，目的に応じて使い分ける必要がある．例えば，食中毒の原因となった食品を特定したい場合には，ある日にある場所で食べた・ある食品を特定すればよいため，食中毒を発症した直前の，比較的短期間の食事をアセスメントすれば十分である．一方，生活習慣病の予防を目的として栄養アセスメントを実施する場合には，長期間の習慣的な食事摂取状況をアセスメントする必要がある．

表7-6 代表的な食事調査の方法と特徴

方法	食事記録法	24時間思い出し法	食物摂取頻度調査法
概要	・対象者が一定期間内に摂取した料理名，食品名などを，原則としてリアルタイムで記録する方法． ・摂取量を測定する秤量記録法，摂取量を目安で推定する目安量記録法などがある． ・他の調査法の精度を評価する際のゴールドスタンダードとして使われることが多く，国民健康・栄養調査で使用されている．	・前日の食事，または調査時点からさかのぼって24時間分の食事摂取状況を，調査員が対象者に問診する方法． ・フードモデルや写真を使って，目安量を推定する．	・過去の一定期間における，食品（または料理）の習慣的な摂取頻度あるいは目安量について，質問票を用いて尋ねる方法． ・食品（または料理）の項目数は50～120項目程度．
目的	1～数日間の摂取状況の評価	1～数日間の摂取状況の評価	長期間の習慣的な摂取状況の評価
長所	・対象者の記憶に依存しない． ・食嗜好・食行動などさまざまな情報が得られる． ・丁寧に実施すれば精度が高い．	・対象者の負担は比較的小さい． ・食嗜好・食行動などさまざまな情報が得られる．	・調査とデータ処理に要する時間と労力が少ない． ・大規模調査での使用が可能．
短所	・対象者の負担が大きい． ・自己記入が可能な対象者に限定される． ・調査期間中の食事が，通常と異なる可能性がある．	・過少・過大申告の可能性がある． ・対象者の記憶に依存する． ・調査者の負担が大きい．	・対象者の記憶に依存する． ・調査できる食品の種類は，選択肢にあるものに限定される． ・実際の摂取量は評価できない．

4. 栄養アセスメントツール

　栄養アセスメントにおいては，どの医療職種でも的確な栄養状態の評価・判定が可能なアセスメントツールを用いることが望ましい．

1) 主観的包括的栄養評価（SGA，表7-7）

　主観的包括的栄養評価（SGA：Subjective Global Assessment）とは，医療者が主観的に対象者の栄養状態を判定することを指し，「体重変化」「食事摂取量の変化」「消化器症状」「身体機能（身体機能制限）」「栄養必要量に関係する疾患」に加え，栄養状態を評価するための「身体所見」をそれぞれ評価し，栄養状態を「良好」「中等度低栄養」「重度低栄養」の3段階に分類する．個々の評価者による主観的評価であるため，各段階に明確な区分けは存在しない．

　問診や病歴，視診・触診による簡単な身体所見などから，栄養状態を包括的に評価することができる．また，測定装置や機器分析などが不要で，効率よく栄養状態が評価できることから，施設や在宅医療の現場でも広く用いられている．一方で，適切な評価を行うには一定のトレーニングが必要である．

表7-7　主観的包括的栄養評価（SGA）

A. 病歴・栄養歴
1. 体重変化
過去6カ月間の体重減少量＿＿＿＿＿kg，減少率＿＿＿＿＿％ 過去2週間の変化　□増加　□不変　□減少
2. 通常と比較した食事摂取量の変化
□不変　□変化あり：期間＿＿＿＿＿週 食種：□固形食　□流動食（栄養量充足）　□流動食（未充足）　□絶食
3. 消化器症状（2週間以上持続）
□なし　□嘔気　□嘔吐　□下痢　□食欲不振
4. 身体機能制限
□なし　□あり：期間＿＿＿＿＿週 　　　　　　　　種類：□就労に制限あり　□歩行は可能　□寝たきり
5. 栄養必要量に関係する疾患
主病名＿＿＿＿＿＿＿＿＿＿＿＿ 代謝亢進（ストレス）：□なし　□軽度　□中等度　□高度
B. 身体所見（それぞれ0＝正常，1＋＝軽度，2＋＝中等度，3＋＝重度で評価）
皮下脂肪の減少（上腕三頭筋部，胸部）＿＿＿＿＿＿ 骨格筋の減少（大腿四頭筋，三角筋）＿＿＿＿＿＿ くるぶし部浮腫＿＿＿＿＿　仙骨部浮腫＿＿＿＿＿　腹水＿＿＿＿＿
C. SGA評価
□A＝良好　□B＝中等度低栄養（または低栄養疑い）　□C＝重度低栄養

（文献6）より）

2) GLIM基準 (図7-4)

＊令和6年度 (2024年度) 診療報酬改定で，回復期リハビリテーション病棟入院料などの算定要件として，低栄養診断にGLIM基準を用いることが示されました．

近年では低栄養診断の世界標準である**GLIM基準** (Global Leadership Initiative Malnutrition) の導入が進んでいる＊．GLIM基準による低栄養の診断は，次の手順で進められる．

- ▪ 栄養スクリーニング
  - ・すべての対象者に対して栄養スクリーニングを実施し，栄養障害リスクのある症例を特定
  - ・検証済みのスクリーニングツール（例：MNA-SF，MUST，NRS-2002など）を使用

↓

栄養リスクあり

↓

- ▪ 低栄養診断

表現型基準

意図しない体重減少
- ☐ ＞ 5％：6カ月以内
- ☐ ＞10％：6カ月以上

低BMI
- ☐ ＜18.5（70歳未満）
- ☐ ＜20（70歳以上）

筋肉量減少
- ☐ 筋肉量の減少

それぞれの項目で1つ以上に該当

＋

病因基準

食事摂取量減少／消化吸収能低下
- ☐ 食事摂取量が必要栄養量の50％以下：1週間以上
- ☐ 食事摂取量の低下：2週間以上
- ☐ 消化吸収に悪影響を及ぼす慢性的な消化管の状態

疾病負荷／炎症
- ☐ 急性疾患や外傷による炎症
- ☐ 慢性疾患による炎症

それぞれの項目で1つ以上に該当

表現型基準と病因基準の両者から1項目以上該当

↓

低栄養と診断

↓

- ▪ 重症度判定

	意図しない体重減少	低BMI	筋肉量減少
ステージ1 **中等度低栄養**	☐ 5～10％：6カ月以内 ☐ 10～20％：6カ月以上	☐ ＞20（70歳未満） ☐ ＞22（70歳以上）	☐ 軽度～中程度重度の減少
ステージ2 **重度低栄養**	☐ ＞10％：6カ月以内 ☐ ＞20％：6カ月以上	☐ ＜18.5（70歳未満） ☐ ＜20（70歳以上）	☐ 重度の減少

図7-4　GLIM基準による低栄養診断のプロセス
低栄養の重症度については，表現型基準の3項目において，より高度に基準値を超えたものが1つでもある場合は重度低栄養，そうでない場合は中等度低栄養と判定する．

（文献7）より一部改変）

①検証済みの栄養スクリーニングツール（MNA-SFなど）により，栄養リスクがある対象を特定する．
②〈表現型基準〉の3項目（意図しない体重減少，低BMI，筋肉量減少）と，〈病因基準〉の2項目（食事摂取量減少/消化吸収能低下，疾患による負荷/炎症）の両者で，それぞれ1つ以上の項目が該当する場合に「低栄養」と診断する．
③〈表現型基準〉の3項目のうち，より高度なもの（基準値を大きく逸脱する項目）が1つでもある場合は「重度低栄養」，そうでない場合は「中等度低栄養」と判定する．

4 栄養ケア計画

栄養ケア計画とは，栄養アセスメントにより抽出された栄養学的課題を対象者や家族，関わる多職種が理解したうえで，栄養ケアを実施するための具体的内容である．

栄養ケア計画書には，明確な目標と，提供する栄養ケアの内容が詳細に記載される．具体的には，医師の指示，対象者および家族の意向，解決すべき課題，長期目標と期間，短期目標と期間，栄養ケアの具体的内容・頻度・期間・担当者などが記載される（図7-5）．いずれの目標も，対象者や家族の意向を十分に汲み取ったうえで設定される．そのため，対象者・家族・多職種が理解できるような共通言語で記入する必要がある．

栄養ケア計画の内容は，次の3つの要素からなる．

1. 栄養補給

課題解決のために必要な栄養の補給方法*，エネルギー・タンパク質などの栄養素・水分の補給量，食事の個別提供に関する事項（食事の形態など）が計画される．

*栄養の補給方法
栄養の補給方法には経腸栄養（経口・経管）と経静脈栄養（末梢静脈・中心静脈）があります．栄養アセスメントにより，消化管が機能している場合は経腸栄養，機能していない場合は経静脈栄養が選択されます（詳細は『高齢者歯科学』p.127〜129を参照）．

2. 栄養教育（栄養食事指導）

栄養教育の目的は，対象者の栄養状態を改善・維持できるよう，対象者の食に関する行動を変容させることである．具体的には，栄養に関する情報提供，食事のとり方，調理や買い物の支援，関連するサービスの利用方法などが計画される．

一方で，栄養教育においては対象者の自己実現の課題の達成も重要である．例えば，対象者が「自分の口でステーキを食べる」といった食に関する目標や，「尊厳をもって生きたい」という希望をもっている場合は，「食べること」の意義や楽しさを伝え，「食べること」への意欲（改善への積極的志向）を高め，その大切さを理解してもらうことが重視される．

フォーマット：文献3）より

栄養ケア計画書　（通所・居宅）

氏名：	K. T 様	初回作成日：	年	4 月	8 日
		作成（変更）日：	年	月	日
		作成者：管理栄養士：●●			

医師の指示	□なし　■あり（要点　癌終末期（前立腺癌など） 嚥下状態を評価しつつ， 適正な食形態の調理指導　　　）　指示日（　　／　　）		

利用者及び家族の意向	本人）食事だけが楽しみ．好物の鮭が食べたい． 家族）もう一度，一緒に同じ食事がしたい．	説明日	
		年　　月　　日	

解決すべき課題 （ニーズ）	低栄養状態のリスク　　□低　□中　■高 誤嚥性肺炎を繰り返している． 状態に合わせた食形態の調理方法がわからない．
長期目標と期間	病態・嚥下機能にあった食事を口から楽しむことができる（3カ月） 適正な食事を家族ともに負担なく継続することができる（3カ月）

短期目標と期間	栄養ケアの具体的内容（頻度，期間）	担当者	頻度	期間
誤嚥を予防し， 安全に食事を 楽しむことができる	・身体状況の把握と情報共有	医師	週1回	
	・食事量，食形態の確認	デイケア職員 ・管理栄養士	都度	2週間
	・嚥下機能に応じた食事の提供	家族・ デイケア職員	毎日	
	・口腔内状況，摂食嚥下機能の評価と情報共有	歯科医師・ 歯科衛生士	週1回	
適した食形態に 調理できるようになる	・誤嚥リスクに配慮した食形態の調理指導 　（嚥下しやすい食材の紹介，市販品の活用） ・安全に栄養が確保できる献立の提案	管理栄養士	月2回	1カ月
食の楽しみを継続する	・義歯の調整のほか，口腔健康管理の実施状況を確認し， 　口腔内の清潔を保ち，食べられる口を整える	歯科医師・ 歯科衛生士	週1回	1カ月
	・摂食嚥下訓練の指導と継続的な実施	歯科衛生士・ 訪問看護師	週1回	
	・嚥下しやすい姿勢の保持，補正，アドバイス	理学療法士	週1回	
	・嗜好や食歴などに配慮した献立を，適正な食形態に調理	家族・ 管理栄養士	月2回	
特記事項				

栄養ケア提供経過記録

月　日	サービス提供項目
4月8日	訓練用のゼリー摂取後，むせあり．歯科医師による義歯の調整済み．
	歯科衛生士による口腔清掃と摂食嚥下訓練の指導．
4月25日	ムース食の調理指導．むせなく摂取可能．嚥下しやすい食材や調理法についてアドバイス．
	摂食嚥下訓練継続中．
6月22日	軟菜食の摂取可能．効率よくタンパク質が摂取できる献立のアドバイス．家族による口腔清掃良好．
7月6日	家族に介護疲れがみられる．レトルトの介護食品などを紹介する．

図7-5　在宅医療における栄養ケア計画書の例

3. 多職種による栄養ケア

病院や在宅で治療を受けている対象者の場合，作成された栄養ケア計画書について，主治医や介護支援専門員（ケアマネジャー）をはじめとする多職種と情報交換を行い，多職種連携による栄養ケアを実施する．摂食嚥下機能の評価や口腔衛生管理・口腔機能管理の実施状況などについては，歯科衛生士が最もよく知りうる課題であり，専門的知見をもって多職種と連携をはかる必要がある．

5 実施とモニタリング

1. 栄養ケアの実施

栄養ケア・マネジメントは，PDCAサイクルに基づいたシステムである．栄養スクリーニングとアセスメントに基づいた栄養ケア計画（Plan）を実施（Do）し，モニタリング後に評価（Check）した内容を，栄養ケア計画の修正と改善に反映する（Action）．さらに修正・改善した栄養ケア計画（Plan）を実施（Do）し，評価（Check）することで，計画から実施・評価・改善のサイクルを回転させる．これにより，継続的に栄養ケア計画を改善しながら，栄養ケア・マネジメント全体の向上を目指すことができる．

栄養ケアの実施において，歯科衛生士は口腔健康管理全般の専門職として関わることが望まれる．

2. 栄養ケアのモニタリング

栄養ケアの実施中は，実施している栄養ケア計画に問題がないかを常に監視（モニタリング）する必要がある．モニタリングでは，対象者の食事摂取状況の観察や臨床診査などによって，栄養状態の変化をとらえる．モニタリングする項目は，栄養アセスメントの項目と同一にすることが多いが，栄養ケア計画を立案する時点で決め，数値化して記録を残すことで客観性が高まる（図7-6）．

モニタリング中にもチームカンファレンスを開き，多職種間で栄養ケアによる目標達成状況を共有し，異なる視点の助言や意見交換を行うことで，栄養ケアのさらなる向上を目指す．

フォーマット：文献3）より

栄養スクリーニング・アセスメント・モニタリング　（通所・居宅）　（様式例）

フリガナ			性別	■男 □女	生年月日	年　　月　　日生まれ	年齢	78 歳
氏名	K.T		要介護度	5	病名・特記事項等	癌終末期　誤嚥性肺炎を繰り返している	記入者名	管理栄養士：○○
							作成年月日	年　月　日

利用者家族の意向	本人）食事だけが楽しみ．好物の鮭が食べたい．家族）もう一度，一緒に同じ食事がしたい．	食事の準備状況（買い物，食事の支度，地域特性等）	買い物，調理，食事介助など，妻．調理好き，理解力高い．	家族構成とキーパーソン（支援者）	本人，妻と二人暮らし．娘家族が市内在住．食事の差し入れなど週1回程度訪問あり．孫に会うことが楽しみ．本人（78）－妻（75）息子（50）（独身・遠方在住），娘（48）

実施日（記入者名）	年 4月 8日（　　）	年 4月25日（　　）	年 7月 6日（　　）	年　　月　　日（　　）
プロセス	スクリーニング	アセスメント	モニタリング	
低栄養状態のリスクレベル	□低 □中 ■高	□低 □中 ■高	□低 □中 ■高	□低 □中 □高

低栄養状態のリスク（状況）

	年 4月 8日	年 4月25日	年 7月 6日	
身長	170 cm	170 cm	170 cm	cm
体重／BMI	47 kg／16.3 kg/㎡	48 kg／16.6 kg/㎡	49.6 kg／17 kg/㎡	kg／kg/㎡
3%以上の体重減少率 kg/1ヶ月	□無 ■有（　kg/　ヶ月）	■無 □有（　kg/　ヶ月）	■無 □有（　kg/　ヶ月）	□無 □有（　kg/　ヶ月）
3%以上の体重減少率 kg/3ヶ月	□無 ■有（6 kg/3 ヶ月）	■無 □有（　kg/　ヶ月）	■無 □有（　kg/　ヶ月）	□無 □有（　kg/　ヶ月）
3%以上の体重減少率 kg/6ヶ月	□無 ■有（　kg/　ヶ月）	■無 □有（　kg/　ヶ月）	■無 □有（　kg/　ヶ月）	□無 □有（　kg/　ヶ月）
血清アルブミン値	□無 ■有（2.4 g/dl）	□無 □有（　g/dl）	□無 ■有（3.2 g/dl）	□無 □有（　g/dl）
褥瘡	■無 □有	■無 □有	■無 □有	□無 □有
栄養補給法	■経口のみ □一部経口	□経口のみ □一部経口	■経口のみ □一部経口	□経口のみ □一部経口
	□経腸栄養法 □静脈栄養法	□経腸栄養法 □静脈栄養法	□経腸栄養法 □静脈栄養法	□経腸栄養法 □静脈栄養法
その他	総コレステロール：112mg/dL		総コレステロール：168mg/dL	

栄養補給の状態

食事摂取量（割合）	100% おもゆ・くだものゼリー	100% 全粥	100% 軟飯	％
主食の摂取量（割合）	主食 100 %	主食 100 %	主食 100 %	主食　　％
主菜，副菜の摂取量（割合）	主菜 0 % 副菜 0 %	主菜 100 % 副菜 100 % ペースト状	主菜 100 % 副菜 100 %	主菜　　％ 副菜　　％
その他（補助食品など）	濃厚流動食 200kcal/日	濃厚流動食 200kcal/日 *タンパク質強化レトルトスープ 130kcal タンパク質8g	濃厚流動食 200kcal/日 *タンパク質強化レトルトスープ タンパク質8g	

食生活状況等

摂取栄養量：エネルギー・たんぱく質（現体重当たり）	600 kcal（13 kcal/kg）10 g（0.2 g/kg）	800 kcal（17 kcal/kg）25 g（0.5 g/kg）	1400 kcal（28 kcal/kg）50 g（1 g/kg）	kcal（ kcal/kg）g（ g/kg）
提供栄養量：エネルギー・たんぱく質（現体重当たり）	600 kcal（13 kcal/kg）10 g（0.2 g/kg）	800 kcal（17 kcal/kg）25 g（0.5 g/kg）	1400 kcal（28 kcal/kg）50 g（1 g/kg）	kcal（ kcal/kg）g（ g/kg）
必要栄養量：エネルギー・たんぱく質（現体重当たり）	1500 kcal（30 kcal/kg）50 g（1 g/kg）	1500 kcal（30 kcal/kg）50 g（1 g/kg）	1500 kcal（30 kcal/kg）50 g（1 g/kg）	kcal（ kcal/kg）g（ g/kg）
嚥下調整食の必要性	□無 ■有	■無 □有	■無 □有	□無 □有
食事の形態（コード）	コード 0j	コード 2-2	コード 4	
とろみ	□薄い ■中間 □濃い	□薄い ■中間 □濃い	□薄い □中間 □濃い	□薄い □中間 □濃い
食事の留意事項の有無（療養上の指示，食事形態，嗜好，薬剤影響食品，アレルギーなど）	□無 ■有　誤嚥注意　均質で離水の少ない形態	□無 ■有　噛まずに食べられ，べたつかず，まとまりやすいもの	□無 ■有　歯ぐきでつぶせる固さ	□無 □有（　　）
本人の意欲	5 よくない	3 ふつう	1 よい	
食欲・食事の満足感	5 全くない	3 ふつう	1 大いにある	
食事に対する意識	5 全くない	2 ややある	1 大いにある	

多職種による栄養ケアの課題（低栄養関連題）　口腔関係

	■口腔衛生 ■摂食・嚥下	■口腔衛生 ■摂食・嚥下	■口腔衛生 ■摂食・嚥下	□口腔衛生 □摂食・嚥下
安定した正しい姿勢が自分で取れない	■	■	□	□
食事に集中することができない			□	□
食事中に傾眠や意識混濁がある	□			
歯（義歯）のない状態で食事をしている	■		□	□
食べ物を口腔内に溜め込む	■		□	□
固形の食物を咀しゃく中にむせる	■		□	□
食後，頬の内側や口腔内に残渣がある	■	■	■	□
水分でむせる	■		□	□
食事中，食後に咳をすることがある	■		□	□
その他・気が付いた点	義歯不合により調整中飲食後嗄声あり，要吸引	高タンパクの茶わん蒸し試食に「おいしい」と笑顔あり食後の吸引は毎回ではない	食欲回復食べたいものが次々に浮かんでくるとのこと	

その他

褥瘡・生活機能関係消化器官関係水分関係代謝関係心理・精神・認知症関係医薬品	□褥瘡（再掲）□生活機能低下 □嘔気・嘔吐 □下痢 □便秘 □浮腫 ■脱水 ■感染 □発熱 □閉じこもり □うつ □認知症 ■薬の影響	□褥瘡（再掲）■生活機能低下 □嘔気・嘔吐 □下痢 □便秘 □浮腫 ■脱水 □感染 □発熱 □閉じこもり □うつ □認知症 □薬の影響	□褥瘡（再掲）□生活機能低下 □嘔気・嘔吐 □下痢 □便秘 □浮腫 □脱水 ■感染 □発熱 ■閉じこもり □うつ □認知症 □薬の影響	□褥瘡（再掲）□生活機能低下 □嘔気・嘔吐 □下痢 □便秘 □浮腫 □脱水 □感染 □発熱 □閉じこもり □うつ □認知症 □薬の影響

特記事項	誤嚥の危険あり，タンパク質含有量の少ないもののみ	主治医より：嚥下機能改善傾向にあり，タンパク質摂取強化歯科医師より：義歯の調整済，食欲回復傾向歯科衛生士より：舌圧改善傾向訪問看護師より：嚥下体操ご家族と継続	煮物などは，妻とほぼ同じ食事が可能．好物の鮭をほぐして軟飯と混ぜて提供可能．妻の介護疲労あり，レトルト食品紹介する訪問リハビリ開始歯科衛生士，訪問看護師による摂食嚥下訓練継続	
総合評価	□改善 □改善傾向 □維持 □改善が認められない	■改善 □改善傾向 □維持 □改善が認められない	□改善 ■改善傾向 □維持 □改善が認められない	□改善 □改善傾向 □維持 □改善が認められない
サービス継続の必要性 注）栄養改善加算算定の場合	■無 □有	□無 ■有	□無 ■有	□無 □有
GLIM基準による評価 ※医療機関から情報提供があった場合に記入する．	□低栄養非該当 □低栄養（□中等度 ■重度）	□低栄養非該当 □低栄養（□中等度 ■重度）	□低栄養非該当 □低栄養（□中等度 □重度）	□低栄養非該当 □低栄養（□中等度 □重度）

図7-6　在宅医療における栄養スクリーニング・アセスメント・モニタリングの記入例

スクリーニングからアセスメント，モニタリングの経過を一元で記録・管理できる様式になっており，対象者の栄養状態の変化を把握することで，随時適切な栄養ケア計画の立案につなげることができる．
※高リスクの場合，2週間を目安（在宅患者の場合は訪問のつど）にモニタリングを行うが，本例では中間記録を割愛している．

6 評価

　一般的に栄養ケア・マネジメントの質を評価する手法として，ストラクチャー（構造）・プロセス（経過）・アウトカム（成果）の3つに着目することが提唱されている．例えばNST活動においては，ストラクチャーおよびアウトカムの評価はNSTのメンバー全体で定期的に行い，プロセスの評価は対象者ごとに，各職種内で行う．

1. ストラクチャー評価

　ストラクチャー（構造）とは，栄養ケア・マネジメントを提供する際の資源や諸条件をさす．資源には，物的資源（設備の規模・内容や情報システムの活用など）や人的資源（チームの構成メンバーや人数，スタッフの専門性など）がある．諸条件には，チームの位置づけや連携など，組織に関連する事項が該当する．これらを通して，栄養ケア・マネジメントの提供全般について振り返り，評価する．

2. プロセス評価

　プロセス（経過）については，栄養ケア・マネジメントをどのようにして行ったかを評価する．例えば，栄養スクリーニングやアセスメントの実施時期や内容が適

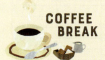

COFFEE BREAK　栄養ケア・マネジメントと人生会議

　もしものときに望む医療やケアについて前もって考え，家族や医療・ケアチームと繰り返し話し合い，共有する取り組みのことを「人生会議（ACP：Advance Care Planning）」とよびます．そのなかでも，食の課題は人生最期の豊かさを左右する大きな要素となるため，栄養ケア・マネジメントが重視されます．

　例えば，対象者が老衰により口から食べられなくなった場合，栄養アセスメントの結果から課題として，
#1 摂食嚥下障害により繰り返す誤嚥性肺炎と脱水
#2 栄養素などの摂取量不足
#3 介護食品の調理能力不足
の3つがあげられた際，何を最重要課題ととらえ

るかにより，その後の人生が大きく変わります．

　〔#2 栄養素などの摂取量不足〕を最重要課題ととらえるならば，胃瘻などの経管栄養を選択して，生きていくために必要な水分と栄養を補給することは可能ですが，「口から食べる」という楽しみや尊厳が失われかねません．そのようなときに，対象者や家族との話し合いにより課題を抽出する人生会議は有用です．

　そこで対象者から「胃瘻は嫌だ」「口から食べたい」という希望があれば，摂食嚥下障害を考慮したうえで〔#3 介護食品の調理能力不足〕を最重要課題ととらえ，管理栄養士を中心とした医療・ケアチームが，最期まで口から食べるという食の尊厳を守ることができます．

切であったか，モニタリングの項目に不備がなかったか，さらには対象者自身が行ったこと（セルフケア）なども該当する．

歯科衛生士が栄養ケア・マネジメントにおけるプロセス評価を行う場合，対象者に実施した口腔衛生管理と口腔機能管理の内容や頻度を振り返り，内容に漏れがなかったかなどを評価する．

3. アウトカム評価

栄養ケア・マネジメントの構造と経過を経て，どのようなアウトカム（成果）が得られたかを評価する．具体的には，栄養状態の改善を示す指標として体重変化率や喫食の向上などを数値化して表す．ほかに，栄養ケアの目標達成度や対象者の満足度，その他提供される医療への影響についても評価し，PDCAサイクルによってさらなる成果の向上を目指す．

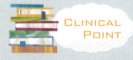

医療現場におけるリハビリテーション・栄養管理・口腔管理の一体的取り組みの推進

要介護者の自立支援と重度化防止を目的としたさまざまな施策の1つとして，2024年度の介護報酬改定では「リハビリ・栄養管理・口腔管理の一体的実施」の重要性が強く打ち出されました．これにより，リハビリテーション・栄養・口腔のアセスメント情報を関連職種間で一体的に共有し，計画書の見直しを行ったうえで，各ケアを実施する体制となりました．このなかで，歯科医師や歯科衛生士の役割としては「口腔・嚥下機能の維持・改善」や「口腔衛生や全身管理による誤嚥性肺炎の予防」があげられています．在宅現場や介護施設において，リハビリテーション・栄養・口腔の取り組みが一体となって運用されることで，より効果的な自立支援・重症化予防につながることが期待されています．

また，2024年度の診療報酬，介護報酬，障害福祉サービス等報酬改定において「リハビリテーション・栄養・口腔連携体制加算」が新設されました．これは，急性期医療において，入院患者の早期離床や経口摂取がはかられるよう，リハビリテーションや栄養管理，そして口腔管理に関わる多職種により，評価と計画に基づいた取り組みを行った場合に算定できるものです．適切な口腔健康管理を実施するとともに，口腔衛生状態の不良や咬合不良などを認めた場合は，必要に応じて歯科医師や歯科衛生士と連携すること，または歯科診療を担う他の保険医療機関への受診を促すことが明記されています．

これらのことから，今後，歯科衛生士もリハビリテーションや栄養に関するアセスメント情報を把握し，口腔分野の専門職として理学療法士や作業療法士，管理栄養士らと積極的な連携をはかることが大いに期待されています．

参考文献

1) 杉山みち子：改正介護保険制度と栄養ケア・マネジメントに関する研究. 栄養学雑誌, 65 (2)：55〜66, 2007.
2) Kaiser MJ, Bauer JM, Ramsch C, et al.：Validation of the Mini Nutritional Assessment Short-Form (MNA®-SF)：A practical tool for identification of nutritional status. J Nutr Health Aging, 13：782-788, 2009.
3) 厚生労働省「介護予防マニュアル」分担研究班：栄養改善マニュアル(改訂版). 2009. https://www.mhlw.go.jp/topics/2009/05/dl/tp0501-1e.pdf
4) 若林秀隆, 栢下 淳：摂食嚥下障害スクリーニング質問紙票EAT-10の日本語版 作成と信頼性・妥当性の検証. 静脈経腸栄養, 29 (3)：871〜876, 2014.
5) 日本栄養改善学会 監修：食事調査マニュアル 改訂3版. 南山堂, 東京, 2016.
6) Detsky AS, McLaughlin JR, Baker JP, et al.：What is subjective global assessment of nutritional status?. JPEN J Parenter Enteral Nutr, 11 (1)：8-13, 1987.
7) Cederholm T, Jensen GL, Correia MITD, et al.：GLIM criteria for the diagnosis of malnutrition-A consensus report from the global clinical nutrition community. Clin Nutr, 38 (1)：1-9, 2019.
8) 厚生労働省：リハビリテーション・口腔・栄養 参考資料. 2023. https://www.mhlw.go.jp/content/12404000/001072621.pdf

付章1 日本人の食事摂取基準（2025年版）

推定エネルギー必要量（kcal/日）

性別	男性			女性		
身体活動レベル※1	低い	ふつう	高い	低い	ふつう	高い
0〜5（月）	—	550	—	—	500	—
6〜8（月）	—	650	—	—	600	—
9〜11（月）	—	700	—	—	650	—
1〜2（歳）	—	950	—	—	900	—
3〜5（歳）	—	1,300	—	—	1,250	—
6〜7（歳）	1,350	1,550	1,750	1,250	1,450	1,650
8〜9（歳）	1,600	1,850	2,100	1,500	1,700	1,900
10〜11（歳）	1,950	2,250	2,500	1,850	2,100	2,350
12〜14（歳）	2,300	2,600	2,900	2,150	2,400	2,700
15〜17（歳）	2,500	2,850	3,150	2,050	2,300	2,550
18〜29（歳）	2,250	2,600	3,000	1,700	1,950	2,250
30〜49（歳）	2,350	2,750	3,150	1,750	2,050	2,350
50〜64（歳）	2,250	2,650	3,000	1,700	1,950	2,250
65〜74（歳）	2,100	2,350	2,650	1,650	1,850	2,050
75以上（歳）※2	1,850	2,250	—	1,450	1,750	—
妊婦（付加量）※3						
初期					+50	
中期					+250	
後期					+450	
授乳婦（付加量）					+350	

※1 身体活動レベルは，「低い」「ふつう」「高い」の3つのカテゴリーとした．
※2 「ふつう」は自立している者，「低い」は自宅にいてほとんど外出しない者に相当する．「低い」は高齢者施設で自立に近い状態で過ごしている者にも適用できる値である．
※3 妊婦個々の体格や妊娠中の体重増加量および胎児の発育状況の評価を行うことが必要である．
注1：活用に当たっては，食事評価，体重およびBMIの把握を行い，エネルギーの過不足は体重の変化またはBMIを用いて評価すること．
注2：身体活動レベルが「低い」に該当する場合，少ないエネルギー消費量に見合った少ないエネルギー摂取量を維持することになるため，健康の保持・増進の観点からは，身体活動量を増加させる必要がある．

タンパク質（推定平均必要量，推奨量，目安量：g/日，目標量：％エネルギー）

性別	男性				女性			
年齢等	推定平均 必要量	推奨量	目安量	目標量※1	推定平均 必要量	推奨量	目安量	目標量※1
0〜5（月）	—	—	10	—	—	—	10	—
6〜8（月）	—	—	15	—	—	—	15	—
9〜11（月）	—	—	25	—	—	—	25	—
1〜2（歳）	15	20	—	13〜20	15	20	—	13〜20
3〜5（歳）	20	25	—	13〜20	20	25	—	13〜20
6〜7（歳）	25	30	—	13〜20	25	30	—	13〜20
8〜9（歳）	30	40	—	13〜20	30	40	—	13〜20
10〜11（歳）	40	45	—	13〜20	40	50	—	13〜20
12〜14（歳）	50	60	—	13〜20	45	55	—	13〜20
15〜17（歳）	50	65	—	13〜20	45	55	—	13〜20
18〜29（歳）	50	65	—	13〜20	40	50	—	13〜20
30〜49（歳）	50	65	—	13〜20	40	50	—	13〜20
50〜64（歳）	50	65	—	14〜20	40	50	—	14〜20
65〜74（歳）※2	50	60	—	15〜20	40	50	—	15〜20
75以上（歳）※2	50	60	—	15〜20	40	50	—	15〜20
妊婦（付加量）								
初期					+0	+0	—	―※3
中期					+5	+5	—	―※3
後期					+20	+25	—	―※4
授乳婦（付加量）					+15	+20	—	―※4

※1 範囲に関しては，おおむねの値を示したものであり，弾力的に運用すること．
※2 65歳以上の高齢者について，フレイル予防を目的とした量を定めることは難しいが，身長・体重が参照体位に比べて小さい者や，特に75歳以上であって加齢に伴い身体活動量が大きく低下した者など，必要エネルギー摂取量が低い者では，下限が推奨量を下回る場合があり得る．この場合でも，下限は推奨量以上とすることが望ましい．
※3 妊婦（初期・中期）の目標量は13〜20％エネルギーとした．
※4 妊婦（後期）および授乳婦の目標量は15〜20％エネルギーとした．

脂質（％エネルギー）

性別	男性		女性	
年齢等	目安量	目標量※1	目安量	目標量※1
0〜5（月）	50	—	50	—
6〜11（月）	40	—	40	—
1〜2（歳）	—	20〜30	—	20〜30
3〜5（歳）	—	20〜30	—	20〜30
6〜7（歳）	—	20〜30	—	20〜30
8〜9（歳）	—	20〜30	—	20〜30
10〜11（歳）	—	20〜30	—	20〜30
12〜14（歳）	—	20〜30	—	20〜30
15〜17（歳）	—	20〜30	—	20〜30
18〜29（歳）	—	20〜30	—	20〜30
30〜49（歳）	—	20〜30	—	20〜30
50〜64（歳）	—	20〜30	—	20〜30
65〜74（歳）	—	20〜30	—	20〜30
75以上（歳）	—	20〜30	—	20〜30
妊婦			—	20〜30
授乳婦			—	20〜30

※1 範囲に関しては，おおむねの値を示したものである．

炭水化物（％エネルギー）

性別	男性	女性
年齢等	目標量[※1,2]	目標量[※1,2]
0〜5（月）	—	—
6〜11（月）	—	—
1〜2（歳）	50〜65	50〜65
3〜5（歳）	50〜65	50〜65
6〜7（歳）	50〜65	50〜65
8〜9（歳）	50〜65	50〜65
10〜11（歳）	50〜65	50〜65
12〜14（歳）	50〜65	50〜65
15〜17（歳）	50〜65	50〜65
18〜29（歳）	50〜65	50〜65
30〜49（歳）	50〜65	50〜65
50〜64（歳）	50〜65	50〜65
65〜74（歳）	50〜65	50〜65
75以上（歳）	50〜65	50〜65
妊婦		50〜65
授乳婦		50〜65

※1 範囲に関しては，おおむねの値を示したものである．
※2 エネルギー計算上，アルコールを含む．ただし，アルコールの摂取を勧めるものではない．

食物繊維（g/日）

性別	男性	女性
年齢等	目標量	目標量
0〜5（月）	—	—
6〜11（月）	—	—
1〜2（歳）	—	—
3〜5（歳）	8以上	8以上
6〜7（歳）	10以上	9以上
8〜9（歳）	11以上	11以上
10〜11（歳）	13以上	13以上
12〜14（歳）	17以上	16以上
15〜17（歳）	19以上	18以上
18〜29（歳）	20以上	18以上
30〜49（歳）	22以上	18以上
50〜64（歳）	22以上	18以上
65〜74（歳）	21以上	18以上
75以上（歳）	20以上	17以上
妊婦		18以上
授乳婦		18以上

エネルギー産生栄養素バランス（％エネルギー）

性別	男性				女性			
	目標量[※1,2]				目標量[※1,2]			
年齢等	タンパク質[※3]	脂質[※4]		炭水化物[※5,6]	タンパク質[※3]	脂質[※4]		炭水化物[※5,6]
		脂質	飽和脂肪酸			脂質	飽和脂肪酸	
0〜11（月）	—	—	—	—	—	—	—	—
1〜2（歳）	13〜20	20〜30	—	50〜65	13〜20	20〜30	—	50〜65
3〜5（歳）	13〜20	20〜30	10以下	50〜65	13〜20	20〜30	10以下	50〜65
6〜7（歳）	13〜20	20〜30	10以下	50〜65	13〜20	20〜30	10以下	50〜65
8〜9（歳）	13〜20	20〜30	10以下	50〜65	13〜20	20〜30	10以下	50〜65
10〜11（歳）	13〜20	20〜30	10以下	50〜65	13〜20	20〜30	10以下	50〜65
12〜14（歳）	13〜20	20〜30	10以下	50〜65	13〜20	20〜30	10以下	50〜65
15〜17（歳）	13〜20	20〜30	9以下	50〜65	13〜20	20〜30	9以下	50〜65
18〜29（歳）	13〜20	20〜30	7以下	50〜65	13〜20	20〜30	7以下	50〜65
30〜49（歳）	13〜20	20〜30	7以下	50〜65	13〜20	20〜30	7以下	50〜65
50〜64（歳）	14〜20	20〜30	7以下	50〜65	14〜20	20〜30	7以下	50〜65
65〜74（歳）	15〜20	20〜30	7以下	50〜65	15〜20	20〜30	7以下	50〜65
75以上（歳）	15〜20	20〜30	7以下	50〜65	15〜20	20〜30	7以下	50〜65
妊婦　初期					13〜20	20〜30	7以下	50〜65
中期					13〜20			
後期					15〜20			
授乳婦					15〜20			

※1 必要なエネルギー量を確保した上でのバランスとすること．
※2 範囲に関しては，おおむねの値を示したものであり，弾力的に運用すること．
※3 65歳以上の高齢者について，フレイル予防を目的とした量を定めることは難しいが，身長・体重が参照体位に比べて小さい者や，特に75歳以上であって加齢に伴い身体活動量が大きく低下した者など，必要エネルギー摂取量が低い者では，下限が推奨量を下回る場合があり得る．この場合でも，下限は推奨量以上とすることが望ましい．
※4 脂質については，その構成成分である飽和脂肪酸など，質への配慮を十分に行う必要がある．
※5 アルコールを含む．ただし，アルコールの摂取を勧めるものではない．
※6 食物繊維の目標量を十分に注意すること．

ビタミンA（μgRAE/日）※1

性別	男性				女性			
年齢等	推定平均必要量※2	推奨量※2	目安量※3	耐容上限量※3	推定平均必要量※2	推奨量※2	目安量※3	耐容上限量※3
0～5（月）	—	—	300	600	—	—	300	600
6～11（月）	—	—	400	600	—	—	400	600
1～2（歳）	300	400	—	600	250	350	—	600
3～5（歳）	350	500	—	700	350	500	—	700
6～7（歳）	350	500	—	950	350	500	—	950
8～9（歳）	350	500	—	1,200	350	500	—	1,200
10～11（歳）	450	600	—	1,500	400	600	—	1,500
12～14（歳）	550	800	—	2,100	500	700	—	2,100
15～17（歳）	650	900	—	2,600	500	650	—	2,600
18～29（歳）	600	850	—	2,700	450	650	—	2,700
30～49（歳）	650	900	—	2,700	500	700	—	2,700
50～64（歳）	650	900	—	2,700	500	700	—	2,700
65～74（歳）	600	850	—	2,700	500	700	—	2,700
75以上（歳）	550	800	—	2,700	450	650	—	2,700
妊婦（付加量）								
初期					+0	+0	—	—
中期					+0	+0	—	—
後期					+60	+80	—	—
授乳婦（付加量）					+300	+450	—	—

※1 レチノール活性当量（μgRAE）＝レチノール（μg）＋β-カロテン（μg）×1/12＋α-カロテン（μg）×1/24＋β-クリプトキサンチン（μg）×1/24＋その他のプロビタミンAカロテノイド（μg）×1/24
※2 プロビタミンAカロテノイドを含む.
※3 プロビタミンAカロテノイドを含まない.

ビタミンD（μg/日）※1

性別	男性		女性	
年齢等	目安量	耐容上限量	目安量	耐容上限量
0～5（月）	5.0	25	5.0	25
6～11（月）	5.0	25	5.0	25
1～2（歳）	3.5	25	3.5	25
3～5（歳）	4.5	30	4.5	30
6～7（歳）	5.5	40	5.5	40
8～9（歳）	6.5	40	6.5	40
10～11（歳）	8.0	60	8.0	60
12～14（歳）	9.0	80	9.0	80
15～17（歳）	9.0	90	9.0	90
18～29（歳）	9.0	100	9.0	100
30～49（歳）	9.0	100	9.0	100
50～64（歳）	9.0	100	9.0	100
65～74（歳）	9.0	100	9.0	100
75以上（歳）	9.0	100	9.0	100
妊婦			9.0	—
授乳婦			9.0	—

※1 日照により皮膚でビタミンDが産生されることを踏まえ，フレイル予防を図る者はもとより，全年齢区分を通じて，日常生活において可能な範囲内での適度な日光浴を心掛けるとともに，ビタミンDの摂取については，日照時間を考慮に入れることが重要である.

ビタミンE（mg/日）※1

性別	男性		女性	
年齢等	目安量	耐容上限量	目安量	耐容上限量
0～5（月）	3.0	—	3.0	—
6～11（月）	4.0	—	4.0	—
1～2（歳）	3.0	150	3.0	150
3～5（歳）	4.0	200	4.0	200
6～7（歳）	4.5	300	4.0	300
8～9（歳）	5.0	350	5.0	350
10～11（歳）	5.0	450	5.5	450
12～14（歳）	6.5	650	6.0	600
15～17（歳）	7.0	750	6.0	650
18～29（歳）	6.5	800	5.0	650
30～49（歳）	6.5	800	6.0	700
50～64（歳）	6.5	800	6.0	700
65～74（歳）	7.5	800	7.0	700
75以上（歳）	7.0	800	6.0	650
妊婦			6.5	—
授乳婦			7.0	—

※1 α-トコフェロールについて算定した. α-トコフェロール以外のビタミンEは含まない.

ビタミンK（μg/日）

性別	男性	女性
年齢等	目安量	目安量
0～5（月）	4	4
6～11（月）	7	7
1～2（歳）	50	60
3～5（歳）	60	70
6～7（歳）	80	90
8～9（歳）	90	110
10～11（歳）	110	130
12～14（歳）	140	150
15～17（歳）	150	150
18～29（歳）	150	150
30～49（歳）	150	150
50～64（歳）	150	150
65～74（歳）	150	150
75以上（歳）	150	150
妊婦		150
授乳婦		150

ビタミンB₁（mg/日）[1,2]

性別	男性			女性		
年齢等	推定平均 必要量	推奨量	目安量	推定平均 必要量	推奨量	目安量
0〜5（月）	—	—	0.1	—	—	0.1
6〜11（月）	—	—	0.2	—	—	0.2
1〜2（歳）	0.3	0.4	—	0.3	0.4	—
3〜5（歳）	0.4	0.5	—	0.4	0.5	—
6〜7（歳）	0.5	0.7	—	0.4	0.6	—
8〜9（歳）	0.6	0.8	—	0.5	0.7	—
10〜11（歳）	0.7	0.9	—	0.6	0.9	—
12〜14（歳）	0.8	1.1	—	0.7	1.0	—
15〜17（歳）	0.9	1.2	—	0.7	1.0	—
18〜29（歳）	0.8	1.1	—	0.6	0.8	—
30〜49（歳）	0.8	1.2	—	0.6	0.9	—
50〜64（歳）	0.8	1.1	—	0.6	0.8	—
65〜74（歳）	0.7	1.0	—	0.6	0.8	—
75以上（歳）	0.7	1.0	—	0.5	0.7	—
妊婦（付加量）				+0.1	+0.2	—
授乳婦（付加量）				+0.2	+0.2	—

※1 チアミン塩化物塩酸塩（分子量＝337.3）相当量として示した．
※2 身体活動レベル「ふつう」の推定エネルギー必要量を用いて算定した．

ビタミンB₂（mg/日）[1]

性別	男性			女性		
年齢等	推定平均必 要量	推奨量	目安量	推定平均必 要量	推奨量	目安量
0〜5（月）	—	—	0.3	—	—	0.3
6〜11（月）	—	—	0.4	—	—	0.4
1〜2（歳）	0.5	0.6	—	0.5	0.5	—
3〜5（歳）	0.7	0.8	—	0.6	0.8	—
6〜7（歳）	0.8	0.9	—	0.7	0.9	—
8〜9（歳）	0.9	1.1	—	0.9	1.0	—
10〜11（歳）	1.1	1.4	—	1.1	1.3	—
12〜14（歳）	1.3	1.6	—	1.2	1.4	—
15〜17（歳）	1.4	1.7	—	1.2	1.4	—
18〜29（歳）	1.3	1.6	—	1.0	1.2	—
30〜49（歳）	1.4	1.7	—	1.0	1.2	—
50〜64（歳）	1.3	1.6	—	1.0	1.2	—
65〜74（歳）	1.2	1.4	—	0.9	1.1	—
75以上（歳）	1.1	1.4	—	0.9	1.1	—
妊婦（付加量）				+0.2	+0.3	—
授乳婦（付加量）				+0.5	+0.6	—

※1 身体活動レベル「ふつう」の推定エネルギー必要量を用いて算定した．
特記事項：推定平均必要量は，ビタミンB₂の欠乏症である口唇炎，口角炎，舌炎などの皮膚炎を予防するに足る最小量からではなく，尿中にビタミンB₂の排泄量が増大し始める摂取量（体内飽和量）から算定．

ナイアシン（mgNE/日）[1,2]

性別	男性				女性			
年齢等	推定平均必要量	推奨量	目安量	耐容上限量[3]	推定平均必要量	推奨量	目安量	耐容上限量[3]
0～5（月）[4]	—	—	2	—	—	—	2	—
6～11（月）	—	—	3	—	—	—	3	—
1～2（歳）	5	6	—	60（15）	4	5	—	60（15）
3～5（歳）	6	8	—	80（20）	6	7	—	80（20）
6～7（歳）	7	9	—	100（30）	7	8	—	100（30）
8～9（歳）	9	11	—	150（35）	8	10	—	150（35）
10～11（歳）	11	13	—	200（45）	10	12	—	200（45）
12～14（歳）	12	15	—	250（60）	12	14	—	250（60）
15～17（歳）	14	16	—	300（70）	11	13	—	250（65）
18～29（歳）	13	15	—	300（80）	9	11	—	250（65）
30～49（歳）	13	16	—	350（85）	10	12	—	250（65）
50～64（歳）	13	15	—	350（85）	9	11	—	250（65）
65～74（歳）	11	14	—	300（80）	9	11	—	250（65）
75 以上（歳）	11	13	—	300（75）	8	10	—	250（60）
妊婦（付加量）					+0	+0	—	—
授乳婦（付加量）					+3	+3	—	—

※1 ナイアシン当量（NE）＝ナイアシン＋1/60トリプトファンで示した．
※2 身体活動レベル「ふつう」の推定エネルギー必要量を用いて算定した．
※3 ニコチンアミドの重量（mg/日），（ ）内はニコチン酸の重量（mg/日）．
※4 単位はmg/日．

ビタミンB$_6$（mg/日）[1]

性別	男性				女性			
年齢等	推定平均必要量	推奨量	目安量	耐容上限量[2]	推定平均必要量	推奨量	目安量	耐容上限量[2]
0～5（月）	—	—	0.2	—	—	—	0.2	—
6～11（月）	—	—	0.3	—	—	—	0.3	—
1～2（歳）	0.4	0.5	—	10	0.4	0.5	—	10
3～5（歳）	0.5	0.6	—	15	0.5	0.6	—	15
6～7（歳）	0.6	0.7	—	20	0.6	0.7	—	20
8～9（歳）	0.8	0.9	—	25	0.8	0.9	—	25
10～11（歳）	0.9	1.0	—	30	1.0	1.2	—	30
12～14（歳）	1.2	1.4	—	40	1.1	1.3	—	40
15～17（歳）	1.2	1.5	—	50	1.1	1.3	—	45
18～29（歳）	1.2	1.5	—	55	1.0	1.2	—	45
30～49（歳）	1.2	1.5	—	60	1.0	1.2	—	45
50～64（歳）	1.2	1.5	—	60	1.0	1.2	—	45
65～74（歳）	1.2	1.4	—	55	1.0	1.2	—	45
75 以上（歳）	1.2	1.4	—	50	1.0	1.2	—	40
妊婦（付加量）					+0.2	+0.2	—	—
授乳婦（付加量）					+0.3	+0.3	—	—

※1 タンパク質の推奨量を用いて算定した（妊婦・授乳婦の付加量は除く）．
※2 ピリドキシン（分子量＝169.2）相当量として示した．

葉酸（µg/日）[※1]

性別	男性				女性			
年齢等	推定平均必要量	推奨量	目安量	耐容上限量[※2]	推定平均必要量	推奨量	目安量	耐容上限量[※2]
0～5（月）	—	—	40	—	—	—	40	—
6～11（月）	—	—	70	—	—	—	70	—
1～2（歳）	70	90	—	200	70	90	—	200
3～5（歳）	80	100	—	300	80	100	—	300
6～7（歳）	110	130	—	400	110	130	—	400
8～9（歳）	130	150	—	500	130	150	—	500
10～11（歳）	150	180	—	700	150	180	—	700
12～14（歳）	190	230	—	900	190	230	—	900
15～17（歳）	200	240	—	900	200	240	—	900
18～29（歳）	200	240	—	900	200	240	—	900
30～49（歳）	200	240	—	1,000	200	240	—	1,000
50～64（歳）	200	240	—	1,000	200	240	—	1,000
65～74（歳）	200	240	—	900	200	240	—	900
75以上（歳）	200	240	—	900	200	240	—	900
妊婦（付加量）[※3]　初期					+0	+0		—
中期・後期					+200	+240		—
授乳婦（付加量）					+80	+100		—

※1 葉酸（プテロイルモノグルタミン酸，分子量＝441.4）相当量として示した．
※2 通常の食品以外の食品に含まれる葉酸に適用する．
※3 妊娠を計画している女性，妊娠の可能性がある女性および妊娠初期の妊婦は，胎児の神経管閉鎖障害のリスク低減のために，通常の食品以外の食品に含まれる葉酸を400 µg/日摂取することが望まれる．

ビタミンB$_{12}$（µg/日）[※1]

性別	男性	女性
年齢等	目安量	目安量
0～5（月）	0.4	0.4
6～11（月）	0.9	0.9
1～2（歳）	1.5	1.5
3～5（歳）	1.5	1.5
6～7（歳）	2.0	2.0
8～9（歳）	2.5	2.5
10～11（歳）	3.0	3.0
12～14（歳）	4.0	4.0
15～17（歳）	4.0	4.0
18～29（歳）	4.0	4.0
30～49（歳）	4.0	4.0
50～64（歳）	4.0	4.0
65～74（歳）	4.0	4.0
75以上（歳）	4.0	4.0
妊婦		4.0
授乳婦		4.0

※1 シアノコバラミン（分子量＝1,355.4）相当量として示した．

パントテン酸（mg/日）

性別	男性	女性
年齢等	目安量	目安量
0～5（月）	4	4
6～11（月）	3	3
1～2（歳）	3	3
3～5（歳）	4	4
6～7（歳）	5	5
8～9（歳）	6	6
10～11（歳）	6	6
12～14（歳）	7	6
15～17（歳）	7	6
18～29（歳）	6	5
30～49（歳）	6	5
50～64（歳）	6	5
65～74（歳）	6	5
75以上（歳）	6	5
妊婦		5
授乳婦		6

ビオチン（µg/日）

性別	男性	女性
年齢等	目安量	目安量
0～5（月）	4	4
6～11（月）	10	10
1～2（歳）	20	20
3～5（歳）	20	20
6～7（歳）	30	30
8～9（歳）	30	30
10～11（歳）	40	40
12～14（歳）	50	50
15～17（歳）	50	50
18～29（歳）	50	50
30～49（歳）	50	50
50～64（歳）	50	50
65～74（歳）	50	50
75以上（歳）	50	50
妊婦		50
授乳婦		50

ビタミンC（mg/日）※1

性別	男性			女性		
年齢等	推定平均必要量	推奨量	目安量	推定平均必要量	推奨量	目安量
0〜5（月）	—	—	40	—	—	40
6〜11（月）	—	—	40	—	—	40
1〜2（歳）	30	35	—	30	35	—
3〜5（歳）	35	40	—	35	40	—
6〜7（歳）	40	50	—	40	50	—
8〜9（歳）	50	60	—	50	60	—
10〜11（歳）	60	70	—	60	70	—
12〜14（歳）	75	90	—	75	90	—
15〜17（歳）	80	100	—	80	100	—
18〜29（歳）	80	100	—	80	100	—
30〜49（歳）	80	100	—	80	100	—
50〜64（歳）	80	100	—	80	100	—
65〜74（歳）	80	100	—	80	100	—
75以上（歳）	80	100	—	80	100	—
妊婦（付加量）				+10	+10	—
授乳婦（付加量）				+40	+45	—

※1 L-アスコルビン酸（分子量＝176.1）相当量として示した.
特記事項：推定平均必要量は，ビタミンCの欠乏症である壊血病を予防するに足る最小量からではなく，良好なビタミンCの栄養状態の確実な維持の観点から算定.

ナトリウム（mg/日，（　）は食塩相当量[g/日]）※1

性別	男性			女性		
年齢等	推定平均必要量	目安量	目標量	推定平均必要量	目安量	目標量
0〜5（月）	—	100（0.3）	—	—	100（0.3）	—
6〜11（月）	—	600（1.5）	—	—	600（1.5）	—
1〜2（歳）	—	—	（3.0未満）	—	—	（2.5未満）
3〜5（歳）	—	—	（3.5未満）	—	—	（3.5未満）
6〜7（歳）	—	—	（4.5未満）	—	—	（4.5未満）
8〜9（歳）	—	—	（5.0未満）	—	—	（5.0未満）
10〜11（歳）	—	—	（6.0未満）	—	—	（6.0未満）
12〜14（歳）	—	—	（7.0未満）	—	—	（6.5未満）
15〜17（歳）	—	—	（7.5未満）	—	—	（6.5未満）
18〜29（歳）	600（1.5）	—	（7.5未満）	600（1.5）	—	（6.5未満）
30〜49（歳）	600（1.5）	—	（7.5未満）	600（1.5）	—	（6.5未満）
50〜64（歳）	600（1.5）	—	（7.5未満）	600（1.5）	—	（6.5未満）
65〜74（歳）	600（1.5）	—	（7.5未満）	600（1.5）	—	（6.5未満）
75以上（歳）	600（1.5）	—	（7.5未満）	600（1.5）	—	（6.5未満）
妊婦				600（1.5）	—	（6.5未満）
授乳婦				600（1.5）	—	（6.5未満）

※1 高血圧および慢性腎臓病（CKD）の重症化予防のための食塩相当量の量は，男女とも6.0g/日未満とした.

カリウム（mg/日）

性別	男性		女性	
年齢等	目安量	目標量	目安量	目標量
0〜5（月）	400	—	400	—
6〜11（月）	700	—	700	—
1〜2（歳）	—	—	—	—
3〜5（歳）	1,100	1,600以上	1,000	1,400以上
6〜7（歳）	1,300	1,800以上	1,200	1,600以上
8〜9（歳）	1,600	2,000以上	1,400	1,800以上
10〜11（歳）	1,900	2,200以上	1,800	2,000以上
12〜14（歳）	2,400	2,600以上	2,200	2,400以上
15〜17（歳）	2,800	3,000以上	2,000	2,600以上
18〜29（歳）	2,500	3,000以上	2,000	2,600以上
30〜49（歳）	2,500	3,000以上	2,000	2,600以上
50〜64（歳）	2,500	3,000以上	2,000	2,600以上
65〜74（歳）	2,500	3,000以上	2,000	2,600以上
75以上（歳）	2,500	3,000以上	2,000	2,600以上
妊婦			2,000	2,600以上
授乳婦			2,000	2,600以上

リン（mg/日）

性別	男性		女性	
年齢等	目安量	耐容上限量	目安量	耐容上限量
0〜5（月）	120	—	120	—
6〜11（月）	260	—	260	—
1〜2（歳）	600	—	500	—
3〜5（歳）	700	—	700	—
6〜7（歳）	900	—	800	—
8〜9（歳）	1,000	—	900	—
10〜11（歳）	1,100	—	1,000	—
12〜14（歳）	1,200	—	1,100	—
15〜17（歳）	1,200	—	1,000	—
18〜29（歳）	1,000	3,000	800	3,000
30〜49（歳）	1,000	3,000	800	3,000
50〜64（歳）	1,000	3,000	800	3,000
65〜74（歳）	1,000	3,000	800	3,000
75以上（歳）	1,000	3,000	800	3,000
妊婦			800	—
授乳婦			800	—

カルシウム（mg/日）

性別	男性				女性			
年齢等	推定平均必要量	推奨量	目安量	耐容上限量	推定平均必要量	推奨量	目安量	耐容上限量
0〜5（月）	—	—	200	—	—	—	200	—
6〜11（月）	—	—	250	—	—	—	250	—
1〜2（歳）	350	450	—	—	350	400	—	—
3〜5（歳）	500	600	—	—	450	550	—	—
6〜7（歳）	500	600	—	—	450	550	—	—
8〜9（歳）	550	650	—	—	600	750	—	—
10〜11（歳）	600	700	—	—	600	750	—	—
12〜14（歳）	850	1,000	—	—	700	800	—	—
15〜17（歳）	650	800	—	—	550	650	—	—
18〜29（歳）	650	800	—	2,500	550	650	—	2,500
30〜49（歳）	650	750	—	2,500	550	650	—	2,500
50〜64（歳）	600	750	—	2,500	550	650	—	2,500
65〜74（歳）	600	750	—	2,500	550	650	—	2,500
75以上（歳）	600	750	—	2,500	500	600	—	2,500
妊婦（付加量）					+0	+0	—	—
授乳婦（付加量）					+0	+0	—	—

マグネシウム（mg/日）

性別	男性				女性			
年齢等	推定平均必要量	推奨量	目安量	耐容上限量[※1]	推定平均必要量	推奨量	目安量	耐容上限量[※1]
0〜5（月）	—	—	20	—	—	—	20	—
6〜11（月）	—	—	60	—	—	—	60	—
1〜2（歳）	60	70	—	—	60	70	—	—
3〜5（歳）	80	100	—	—	80	100	—	—
6〜7（歳）	110	130	—	—	110	130	—	—
8〜9（歳）	140	170	—	—	140	160	—	—
10〜11（歳）	180	210	—	—	180	220	—	—
12〜14（歳）	250	290	—	—	240	290	—	—
15〜17（歳）	300	360	—	—	260	310	—	—
18〜29（歳）	280	340	—	—	230	280	—	—
30〜49（歳）	320	380	—	—	240	290	—	—
50〜64（歳）	310	370	—	—	240	290	—	—
65〜74（歳）	290	350	—	—	240	280	—	—
75以上（歳）	270	330	—	—	220	270	—	—
妊婦（付加量）					＋30	＋40	—	—
授乳婦（付加量）					＋0	＋0	—	—

※1 通常の食品以外からの摂取量の耐容上限量は，成人の場合350mg/日，小児では5mg/kg体重/日とした．それ以外の通常の食品からの摂取の場合，耐容上限量は設定しない．

鉄（mg/日）

性別	男性				女性					
					月経なし		月経あり			
年齢等	推定平均必要量	推奨量	目安量	耐容上限量	推定平均必要量	推奨量	推定平均必要量	推奨量	目安量	耐容上限量
0〜5（月）	—	—	0.5	—	—	—	—	—	0.5	—
6〜11（月）	3.5	4.5	—	—	3.0	4.5	—	—	—	—
1〜2（歳）	3.0	4.0	—	—	3.0	4.0	—	—	—	—
3〜5（歳）	3.5	5.0	—	—	3.5	5.0	—	—	—	—
6〜7（歳）	4.5	6.0	—	—	4.5	6.0	—	—	—	—
8〜9（歳）	5.5	7.5	—	—	6.0	8.0	—	—	—	—
10〜11（歳）	6.5	9.5	—	—	6.5	9.0	8.5	12.5	—	—
12〜14（歳）	7.5	9.0	—	—	6.5	8.0	9.0	12.5	—	—
15〜17（歳）	7.5	9.0	—	—	5.5	6.5	7.5	11.0	—	—
18〜29（歳）	5.5	7.0	—	—	5.0	6.0	7.0	10.0	—	—
30〜49（歳）	6.0	7.5	—	—	5.0	6.0	7.5	10.5	—	—
50〜64（歳）	6.0	7.0	—	—	5.0	6.0	7.5	10.5	—	—
65〜74（歳）	5.5	7.0	—	—	5.0	6.0	—	—	—	—
75以上（歳）	5.5	6.5	—	—	4.5	5.5	—	—	—	—
妊婦（付加量） 初期					＋2.0	＋2.5	—	—	—	—
中期・後期					＋7.0	＋8.5	—	—	—	—
授乳婦（付加量）					＋1.5	＋2.0	—	—	—	—

亜鉛（mg/日）

性別	男性				女性			
年齢等	推定平均必要量	推奨量	目安量	耐容上限量	推定平均必要量	推奨量	目安量	耐容上限量
0〜5（月）	—	—	1.5	—	—	—	1.5	—
6〜11（月）	—	—	2.0	—	—	—	2.0	—
1〜2（歳）	2.5	3.5	—	—	2.0	3.0	—	—
3〜5（歳）	3.0	4.0	—	—	2.5	3.5	—	—
6〜7（歳）	3.5	5.0	—	—	3.0	4.5	—	—
8〜9（歳）	4.0	5.5	—	—	4.0	5.5	—	—
10〜11（歳）	5.5	8.0	—	—	5.5	7.5	—	—
12〜14（歳）	7.0	8.5	—	—	6.5	8.5	—	—
15〜17（歳）	8.5	10.0	—	—	6.0	8.0	—	—
18〜29（歳）	7.5	9.0	—	40	6.0	7.5	—	35
30〜49（歳）	8.0	9.5	—	45	6.5	8.0	—	35
50〜64（歳）	8.0	9.5	—	45	6.5	8.0	—	35
65〜74（歳）	7.5	9.0	—	45	6.5	7.5	—	35
75以上（歳）	7.5	9.0	—	40	6.0	7.0	—	35
妊婦（付加量）　初期					＋0.0	＋0.0	—	—
中期・後期					＋2.0	＋2.0	—	—
授乳婦（付加量）					＋2.5	＋3.0	—	—

銅（mg/日）

性別	男性				女性			
年齢等	推定平均必要量	推奨量	目安量	耐容上限量	推定平均必要量	推奨量	目安量	耐容上限量
0〜5（月）	—	—	0.3	—	—	—	0.3	—
6〜11（月）	—	—	0.4	—	—	—	0.4	—
1〜2（歳）	0.3	0.3	—	—	0.2	0.3	—	—
3〜5（歳）	0.3	0.4	—	—	0.3	0.3	—	—
6〜7（歳）	0.4	0.4	—	—	0.4	0.4	—	—
8〜9（歳）	0.4	0.5	—	—	0.4	0.5	—	—
10〜11（歳）	0.5	0.6	—	—	0.5	0.6	—	—
12〜14（歳）	0.7	0.8	—	—	0.6	0.8	—	—
15〜17（歳）	0.8	0.9	—	—	0.6	0.7	—	—
18〜29（歳）	0.7	0.8	—	7	0.6	0.7	—	7
30〜49（歳）	0.8	0.9	—	7	0.6	0.7	—	7
50〜64（歳）	0.7	0.9	—	7	0.6	0.7	—	7
65〜74（歳）	0.7	0.8	—	7	0.6	0.7	—	7
75以上（歳）	0.7	0.8	—	7	0.6	0.7	—	7
妊婦（付加量）					＋0.1	＋0.1	—	—
授乳婦（付加量）					＋0.5	＋0.6	—	—

ヨウ素（μg/日）

性別	男性				女性			
年齢等	推定平均 必要量	推奨量	目安量	耐容 上限量	推定平均 必要量	推奨量	目安量	耐容 上限量
0〜5（月）	—	—	100	250	—	—	100	250
6〜11（月）	—	—	130	350	—	—	130	350
1〜2（歳）	35	50	—	600	35	50	—	600
3〜5（歳）	40	60	—	900	40	60	—	900
6〜7（歳）	55	75	—	1,200	55	75	—	1,200
8〜9（歳）	65	90	—	1,500	65	90	—	1,500
10〜11（歳）	75	110	—	2,000	75	110	—	2,000
12〜14（歳）	100	140	—	2,500	100	140	—	2,500
15〜17（歳）	100	140	—	3,000	100	140	—	3,000
18〜29（歳）	100	140	—	3,000	100	140	—	3,000
30〜49（歳）	100	140	—	3,000	100	140	—	3,000
50〜64（歳）	100	140	—	3,000	100	140	—	3,000
65〜74（歳）	100	140	—	3,000	100	140	—	3,000
75以上（歳）	100	140	—	3,000	100	140	—	3,000
妊婦（付加量）					＋75	＋110	—	—※1
授乳婦（付加量）					＋100	＋140	—	—※1

※1 妊婦および授乳婦の耐容上限量は，2,000μg/日とした．

セレン（μg/日）

性別	男性				女性			
年齢等	推定平均 必要量	推奨量	目安量	耐容 上限量	推定平均 必要量	推奨量	目安量	耐容 上限量
0〜5（月）	—	—	15	—	—	—	15	—
6〜11（月）	—	—	15	—	—	—	15	—
1〜2（歳）	10	10	—	100	10	10	—	100
3〜5（歳）	10	15	—	100	10	10	—	100
6〜7（歳）	15	15	—	150	15	15	—	150
8〜9（歳）	15	20	—	200	15	20	—	200
10〜11（歳）	20	25	—	250	20	25	—	250
12〜14（歳）	25	30	—	350	25	30	—	300
15〜17（歳）	30	35	—	400	20	25	—	350
18〜29（歳）	25	30	—	400	20	25	—	350
30〜49（歳）	25	35	—	450	20	25	—	350
50〜64（歳）	25	30	—	450	20	25	—	350
65〜74（歳）	25	30	—	450	20	25	—	350
75以上（歳）	25	30	—	400	20	25	—	350
妊婦（付加量）					＋5	＋5	—	—
授乳婦（付加量）					＋15	＋20	—	—

マンガン（mg/日）

性別	男性		女性	
年齢等	目安量	耐容上限量	目安量	耐容上限量
0〜5（月）	0.01	—	0.01	—
6〜11（月）	0.5	—	0.5	—
1〜2（歳）	1.5	—	1.5	—
3〜5（歳）	2.0	—	2.0	—
6〜7（歳）	2.0	—	2.0	—
8〜9（歳）	2.5	—	2.5	—
10〜11（歳）	3.0	—	3.0	—
12〜14（歳）	3.5	—	3.0	—
15〜17（歳）	3.5	—	3.0	—
18〜29（歳）	3.5	11	3.0	11
30〜49（歳）	3.5	11	3.0	11
50〜64（歳）	3.5	11	3.0	11
65〜74（歳）	3.5	11	3.0	11
75以上（歳）	3.5	11	3.0	11
妊婦			3.0	—
授乳婦			3.0	—

クロム（μg/日）

性別	男性		女性	
年齢等	目安量	耐容上限量	目安量	耐容上限量
0〜5（月）	0.8	—	0.8	—
6〜11（月）	1.0	—	1.0	—
1〜2（歳）	—	—	—	—
3〜5（歳）	—	—	—	—
6〜7（歳）	—	—	—	—
8〜9（歳）	—	—	—	—
10〜11（歳）	—	—	—	—
12〜14（歳）	—	—	—	—
15〜17（歳）	—	—	—	—
18〜29（歳）	10	500	10	500
30〜49（歳）	10	500	10	500
50〜64（歳）	10	500	10	500
65〜74（歳）	10	500	10	500
75以上（歳）	10	500	10	500
妊婦			10	—
授乳婦			10	—

モリブデン（μg/日）

性別	男性				女性			
年齢等	推定平均必要量	推奨量	目安量	耐容上限量	推定平均必要量	推奨量	目安量	耐容上限量
0〜5（月）	—	—	2.5	—	—	—	2.5	—
6〜11（月）	—	—	3.0	—	—	—	3.0	—
1〜2（歳）	10	10	—	—	10	10	—	—
3〜5（歳）	10	10	—	—	10	10	—	—
6〜7（歳）	10	15	—	—	10	15	—	—
8〜9（歳）	15	20	—	—	15	15	—	—
10〜11（歳）	15	20	—	—	15	20	—	—
12〜14（歳）	20	25	—	—	20	25	—	—
15〜17（歳）	25	30	—	—	20	25	—	—
18〜29（歳）	20	30	—	600	20	25	—	500
30〜49（歳）	25	30	—	600	20	25	—	500
50〜64（歳）	25	30	—	600	20	25	—	500
65〜74（歳）	20	30	—	600	20	25	—	500
75以上（歳）	20	25	—	600	20	25	—	500
妊婦（付加量）					+0	+0	—	—
授乳婦（付加量）					+2.5	+3.5	—	—

付章2 アメリカ/カナダの食事摂取基準

アメリカ/カナダの食事摂取基準は，日本と同様，健康な個人および集団を対象として National Academies of Sciences, Engineering, and Medicine（全米科学・工学・医学アカデミー）によって策定されている．本章では，日本の食事摂取基準では策定されていないフッ化物を含むミネラルの推定平均必要量もしくは目安量を掲載する．

推定平均必要量（EAR：Estimated Average Requirement）

栄養素 / 年齢等	カルシウム (mg/日) 男性	カルシウム (mg/日) 女性	銅 (µg/日)	ヨウ素 (µg/日)	鉄 (mg/日) 男性	鉄 (mg/日) 女性	マグネシウム (mg/日) 男性	マグネシウム (mg/日) 女性	モリブデン (µg/日)	リン (mg/日)	セレン (µg/日)	亜鉛 (mg/日) 男性	亜鉛 (mg/日) 女性
0～6（月）	—	—	—	—	—	—	—	—	—	—	—	—	—
7～12（月）	—	—	—	—	6.9	6.9	—	—	—	—	—	2.5	2.5
1～3（歳）	500	500	260	65	3.0	3.0	65	65	13	380	17	2.5	2.5
4～8（歳）	800	800	340	65	4.1	4.1	110	110	17	405	23	4.0	4.0
9～13（歳）	1,100	1,100	540	73	5.9	5.7	200	200	26	1,055	35	7.0	7.0
14～18（歳）	1,100	1,100	685	95	7.7	7.9	340	300	33	1,055	45	8.5	7.3
19～30（歳）	800	800	700	95	6.0	8.1	330	255	34	580	45	9.4	6.8
31～50（歳）	800	800	700	95	6.0	8.1	350	265	34	580	45	9.4	6.8
51～70（歳）	800	1,000	700	95	6.0	5.0	350	265	34	580	45	9.4	6.8
>70（歳）	1,000	1,000	700	95	6.0	5.0	350	265	34	580	45	9.4	6.8

※性別が記載されていない場合は男女共通．妊婦，授乳婦のデータは割愛．

目安量（AI：Adequate Intake）

栄養素 / 年齢等	クロム (µg/日) 男性	クロム (µg/日) 女性	フッ化物 (mg/日) 男性	フッ化物 (mg/日) 女性	マンガン (mg/日) 男性	マンガン (mg/日) 女性	カリウム (g/日)	ナトリウム (g/日)	塩化物 (g/日)
0～6（月）	0.2	0.2	0.01	0.01	0.003	0.003	0.4	0.12	0.18
7～12（月）	5.5	5.5	0.5	0.5	0.6	0.6	0.7	0.37	0.57
1～3（歳）	11	11	0.7	0.7	1.2	1.2	3.0	1.0	1.5
4～8（歳）	15	15	1.0	1.0	1.5	1.5	3.8	1.2	1.9
9～13（歳）	25	21	2.0	2.0	1.9	1.6	4.5	1.5	2.3
14～18（歳）	35	24	3.0	3.0	2.2	1.6	4.7	1.5	2.3
19～30（歳）	35	25	4.0	3.0	2.3	1.8	4.7	1.5	2.3
31～50（歳）	35	25	4.0	3.0	2.3	1.8	4.7	1.5	2.3
51～70（歳）	30	20	4.0	3.0	2.3	1.8	4.7	1.3	2.0
>70（歳）	30	20	4.0	3.0	2.3	1.8	4.7	1.2	1.8

※性別が記載されていない場合は男女共通．妊婦，授乳婦のデータは割愛．

参考文献

1) Dietary Reference Intakes (DRIs)：Estimated Average RequirementsFood and Nutrition Board, National Academies.
2) Dietary Reference Intakes (DRIs)：Recommended Dietary Allowances and Adequate Intakes, ElementsFood and Nutrition Board, National Academies.

さくいん

あ

亜鉛	36, 60, 181
青汁	33
悪性腫瘍	136
アシドーシス	17
アスコルビン酸	31
アスパルテーム	82
アセスルファムカリウム	82
アセチルCoA	15
アデノシン三リン酸	4
アナフィラキシー	125
アミノ酸	23, 54
アミノ酸スコア	26
アミノ酸評点パターン	26
アミノ酸プール	25
アミロース	14
アミロペクチン	14
アラキドン酸	20
アレルゲン	90
安静時代謝量	69

い

胃	46
胃液	46
硫黄	35
育児用ミルク	110
胃酸	46
異性化糖	82
イソマルトオリゴ糖	82
イソロイシン	23
一括表示	90
溢乳	112
一般用加工食品	88
いも類	81
インスリン	16

う

ウィルソン病	37
ウエスト周囲長	157
ウェルニッケ脳症	30
う蝕	10, 81, 106

え

エイコサノイド	22
エイコサペンタエン酸	20

栄養	1
栄養アセスメント	3, 154
栄養学	1
栄養過剰症	158
栄養機能食品	92
栄養教育	164
栄養ケア	151
栄養ケア計画	164
栄養ケア計画書	164
栄養ケア・マネジメント	3, 151
栄養欠乏症	158
栄養サポートチーム	151, 152
栄養食事指導	164
栄養スクリーニング	153
栄養成分	88
栄養素	1
栄養補給	164
易消化性炭水化物	13
エキソサイトーシス	56
エストロゲン	110
エナメル質形成不全	29
エネルギー産生栄養素	3, 173
エネルギー収支バランス	68
エネルギー必要量	68
エライジン酸	22
エリスリトール	82
えん下困難者用食品	93, 96
嚥下調整食分類	96
塩酸	46
塩素	36

お

オーラルフレイル	142
オキシトシン	110
オリゴ糖	40, 82
オリゴペプチド	24, 54
オレイン酸	20

か

壊血病	31
階層化	128
解糖系	14
界面活性	48
カウプ指数	118
化学的消化	44
核酸	32

学童期	123
加工助剤	90
果実類	83
菓子類	85
ガストリン	46
カゼイン	113
下腿周囲長	157
硬さ	94
脚気	30
学校給食	125
活性型ビタミンD	29, 34
活性酸素種	32
果糖	13, 82
ガラクトース	13, 52
ガラクトオリゴ糖	40, 82
カリウム	35, 179
カルシウム	34, 58, 179
カルボキシペプチダーゼ	46, 54
カロテノイド	29
がん	136
簡易栄養状態評価表	153
管腔内消化	44, 52, 54
間食	121
肝臓	48
甘味類	81

き

機械的消化	43
規格基準型	92
きざみ食	102
キシリトール	14, 82
基礎代謝量	69
機能性表示食品	92
きのこ類	83
キモトリプシン	46, 54
キャリーオーバー	90
吸収	43
急速代謝回転タンパク質	155
胸管	51
凝集性	94
共食	124
魚介類	84
巨赤芽球性貧血	30
キロミクロン	19, 56

185

く

クエン酸回路	14
グリコーゲン	14, 15
グリコシド結合	14
グリセミックインデックス	132
グリセロール	17, 56
グリチルリチン	82
グルカゴン	16
グルコース	13, 52, 82
くる病	29
グレープフルーツ	136
クロム	38, 183

け

経口的栄養補助	141
経腸栄養剤	147
血液凝固作用	33
血液検査	157
欠食	7, 124
血清アルブミン値	139, 157
血糖曲線	18
血糖値	15
ケトン体	17
ゲル	102
健康食品	93
健康増進法	62
健康づくりのための身体活動・運動ガイド2023	129
健康日本21（第3次）	62, 129
原材料	90
原始反射	113
倹約遺伝子仮説	12

こ

口腔	45
口腔乾燥	136, 137
口腔粘膜炎	136
高血圧	133
抗酸化作用	32
甲状腺機能低下症	37
香辛料	85
酵素	25
高張性脱水	41
高比重リポタンパク質	19
鉱物性食品	78

高齢期	137
コエンザイムA	32
国民健康・栄養調査	61
穀類	80
孤食	124
五大栄養素	3
五炭糖	13
骨粗鬆症	29, 144
骨軟化症	29
コバラミン	30
コバルト	38
個別許可型	91
個別表示	90
コラーゲン	24
コレシストキニン	47, 48
コレステロール	20
混合栄養	113
献立	94

さ

細胞外液	40
細胞内液	40
細胞内消化	54
サッカリン	82
砂糖	81
サルコペニア	142
産後うつ	111
参照体位	67
産褥期	111
酸蝕症	85, 106
三色食品群	78
三大栄養素	3

し

嗜好飲料類	85
嗜好性	86
脂質	18, 172
脂質異常症	135
脂質の消化・吸収	54
歯周病	10, 106
思春期	126
自助具	143
ジペプチド	24, 54
脂肪酸	17, 19, 54
脂肪滴	54
十二指腸	49

主観的包括的栄養評価	162
主菜	74
種実類	83
主食	74
受動輸送	50
授乳	110
授乳期	110
消化	43
消化器系	44
消化酵素	43
条件付き特定保健用食品	91
脂溶性栄養素	51
脂溶性ビタミン	28
小腸	49
小腸粘膜上皮細胞	49
消費期限	89
賞味期限	89
正味タンパク質利用率	26
上腕筋囲長	157
上腕筋面積	157
上腕三頭筋皮下脂肪厚	157
上腕周囲長	157
除去食	125
食育	62
食育基本法	62
食育推進基本計画	62
食塩	36, 133
食事記録法	161
食事性タンパク質	24
食事調査	160
食事バランスガイド	75
食事療法	2, 130
食生活指針	62
褥瘡	147
触媒	25
食品	88
食品安全委員会	72
食品安全基本法	71
食品衛生法	71
食品添加物	35, 90
食品の安全	71
食品の物性	94
食品表示基準	88
食品表示法	88
食品ロス	10
植物性食品	78

食物アレルギー ……………… 90, 125
食物摂取頻度調査法 ………… 161
食物繊維 ……………… 38, 173
食欲 ……………………………… 158
除脂肪体重 …………………… 132
除脂肪量指数 ………………… 139
ショ糖 ………………… 14, 81, 82
自律授乳 ……………………… 110
神経管閉鎖障害 ………… 30, 109
神経性やせ症 ………………… 127
人工栄養 ……………………… 113
人生会議 ……………………… 168
新生児メレナ …………………… 30
身体活動レベル ………………… 70
身体計測 ……………………… 156
身体発育曲線 ………………… 117
身長 …………………………… 156
身長体重曲線 ………………… 122

‖ す

随意尿 …………………………… 42
膵液 ……………………………… 46
膵液α-アミラーゼ ……………… 46
推奨量 …………………………… 65
膵臓 ……………………………… 46
推定エネルギー必要量 …… 68, 171
推定平均必要量 ………………… 65
睡眠時代謝量 …………………… 69
水溶性栄養素 …………………… 51
水溶性食物繊維 ………………… 39
水溶性ビタミン ………………… 30
膵リパーゼ …………………… 46, 54
スクラロース …………………… 82
スクロース …………… 14, 81, 82
ステアリン酸 …………………… 20
ステビオサイド ………………… 82
ステロイドホルモン ………… 22, 32
スマイルケア食 ……………… 148

‖ せ

制限アミノ酸 …………………… 26
成人期 ………………………… 128
成人病胎児期発症起源説 ……… 12
静的栄養アセスメント ……… 155
生物価 …………………………… 26
生物学的消化 …………………… 44

セクレチン …………………… 47, 48
摂食嚥下機能
……… 96, 100, 113, 120, 124, 158
摂食嚥下障害 ………………… 143
摂食障害 ……………………… 127
セレン ………………………… 37, 182
蠕動運動 ………………………… 43

‖ そ

造血作用 ………………………… 33
総合栄養食品 ………………… 136
相対生体利用率 ………………… 58
藻類 ……………………………… 84
促進拡散 ………………………… 51
咀嚼回数 ……………………… 100
咀嚼能率スコア法 …………… 160
咀嚼能力検査 ………………… 159
ゾル …………………………… 102
ソルビトール ………………… 14, 82

‖ た

第一制限アミノ酸 ……………… 26
胎児性アルコール・スペクトラム障害
……………………………… 109
代謝 ……………………………… 1
代謝回転 ………………………… 25
代謝水 ………………………… 15, 42
体重 …………………………… 156
体重変化率 …………………… 156
体組成 ………………………… 156
代替食 ………………………… 125
体タンパク質 …………………… 24
大腸 ……………………………… 50
代用甘味料 ……………………… 81
耐容上限量 ……………………… 66
唾液 ……………………………… 45
唾液α-アミラーゼ …………… 45, 52
多価不飽和脂肪酸 ……………… 20
多職種連携 …………………… 166
脱水 ………… 41, 123, 146, 158
多糖類 ………………………… 14, 52
卵類 ……………………………… 84
多量ミネラル …………………… 34
短鎖脂肪酸 …………………… 20, 56
胆汁 ……………………………… 48
胆汁酸 …………………………… 54

単純拡散 ………………………… 50
単純脂質 ………………………… 18
炭水化物 ……………………… 13, 173
単糖類 ………………………… 13, 52
胆嚢 ……………………………… 48
タンパク質 ………… 23, 138, 172
タンパク質・エネルギー低栄養状態
……………………………… 123
タンパク質の消化・吸収 ……… 52

‖ ち

チアミン ………………………… 30
チアミンピロリン酸 …………… 32
窒素出納 ………………………… 25
窒素平衡 ………………………… 26
中鎖脂肪酸 …………………… 20, 56
中性脂肪 ……………………… 15, 18
腸肝循環 ………………………… 48
長鎖脂肪酸 …………………… 20, 56
腸絨毛 …………………………… 49
朝食の欠食 ……………………… 7
超低比重リポタンパク質 ……… 19
腸内細菌 ………………………… 38
調味料 …………………………… 85
調理 ……………………………… 94
調理済み流通食品類 …………… 86

‖ つ

つわり ………………………… 105

‖ て

低GI食 ………………………… 132
低栄養 ………………… 8, 122, 141
低張性脱水 ……………………… 41
低比重リポタンパク質 ………… 19
デオキシ糖 ……………………… 14
デオキシリボース ……………… 14
デオキシリボ核酸 ……………… 14
デキストリン …………………… 52
テクスチャー …………………… 86
鉄 ………………… 36, 59, 180
手づかみ食べ ………………… 117
鉄欠乏性貧血 … 36, 108, 119, 127
電子伝達系 ……………………… 14
でんぷん ……………… 14, 43, 52
でんぷん類 ……………………… 81

と

銅	37, 181
糖アルコール	14, 82
糖質	13
糖質系甘味料	81
糖質の消化・吸収	52
糖新生	16
等張性脱水	41
動的栄養アセスメント	155
糖尿病	132
糖尿病食事療法のための食品交換表	133
動物性食品	78
動脈硬化	19
ドーハッド	12
特定健康診査	128
特定原材料	90
特定原材料に準ずるもの	90
特定保健指導	128
特定保健用食品	40, 91
特別用途食品	93
トクホ	91
ドコサヘキサエン酸	20
トランス脂肪酸	22
トリグリセリド	15, 18, 21, 54
トリプシン	46, 54
トリペプチド	24, 54
トレーサビリティ	72
トレハロース	82
とろみ調整食品	101
とろみ調整用食品	93, 101

な

ナイアシン	30, 32, 176
内臓脂肪型肥満	131
中食	62
納豆	33, 136
ナトリウム	35, 178
難消化性炭水化物	38
難消化性でんぷん	39

に

肉類	84
ニコチンアミド	30

ニコチンアミドアデニンジヌクレオチド	32
ニコチンアミドアデニンジヌクレオチドリン酸	32
ニコチン酸	30
二糖類	14, 52
日本型食生活	73
日本食品標準成分表	78
日本人の食事摂取基準	61, 64
乳化	48, 54
乳児期	112
乳児下痢症	119
乳児ビタミンK欠乏性出血症	119
乳児ボツリヌス症	117
乳汁	110
乳児用調製液状乳	93
乳児用調製粉乳	93
乳糖	14, 113
乳び管	50
乳類	85
人間栄養学	3
妊産婦のための食事バランスガイド	106
妊娠悪阻	107
妊娠期	105
妊娠高血圧症候群	108
妊娠性歯肉炎	106
妊娠糖尿病	108
認知症	145

ね

ネオテーム	82
粘液	46
粘度	94

の

濃厚流動食	136
能動輸送	51

は

麦芽糖	14
はちみつ	117
パルミチン酸	20
パントテン酸	31, 32, 177

ひ

ビオチン	31, 32, 177
皮下脂肪型肥満	131
微絨毛	49
び粥	46
ビタミン	28
ビタミンA	28, 32, 107, 174
ビタミンB_1	30, 32, 175
ビタミンB_{12}	30, 177
ビタミンB_2	30, 32, 175
ビタミンB_6	30, 32, 176
ビタミンC	31, 33, 178
ビタミンD	29, 32, 174
ビタミンE	30, 33, 174
ビタミンK	30, 33, 136, 174
ビタミンの消化・吸収	58
左鎖骨下静脈	51
必須アミノ酸	23
必須脂肪酸	20
非糖質系甘味料	81
ヒドロキシアパタイト結晶	36
非ヘム鉄	59
肥満	8, 123, 131
肥満症	131
肥満度	122, 125
病者用食品	93
ピリドキサール	30
ピリドキサールリン酸	32
ピリドキサミン	30
ピリドキシン	30
微量ミネラル	36

ふ

フィロキノン	30
フォローアップミルク	113
不可欠アミノ酸	23
不可欠脂肪酸	20
不可避尿	42
付加量	69
不感蒸泄	42
腹囲	157
複合脂質	18
副甲状腺ホルモン	29, 34
副菜	74
浮腫	41

188

付着性 ……………………… 94
フッ化物 ……………………… 36, 60
フッ化物イオン ……………… 36
フッ素 ………………………… 36, 60
ブドウ糖 ……………………… 13, 82
不飽和脂肪酸 ………………… 20
不溶性食物繊維 ……………… 38
フラクトオリゴ糖 …………… 40, 82
フラビンアデニンジヌクレオチド
 ……………………………… 32
フラビンモノヌクレオチド …… 32
フルクトース ………………… 13, 52, 82
フレイル ……………………… 142
プレバイオティクス ………… 38
プロゲステロン ……………… 110
プロバイオティクス ………… 38
プロラクチン ………………… 110
分岐鎖アミノ酸 ……………… 23

‖ へ

ペプシノーゲン ……………… 46
ペプシン ……………………… 46
ペプチド ……………………… 24
ペプチド結合 ………………… 23
ペプチドホルモン …………… 25
ヘム鉄 ………………………… 59
偏食 …………………………… 121

‖ ほ

補因子 ………………………… 36
飽和脂肪酸 …………………… 20
保健機能食品 ………………… 91
補酵素 ………………………… 32
母乳 …………………………… 110
母乳育児 ……………………… 110
母乳栄養 ……………………… 113
母乳性黄疸 …………………… 118
哺乳反射 ……………………… 113
ポリペプチド ………………… 24, 54
ホルモン ……………………… 31
ホルモン様作用 ……………… 31

‖ ま

膜消化 ………………………… 44, 52, 54
膜消化酵素 …………………… 44
マグネシウム ………………… 36, 59, 180

豆類 …………………………… 83
マルチトール ………………… 82
マルトース …………………… 14, 52
丸のみ ………………………… 120
マンガン ……………………… 37, 183
慢性腎臓病 …………………… 135
慢性閉塞性肺疾患 …………… 146
マンニトール ………………… 82
マンノース …………………… 13

‖ み

味覚障害 ……………………… 137
ミキサー食 …………………… 102
水 ……………………………… 40
水の出納 ……………………… 42
ミセル ………………………… 54
ミトコンドリア ……………… 5
ミネラル ……………………… 34
ミネラルの吸収 ……………… 58

‖ む

ムース食 ……………………… 103

‖ め

メタボリックシンドローム
 ……………………………… 128, 131
メッツ ………………………… 70
メナキノン …………………… 30
目安量 ………………………… 65

‖ も

目標量 ………………………… 66
モノグリセリド ……………… 47, 54
モリブデン …………………… 37, 183
門脈系 ………………………… 51

‖ や

野菜類 ………………………… 83
やせ …………………………… 8, 130
夜盲症 ………………………… 29

‖ ゆ

誘導脂質 ……………………… 19
遊離脂肪酸 …………………… 19
油脂類 ………………………… 85
輸送体 ………………………… 51

ユニバーサルデザインフード …… 96

‖ よ

葉酸 …………………………… 30, 109, 177
幼児期 ………………………… 119
ヨウ素 ………………………… 37, 182
四群点数法 …………………… 78

‖ ら

酪酸 …………………………… 20
ラクチトール ………………… 82
ラクトース …………………… 14, 113
ラクトフェリン ……………… 113

‖ り

リシン ………………………… 26
リステリア …………………… 109
離乳 …………………………… 114
離乳食 ………………………… 114
リノール酸 …………………… 20
リボソーム …………………… 5
リポタンパク質 ……………… 19
リボフラビン ………………… 30
両親媒性 ……………………… 18, 48, 56
リン …………………………… 35, 60, 179
リン脂質 ……………………… 18, 54
臨床検査 ……………………… 157
臨床診査 ……………………… 158
リンパ系 ……………………… 51

‖ れ

レジスタントスターチ ……… 39
レチナール …………………… 28
レチノイン酸 ………………… 28
レチノール …………………… 28
レチノール活性当量 ………… 29
レニン-アンジオテンシン
 -アルドステロン系 ………… 36

‖ ろ

ローレル指数 ………………… 125
ロイシン ……………………… 23
六炭糖 ………………………… 13

‖ わ

ワルファリン ………… 33, 136, 144

数字

1次機能 …………………… 86
2次機能 …………………… 86
5基本味 …………………… 86
6つの基礎食品群 ………… 78
24時間思い出し法 ………… 161
3次機能 …………………… 88

A

α-トコフェロール ………… 30
α-リノレン酸 ……………… 20
ACP ……………………… 168
ADL ……………………… 147
AI ………………………… 65
ATP ………………… 4, 14
Atwater のエネルギー換算係数 … 4

B

β酸化 ……………………… 17
Barthel Index …………… 147
BMI …………………… 65, 156

C

CKD ……………………… 135
CoA ……………………… 32
COPD …………………… 146

D

DG ………………………… 66
DHA ……………………… 20

DNA ……………………… 14
DOHaD …………………… 12

E

EAR ……………………… 65
EAT-10 …………………… 160
EPA ……………………… 20

F

FAD ……………………… 32
FASD …………………… 109
FFMI …………………… 139
FMN ……………………… 32
FOAD …………………… 12

G

GI ………………………… 132
GLIM 基準 ……………… 163

H

HDL ……………………… 19

L

LDL ……………………… 19

M

METs …………………… 70
MNA-SF ………………… 153

N

n-3系脂肪酸 ……………… 20

n-6系脂肪酸 ……………… 20
NAD ……………………… 32
NADP …………………… 32
NST …………………… 151, 152

O

ONS ……………………… 141

P

PEM …………………… 123, 141
PLP ……………………… 32
PTH ………………… 29, 34

R

RDA ……………………… 65

S

SGA ……………………… 162

T

TPP ……………………… 32

U

UDF ……………………… 96
UL ………………………… 66

V

VLDL …………………… 19

【編者略歴】

こうさか　としみ
高阪　利美

1982年　愛知学院短期大学卒業
1993年　愛知学院大学歯科衛生専門学校教務
　　　　主任
2004年　佛教大学社会福祉学科卒業
2006年　愛知学院大学短期大学部歯科衛生学科
　　　　准教授
2012年　愛知学院大学短期大学部歯科衛生学科
　　　　教授
2021年　愛知学院大学特任教授
　　　　愛知学院大学短期大学歯科衛生士リ
　　　　カレント研修センター副センター長

いぬかい　じゅんこ
犬飼　順子

1992年　岡山大学歯学部歯学科卒業
1996年　愛知学院大学大学院歯学研究科卒業
2003年　愛知学院大学歯学部講師
2006年　愛知学院大学短期大学部歯科衛生学科
　　　　助教授
2007年　愛知学院大学短期大学部歯科衛生学科
　　　　准教授
2014年　愛知学院大学短期大学部歯科衛生学科
　　　　教授

いしかわ　ゆうこ
石川　裕子

1984年　広島大学歯学部附属歯科衛生士学校
　　　　卒業
1999年　日本女子大学家政学部（通信教育課程）
　　　　食物学科卒業
2002年　広島女学院大学大学院人間生活学研
　　　　究科修了
2009年　新潟大学大学院医歯学総合研究科口
　　　　腔生命科学専攻修了
2013年　新潟大学大学院医歯学総合研究科
　　　　准教授
2016年　九州看護福祉大学看護福祉学部口腔
　　　　保健学科教授
2018年　千葉県立保健医療大学健康科学部歯
　　　　科衛生学科教授（～2024年）

はっとり　ひろこ
服部　浩子

1981年　日本女子大学家政学部食物学科管理
　　　　栄養士専攻卒業
2015年　筑波大学人間総合科学研究科ヘルス
　　　　プロモーションコース修士課程修了
　　　　（保健学）
2017年　常磐大学人間科学部健康栄養学科
　　　　准教授
2021年　慶應義塾大学健康マネジメント研究
　　　　科公衆衛生学専攻博士課程修了（公
　　　　衆衛生学）
2021年　愛知学院大学心身科学部（現・健康
　　　　科学部）教授
　　　　愛知学院大学短期大学部歯科衛生学科
　　　　兼担
2024年　東京家政大学家政学部栄養学科准教授

歯科衛生学シリーズ
人体の構造と機能3
栄養学

ISBN978-4-263-42639-5

2025年1月20日　第1版第1刷発行

監　修　一般社団法人
　　　　全国歯科衛生士
　　　　教育協議会

著　者　服部浩子 ほか

発行者　白石泰夫

発行所　医歯薬出版株式会社
〒113-8612　東京都文京区本駒込 1-7-10
TEL.(03)5395-7638(編集)・7630(販売)
FAX.(03)5395-7639(編集)・7633(販売)
https://www.ishiyaku.co.jp/
郵便振替番号 00190-5-13816

乱丁・落丁の際はお取り替えいたします　　印刷・真興社／製本・明光社

© Ishiyaku Publishers, Inc., 2025. Printed in Japan

本書の複製権・翻訳権・翻案権・上映権・譲渡権・貸与権・公衆送信権(送信可能化権を含む)・口述権は,医歯薬出版(株)が保有します.
本書を無断で複製する行為(コピー,スキャン,デジタルデータ化など)は,「私的使用のための複製」などの著作権法上の限られた例外を除き禁じられています.また私的使用に該当する場合であっても,請負業者等の第三者に依頼し上記の行為を行うことは違法となります.

[JCOPY] <出版者著作権管理機構　委託出版物>
本書をコピーやスキャン等により複製される場合は,そのつど事前に出版者著作権管理機構(電話 03-5244-5088, FAX 03-5244-5089, e-mail:info@jcopy.or.jp)の許諾を得てください.